Zukunfts- und Gesundheitserhalt

von
Hans-Jürgen Kiene

Der Autor:

Diplom-Ingenieur und Architekt mit Zusatzstudium der Volkswirtschaft, sowie Ausbildung als Heilpraktiker, war Autor des im Rathaus und der Tagesschau vorgestellten 1. kulturellen Hamburg-Führers und kümmerte sich als parteiloser und seinerzeit jüngster ehrenamtlicher Bürgermeister seines Bundeslandes schon früh um Umwelt- und Zukunftsfragen. Deshalb schrieb er auch dieses Buch. Früher schrieb er bereits das Buch „(V)erbaute Gesundheit" und u. a. die E-Books: Gesund wohnen, bauen und sanieren, Mobilfunk und W-Lan". Außerdem die Website www.Bau-Information.de.

Hans-Jürgen Kiene

Zukunfts- und Gesundheits- erhalt

**Der Umwelt- und Gesundheitsver-
brauch und -erhalt - im Spiegel der
Medien, Forscher, Ärzte und Umweltverbände**

BoD-Verlag

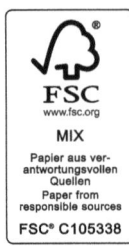

Imprint:
Zukunfts- und Gesundheitserhalt
Copyright: © 2019 by Hans-Jürgen Kiene
Herstellung und Verlag:
BoD – Books on Demand, Norderstedt
ISBN: 9783749448975

Der Inhalt:

Die Einführung:

Am 19. 12. 2013 schrieb der Chefautor des „Hamburger Abendblattes: „Die Menschheit rast ins Ungewisse." Am 11. 2. 2019 sah dann die Mehrheit im deutschen Bundestag in der künstlichen Intelligenz eher Chancen als Risiken. So weit war die Menschheit schon gerast, mit zusätzlich meistens plastikvollen Meeren und Flüssen, Klimaerwärmung und Asyl Suchenden. Über Probleme und Lösungen wird nachfolgend zusammenfassend im Spiegel der Medien berichtet, weil die europäische Pressefreiheit noch laufend beides wiedergibt. Ich nenne auch die Länder, in denen das nicht möglich ist, weil bei der Umweltrettung alle mitmachen müssen. Sonst kann sie nicht gelingen. Der geforderte Zukunftserhalt erfordert in vielen Bereichen auch eine Lebensartveränderung, die bis zum Rindfleischverzicht zum Klima- und Gesundheitserhalt geht. Allein deshalb versuchen viele Umweltverbände, die ich deshalb auch am Schluss nenne, aber auch teilweise die Regierungen, einen **„Zukunftserhalt statt Untergang"** noch zu erreichen, denn **es geht „um Leben und Tod"** gemäß Kapitel 10.

Von 2013 bis 2019 zitiere ich aus den vielen Berichten zu diesem Thema, weil keine Zeit mehr vorhanden ist. Die sich laufend verschlechternde Umwelt erfordert, dass sich fast alle Völker und Menschen ändern müssten, wenn sie den Enkelkindern nicht den Untergang hinterlassen wollen. Die gegliederte Wiedergabe unglaublich vieler Medien-Tatsachenberichte, wie von dem UNO-Klimagipfel Ende 2018, aber auch die Berichte und Briefe von Ärzten, Wissenschaftlern und Umweltfachleuten sollen dazu auffordern, vielleicht doch noch den Weg zur Vernunft aller einzuschlagen, um dadurch „die Überlebenschance" zu erreichen, denn „das Schlaraffenland ist abgebrannt", wie es von einem Zukunftsforscher im Kapitel 3 beschrieben wird.

Das Herkunftsverzeichnis der aus den aufgezeigten Fernseh- und Presseberichten gebrachten Informationen und Zitate erfolgt jeweils gleich im Text dahinter. Weil die zitierten Autoren oft viel Mühe aufwandten, nenne ich häufig auch ihre Namen und immer die zitierten Medien. Leserbriefautoren nenne ich oft nur mit dem Datum und der wiedergebenden Presse, weil es vielleicht immer gefährlicher wird, sich zu diesen Themen zu äußern. Das oft zitierte „Hamburger-Abendblatt" wird teilweise mit HA abgekürzt. Die Links zu helfenden Institutionen oder Behörden und die immer genannten Quellenhinweise, auch zur weiteren Information, sollen zusätzlich behilflich sein, sich der Wahrheit zu nähern.

Für alle Links gilt: „Ich möchte ausdrücklich betonen, dass ich keinerlei Einfluss auf die Gestaltung und Inhalte der genannten Seiten habe. Deshalb distanziere ich mich hiermit ausdrücklich haftungsrechtlich von allen Inhalten der Seiten, auf die verwiesen wurde."

Der Inhalt wurde sorgfältig erarbeitet. Dennoch kann aus rechtlichen Gründen keine Haftung für den Inhalt - auch für zitierte Stellen - übernommen werden. Dabei distanziere ich mich bei Zitaten ausdrücklich von Inhalten, die möglicherweise straf- oder haftungsrechtlich relevant sind oder gegen die guten Sitten verstoßen. - Die Angaben beruhen immer auf den Kenntnissen zur Zeit der Recherche und befreien nicht von der Überprüfung für den konkreten Fall. Deshalb kann auch keine rechtlich verbindliche Zusicherung bestimmter Eigenschaften oder die Eignung von Empfehlungen für den konkreten Fall gegeben werden.

Kapitel 1:
„Enkelkinder verdienen eine bessere Zukunft"

„Im Pyjama flohen wir aus der Flammenhölle" (Das neue Klima in Kalifornien).
(Dana Schweiger, zitiert von Iris Rosendahl am 14. 11. 2018 in der Zeitung „Bild")

Im November 2018 befand sich Prinz Charles mit seiner Ehefrau Camilla auf einer Reise durch Afrika. In der Hauptstadt von Ghana hielt der britische Thronfolger dabei eine Rede über die Umweltverschmutzung und sagte dabei, dass er bald ein weiteres Enkelkind bekäme – und ergänzte:

„Ich denke, dass auch einige von Euch Enkelkinder haben, oder bald haben werden."
„Es scheint mir der reine Wahnsinn, wenn wir ihnen diese komplett verschmutzte, beschädigte und zerstörte Welt hinterlassen." – „All unsere Enkelkinder verdienen eine bessere Zukunft."

Der sich seit langem für Umweltschutz einsetzende Prinz Charles ließ früher seine Söhne William und Harry in den Ferien sogar den Müll anderer Leute aufsammeln. Bei seiner Rede in der Ghana-Hauptstadt Accra erläuterte er auch, dass man immer weiter daran arbeiten müsse, die riesigen Mengen an Plastik, die jährlich in den Ozean gelangen, im besten Fall komplett zu stoppen. Die „langfristige Überlebensfähigkeit aller Arten im Meer" hängt davon ab.' *(mho t-online.de am 6. 11. 2018, z. T. von Telegraph: Prince Charles on plastic pollution.)* – Ein Haupt-Umweltproblem, dem deshalb 2 Kapitel gewidmet sind. Davon 1 Kapitel über die Plastik-Vermeidung.

Am 25. 9. 2018 berichtete Yvonne Weiß im „Hamburger Abendblatt" über den gerade stattfindenden Besuch des

Fürsten Albert II. von Monaco anlässlich der Eröffnung der 10. Hamburger Klimawoche. Der Fürst, der sich seit langem für die Umweltrettung einsetzt, sagte ähnlich dem Prinzen Charles am 24. 9. in Hamburg: „Lasst uns unseren Kindern keinen zerstörten Planeten hinterlassen."

Der Fürst ging mit schon berühmten Klimaforschern, nämlich Prof. Dr. Latif, Energieökonomin Prof. Dr. Kemfert, Prof. Graßl und Prof. Dr. Otto-Pörtner (vom Weltklimarat) an Bord eines Solar Alsterschiffes. Dr. Latif erhielt während der Fahrt von Fürst Albert II. und der deutschen Bundesministerin Julia Klöckner **den B.A.U.M-Umweltpreis.** Letztere unterhielt sich angeregt mit dem erst 20 Jahre alten Felix Finkbeiner von **Plant for the Planet**, der seit 11 Jahren weltweit Bäume Pflanzte. „Toll, was Sie machen", sagte sie. „Sie selbst", so sagte sie, „arbeite mit Ihrem Ministerium jeden Tag an Lösungen, um die Landwirtschaft umweltfreundlicher zu machen. Und dann kam etwas Wichtiges: ‚Die Bauern müssten in den nächsten 40 Jahren so viele Lebensmittel produzieren wie die gesamte Menschheit im Verlauf der vergangenen 8000 Jahre. Der Klimawandel jedoch verursache extreme Wetterereignisse wie Fluten und Dürre. Wenn Menschen ihre Äcker verlören und verarmten, könnten ganze Regionen destabilisiert werden.' (So im Hamburger Abendblatt am 25. 9. 2018.). Etwas später würde von großen Ertragseinbußen der Landwirtschaft wegen des besonders heißen Sommers berichtet. Es war ein Ergebnis der Klimaerwärmung.

Fluten und Dürre durch die Klimaerwärmung wurden genannt. Und tatsächlich: Nur etwas später als ich die deutsche Bundesministerin für Landwirtschaft zitierte, wurden aus dem früher herrlichen Urlaubsland Italien nie da gewesene Fluten gemeldet: „Chaos und Verwüstung – Unwetter in Italien: Deutsche stirbt durch Blitzschlag.". Und weiter hieß es: „Überschwemmungen, Erdrutsche, Blitzeinschläge – seit

Tagen halten heftige Unwetter Italien in Atem." Und sodann war unter anderem zu lesen: „Wegen eines Erdrutsches am Freitag waren mehrere Orte von der Außenwelt abgeschnitten, wie Ansa berichtete. Starker Wind riss nicht nur in Venetien, sondern auch in der Region Trentino-Südtirol Schneisen in die Wälder. Tausende Bäume seien wie Mikadostäbchen umgefallen." *(am 3. 11. 2018 rew, dpa – t-online.de).* Über 30 Tote waren dort ein Ergebnis der Unwetter-Regenfälle, die fast überall mehr wurden.

Und wieder fast zur gleich Zeit, nämlich am 11. 11. 2018, wurden aus den USA „Waldbrände in Kalifornien" gemeldet, und ergänzt: „Trump macht Behörden für Feuerkatastrophe verantwortlich." *(dpa, t-online.de).* Mit den Behörden meinte er das Forstmanagement und sogar die Feuerwehr.
Fast die gesamte Presse brachte schon am 12. 11. große Berichte über die dortige Vernichtung eines riesigen Areals.

So schrieb das „Hamburger Abendblatt am 12. 11. 2018: „Waldbrände in Kalifornien fordern 25 Tote. Auch Villa von Thomas Gottschalk abgebrannt." - Dann war zu lesen, dass über 1000 Personen noch vermisst werden, dass in der Kleinstadt Paradise 6500 Gebäude, Wohnhäuser, mehrere Schulen, Tankstellen und Lebensmittelläden nieder brannten – und 50.000 Menschen ihre Häuser verlassen mussten. Die Stadt war weg.

Der US-Präsident Trump befand sich zur gleichen Zeit in Paris beim Gedenken zum Ende des 1. Weltkrieges. Er suchte von dort die Schuldigen bei den US-Demokraten, die in Kalifornien die Regierung stellten. „Schlechte Forstwirtschaft" und Missmanagement war für ihn der „einzige Grund" für die Waldbrände. Dabei gehörten 60 % der Wald- und Freiflächen in Kalifornien der Zentralregierung, 25 % sind in Privatbesitz und 14 % Industrie-Unternehmen.

„Der Regierung des Bundesstaates, in dem in diesem Jahr 4000 Quadratkilometer abgebrannt sind, (eine Fläche die immerhin rund eineinhalb Mal so groß wie das Saarland ist), die Schuld zuzuweisen, sei dreist, sagten die Wissenschaftler der Universität UCLA." Die Wissenschaftler verwiesen darauf, dass Holz-Strommasten und ihre Leitungen bei großer Hitze oder Dürre Funkenflug erzeugten.

Schon am 14. 11. titelte die Zeitung „Bild": „Waldbrände in Kalifornien immer schlimmer + schon 44 Tote + Hunderttausende auf der Flucht." Am selben Abend berichtete die Tagesschau dann schon von 50 Toten. Und das „Hamburger Abendblatt" erläuterte unter „Wissen" wiederum am selben Tag: „Wie es zu der Katastrophe in Kalifornien kam." Darin wurde auch Kirsten Thonicke vom Potsdamer Institut für Klimaforschung (PIK) zitiert. Auf die Frage „drohen auch in Deutschland verheerende Brände wie in Kalifornien?" sagte sie: „In Deutschland herrscht bislang noch kein Mittelmeerklima und es gibt hier auch keine Wüste, aus der die trockenen Winde kommen. Dennoch seien in diesem Jahr auch hierzulande Waldbrände in einer Größenordnung entstanden, die es bislang noch nicht gab."

Am 18. 11. 2018 hieß es dann (rtr -t-online): „Trump besucht Kalifornien – und leugnet den Klimawandel." Dann konnte man lesen, dass die Anzahl der Toten und Verletzten nach den verheerenden Bränden in Kalifornien weiter steigt. Es wurden bislang 76 Leichen geborgen. Aber fast 1300 Menschen waren noch vermisst. Und am 19. 11. 2018 hieß es dann (im HA): „Die Flammen konnten sich auf etwa 600 Quadratkilometer ausbreiten." – Sodann hieß es über den US-Präsidenten Trump: „Gefragt, ob sich etwas an seiner Haltung zum Klimawandel geändert habe, verneinte er dies."

In Kalifornien waren aber nicht die einzigen Waldbrände entstanden. Zuvor wurden schon häufig Waldbrände aus andern Gebieten gemeldet. Ursache war und ist vor allem die später untersuchte Klimaerwärmung, die zusätzlich auch mehr Verdunstung des Wassers bewirkt, das teilweise in einigen Gebieten zu viel mehr Regenfällen, wie auch in Italien, führt.

Auf der genannten Seite „Wissen" im zitierten „Hamburger Abendblatt" stand am selben 14. 11. 2018 gleich unterhalb des Kalifornien-Berichts: „Wenn mit dem Klimawandel die Elefanten ins Dorf kommen." – Und als Unterüberschrift dazu: „Im Süden Afrikas zwingt anhaltende Dürre auch die Dickhäuter zu verzweifelten Maßnahmen. Naturschutz ist nun umso wichtiger."

Am 16. 11. hieß es im Leserbrief von Nele-Charlotte Neddermann: „Jeder Einzelne steht in der Pflicht." Und dann fragte sie gleich am Anfang: „Warum überfallen Elefantenherden immer häufiger die Dörfer in Namibia? Warum können wir in Hamburg im November noch in kurzer Hose und T-Shirt das Haus verlassen? Zwei Kontinente, eine Antwort: Der Klimawandel. Ein globales Phänomen, das globale Auswirkungen zeigt. Doch die Emissionen sind alles andere als global." Und dann stellte sie die Frage, warum Dörfer in Afrika darunter leiden müssen, dass wir in Europa zu viel Kohlendioxyd emittieren, und hielt eine Abgabe darauf für sinnvoll.

Wir sind gefordert, gegen den Klimawandel zu arbeiten. Die Umweltverbände im letzen Kapitel dieses Buches sind hier bereits tätig. Jeder kann mitmachen. Alle zusammen können auch über den Staat von den Verursachern den Klimaschutz durch eine moderne Umweltverträglichkeitsprüfung verlangen.

Beispielsweise soll jetzt überall W-LAN an Schulen eingerichtet werden. In Haifa (Israel) wurde dies wegen der Gesundheitsgefährdung an den Schulen wieder abgeschafft. Informationen und Forschung über die Schädlichkeit elektromagnetischer Strahlung liefert hauptsächlich die Dr. Moldan Umweltanalytik aus Iphofen: www.dmoldan.de . Im Kapitel 12 berichte ich, auch die Presse zitierend, über die Schädlichkeit von beispielsweise 5G, der neuen Mobilfunkgeneration.

Verbände, Vereine und Parteien sollten bei i. A. Umweltunverträglichkeit die Überprüfung nach dem „Gesetz über die Umweltverträglichkeitsprüfung (UVPG)" verlangen. (Bundesamt für Justiz – www.gesetzte-im-Internet.de).

Leider ist es so, dass viele weitere Einflüsse eine Klimaerwärmung bewirken. China, USA, Japan – kurz gesagt, fast alle zivilisierten Länder erwärmen das Klima. Und nicht umsonst werden große Personenwagen aus Deutschland in die Welt – und auch nach Afrika – exportiert – und alle freuen sich über den Export. Zusätzlich werden unglaubliche Mengen Plastik in die Flüsse und das Meer geworfen.

In den kommenden Kapiteln will ich die negativen Auswirkungen auf das Klima und Möglichkeiten zum „Zukunftserhalt statt Untergang" aufzeigen.

Das genannte Gesetz gilt aber auch für die nicht vorhandene Umweltverträglichkeit von Plastikmüll und vielen weiteren in den Nachfolgenden Kapiteln genannten Stoffen.

Wie sagte noch Prinz Charles?: „Es scheint mir der reine Wahnsinn, wenn wir ihnen diese komplett verschmutzte, beschädigte und zerstörte Welt hinterlassen." – „All unsere Enkelkinder verdienen eine bessere Zukunft."

In den folgenden Kapiteln soll die verschmutzte und beschädigte Umwelt - nach den heutigen Erkenntnissen aufgezeigt – und ebenfalls die Abhilfe beschrieben werden. Denn die „Enkelkinder verdienen eine bessere Zukunft." – Und der Fürst Albert II. von Monaco sagte in Hamburg fast identisch: „Lasst uns unseren Kindern keinen zerstörten Planeten hinterlassen."

Kapitel 2:
„Wachstum für alle ist unmöglich" + CO_2

„Jede Schädigung der Umwelt ist eine Schädigung der Menschheit."
(Papst Franziskus vor Vertretern der Vereinten Nationen am 25. 9. 2015)

Papst Franziskus, der seit Vorstellung seiner Umwelt-Enzyklika ein Wortführer im Kampf gegen den Klimawandel ist, sagte zur Eröffnung des Nachhaltigkeitsgipfels vor Vertretern der Vereinten Nationen am 25. 9. 2015 in New York: „Der Mensch kann nur überleben, wenn die ökologische Umgebung dafür günstig ist." Und weiter sagte er: „Jede Schädigung der Umwelt ist eine Schädigung der Menschheit." Sodann rief er die Staatengemeinschaft auf, bei der Klimakonferenz im Dezember in Paris entschlossene Schritte gegen die Erderwärmung zu gehen. „Dabei dürfe die ‚unverantwortliche Zügellosigkeit einer allein von Gewinn- und Machtstreben geleiteten Weltwirtschaft' nicht verharmlost werden."

Nach seinem Weckruf vor den Vereinten Nationen, den auch die deutsche Bundeskanzlerin Merkel in ähnlicher Thematik zur Rettung der Welt bediente, besuchte der Papst die Gedenkstätte für die Opfer des ersten Terroranschlages 2001 mit einem Gottesdienst im Madison Square Garden. (Dirk Hautkapp 26./27. 9. 2015 HA) Seit jener Zeit im Jahre 2001 begannen die Islamisten, die heute einen Teil der Flüchtlingsmillionen verursachen, ihren Terror im Namen des Islam, damit dieser wächst. Immer wieder wird von Islam-Anschlägen in der Presse berichtet, wie z. B. am 13. 12. 2018 (HA) „Der Angreifer rief ‚Allahu Akbar'." – „Die Polizei jagt den 29-jährigen Chérif C., der am Straßburger Weihnachtsmarkt mindestens drei Menschen tötete."

Hinzu kommt eine zusätzliche Staatsverschuldung, die auch auf dem vom Papst genannten Gewinn- und Machtstreben beruht. Alles nach dem Motto: „Wem ich etwas gebe, der wählt mich."

Nachfolgend sollen jeweils vorweg weitgehend negative Tatsachen bezüglich des Erhalts der Umwelt wiedergegeben werden. Aber. Negatives zu erfahren ist dann positiv, wenn man dadurch dieses Negative für sich und andere verhindern oder in Positives verändern kann. Letzteres wird in den folgenden Kapiteln jeweils zusätzlich versucht, denn die Umweltverbraucher sind eine Parallelgesellschaft, und wahrscheinlich sogar die größte. Allerdings können und werden sich die meisten Parallelgesellschaften - einschließlich der übrigen Weltbevölkerung – wohl nur wenig ändern. Sie müssen aber, um „die Chance auf ein Überleben auf der Erde zu steigern." Also auch ihre eigene Chance und die ihrer Kinder und Kindeskinder.

„Fast alle müssen ihr Handeln ändern." Und alle müssen dabei zusammen arbeiten und nicht als Parallelgesellschaften, die nur ihr Denken und Handeln für richtig halten und ausbauen: Jede Partei, alle Links- und Rechtsextremisten, alle Sozialisten und Kapitalisten, alle Islamisten, Muslime, alle Schulabbrecher und Unterweltler. Selbst die Flüchtlingshelfer und natürlich die Christen. Der vom Papst Franziskus so genannte 3. Weltkrieg durch Islamisten als heutige Hauptflüchtlingsursache mit zusätzlicher Angst vor Terroranschlägen fast überall auf der Erde muss beendet werden. Und dies muss auch von Mekka ausgehen. „Fast alle müssen ihr Handeln ändern", um ein Überleben der Erde für die jetzt Geborenen noch zu ermöglichen, um ihr Handeln fast ausschließlich auch der Umweltwiederherstellung zu widmen. Dies gilt auch für die Nato einschließlich der USA, sowie Russland und China.

Schon 1972 veröffentlichte der US-Professor Dennis Meadows **„Die Grenzen des Wachstums".** Ende April 2015, also 43 Jahre später, kam er nach Hamburg, um sich im Gespräch mit Thomas Frankenfeld vom „Hamburger Abendblatt", Frank Otto und Jakob von Uexküll auszutauschen. Der letztgenannte ist Stifter des **Alternativen Nobelpreises** und Initiator des **„World Future Council (WFC),** einer in Hamburg beheimateten globalen Organisation für Völkerverständigung, Umweltschutz und nachhaltige Entwicklung. Er trat Anfang 2019 aus Gesundheitsgründen (gemäß Presse) zurück. Vor 43 Jahren warnte Meadows vor einem Kollaps der Weltwirtschaft vor dem Jahr 2100. An welchem Punkt sind wir nun? ‚Wir sind dem Katastrophen-Zeitplan voraus', sagte er trocken.

‚Die Dinge entwickeln sich schneller, als wir erwartet haben. Dies gilt vor allem für den Klimawandel. So schmelzen die Gletscher schneller als wir dachten.' ‚Wir verlieren jedes Jahr Handlungsoptionen', sagte Jakob von Uexküll. ‚Einige optimistische Szenarien, die es noch vor 10 Jahren gab, sind heute unmöglich geworden.' Und dann kommt an den berühmten und voraus schauenden US-Professor Meadows eine Frage, die sich durch fast die gesamte politische Diskussion zieht: „Was sind denn die vordringlichsten Gefahren – für Deutschland und die Welt? ‚Zum Beispiel die Einwanderung', sagt Meadows. ‚Sie haben hier ein interessantes Paradoxon: Liberale Denker wollen keinen Stopp der Einwanderung, weil sie meinen, das verstoße gegen die Humanität. Sie stimmen dann Maßnahmen zu, die am Ende zu einem Verlust der Liberalität in Europa führen. Sie sehen das am Anwachsen der Rechten.' – Der Klimawandel ist (allerdings) für alle eine der Hauptbedrohungen der Welt."

Und dann bewiesen die Fachleute die Artikel-Überschrift: **„Wachstum für alle ist unmöglich", indem Meadows beispielsweise sagte: „Natürlich können wir eine Wirt-**

schaft ohne Wachstum haben. Das hat es tausende Jahre lang gegeben. Die Schlüsselfrage ist die Tragfähigkeit der Erde. Wenn die Erde eine Milliarde Einwohner hätte, dann könnte jeder einen deutschen Lebensstandart haben. Wir haben aber mehr als sieben Milliarden – und damit ist das völlig unmöglich."

Von Uexküll sah in dem Gespräch innerhalb der nächsten 20 Jahre schon Millionen Klimaflüchtlinge nach Europa kommen (das war 2015) – und sogar die Erpressung durch Atombomben, wenn beispielsweise Pakistan das Trinkwasser ausgehen würde, wäre dies möglich. Er ergänzte: „Uns wird immer noch eingeredet: Wir können Wachstum haben ohne Ende, jeder kann alles haben, was er will. Und das ist naiver Unsinn." – Soweit die berühmten Warner und Vorhersager.

Als im September 2015 in den USA herausgekommen war, dass Volkswagen (VW) die Abgaswerte bei Dieselwagen mit einem Computerprogramm manipuliert hatte, zeigte sich die gesamte Presse entrüstet. Der deutsche Bundesfinanzminister Schäuble sagte dazu: „Es ist auch die Gier nach Ruhm, nach Anerkennung. Man steht fassungslos davor und sieht doch immer wieder, wie es endet." Wie schon bei der Finanzmarktkrise stelle sich heraus, dass der globale Wettbewerb, „wenn man auf dem Weltmarkt erfolgreich sein will, unglaublich brutal sei." Immer wollten alle „die Größten" sein. Schäuble ergänzte jedoch: „Der Staat solle aber nicht glauben, er könne alles besser machen als die Wirtschaft." (30. 9. 15, dpa auf T-Online.de).

Am 17. 3. 2017 hieß die Meldung im „Hamburger Abendblatt": **„Mehr Verkehr gefährdet Klimaziel. Der CO_2-Ausstoß in Deutschland steigt."** – Er stieg natürlich auch durch die hohen Diesel-Abgaswerte der PKW und LKW. Das Kohlendioxyd wird also immer mehr, die Klimaerwärmung dadurch auch, das Wasser wird weniger, der Hunger in vielen Regionen mehr, der Plastikmüll verschmutzt zusätzlich Flüsse und Meere so stark, dass die Fische ungenießbar werden, und das Meer nicht mehr die Luft und sich selbst reinigen kann. Alles soll im nachfolgenden Buchinhalt bewiesen und besprochen werden.

„Was haben wir getan?" war die Frage der sterbenden Korallen im Great Barrier Riff – und die Überschrift zu deren Absterben am 16. 3. 2017 im „Hamburger Abendblatt".

Vom immer mehr haben und versprechen leben leider auch die Parteien: So forderte früher „Die Linke", dass sich Arbeitslose auch ein Auto erlauben können (19. 8. 15 HA aus Berlin), ob Sozial- oder Christdemokraten – oder selbst Grüne – ob Löhne, Gehälter und Abgeordneten-Einkünfte. (2019: Bundestagsabgeordnete erhalten 10.000 €/Monat.) Alle arbeiten am Wachstum, selbst dann, wenn es auf Schulden finanziert wird, und damit arbeiten sie bereits am Untergang ihrer Kinder und Kindeskinder. Je nach Alter sogar an ihrem eigenen Untergang. Nicht umsonst haben sich die Politiker Immunität vor dem Zugriff wegen Gesetzesübertretung verschafft.

Wenn die Staatsverschuldung innerhalb von nur 10 Jahren vor 2015 beispielsweise in Großbritannien um 203,6 %, bei Wachstum von 40,5 % stieg – in Spanien um 178,6 % bei 17,1 % Wachstum – in den USA um 125,1 % bei 39,3 % Wachstum – in Frankreich um 77 % bei 23,4 % Wachstum - und in Deutschland um 39,5 % bei 30,9 % Wachstum (aus DER SPIEGEL 40/2015, Quelle EU-Kommission), dann ist dies zusätzlich zum Umweltverbrauch mindestens ein Diebstahl an der Zukunft.

Das Gegenteil noch zu erreichen erfordert die Anstrengungen und Gegenmaßnahmen aller. Dazu sollen nachfolgend zunächst die rückgängig zu machenden Umweltsünden, teilweise mit Gegenmaßnahmen oder -forderungen, aufgeführt werden. Zur Einführung dazu eine Reise in die fast unvergleichliche Urlaubswelt Bali mit dem Bali-Hinduismus, aber auch dem Buddhismus, im Indischen Ozean. Fast alle schönen und beschaulichen Touristenhäuser haben dort einen Swimmingpool. Allerdings vor allem deshalb, weil man nicht mehr im Meer baden kann, das ist voller Plastik - die Fische dann auch, und die Menschen später auch. Hinzu kommt der Flug – und dazu passt dann die Meldung vom 18. 8. 2015 in „Bild-Hamburg": Inder ordern 250 Super-Jets A320. - Flugzeuge für Kohlendioxydverbrauch und Zerstörung der Atmosphäre, für Wirtschaftswachstum. Gerade Indien ist Reisenden bekannt für Schmutz und Umweltverbrauch. Zusätzlich werden neuerdings in dem Hindu-Staat Christen unterdrückt (lt. Open Doors 12. 2018, info@opendoors.de). „Die Grenzen des Wachstums" von Meadows werden immer mehr überschritten, wenn wir alle nicht Halt machen und umkehren.

Dies könnte vielleicht noch aufgehalten werden, als 4. Weltkrieg gegen den Umwelt-Untergang, statt Umweltverbrauchswirtschaftswachstum. Denn schon 2010 schrieb die US-Organisation "**Worldwatch**", dass exzessiver Konsum mit verantwortlich sei für die Zerstörung der Ökosysteme. Umweltfreundliche Technologien oder staatliche Maßnahmen reichten allein nicht aus, um die Menschheit vor schweren Klima- und Umweltschäden zu schützen. (KNA in HA 19. 3. 2010)

Zur richtigen und zusammenfassenden Kurzinformation zur Klimaerwärmung und ihren Folgen kurz aus www.wikipedia.org/wiki/Globale_Erwärmung zitierend:

„Zu den laut Klimaforschung erwarteten und teils bereits beobachteten Folgen der globalen Erwärmung gehören je nach Erdregion: Meereis- und Gletscherschmelze, ein Meeresspiegelanstieg, das Auftauen von Permafrostböden, wachsende Dürrezonen und zuneh-

mende Wetter-Extreme mit entsprechenden Rückwirkungen auf die Lebens- und Überlebenssituation von Menschen und Tieren.".

Bei den Gründen zur Klimaerwärmung steht dort: „Nach Modellrechnungen trägt Kohlenstoffdioxid (CO_2) am meisten zur globalen Erderwärmung bei." Und hierzu heißt es näher begründend: „Die fortdauernde anthropogene Anreicherung der Erdatmosphäre mit Treibhausgasen Kohlenstoffdioxid (CO_2), Methan und Stickstoffmonoxid, die vor allem durch die Nutzung fossiler Energie (Brennstoffe), durch weltumfassende Entwaldung, sowie Land- und insbesondere Viehwirtschaft freigesetzt werden, erhöht das Rückhaltevermögen für infrarote Wärmestrahlung in der Troposphäre." – Doch bekannt ist dies seit langem. Es muss zum „Zukunftserhalt" nur viel mehr getan werden. Hinzu „kommt das Siechen im Mikrowellenofen" gemäß Kapitel 14. Das in Wirklichkeit wohl am schlimmsten ist. Weil das Smartphone aber Spaß macht, wollen viele nichts davon wissen. Ähnlich davon, dass Rauchen, Alkohol und Shisha ungesund sind.

Schon am 7. 7. 2010 hieß die Überschrift im „Hamburger Abendblatt": **„Landpflanzen atmen jährlich 450 Milliarden Tonnen CO_2 ein."** Ein internationales Forscherteam vom Max-Planck-Institut für Biochemie in Jena ermittelte erstmals die Größe des Austauschprozesses von Kohlenstoff mit dessen Einfluss auf das Klima zwischen Atmosphäre und Landoberfläche. Demnach setzen tropische Regenwälder und Savannen fast 2/3 des CO_2 um. Und dessen Verringerung ist dann ebenfalls maßgeblich für die Klimaerwärmung mit verantwortlich. Hierüber wird im 4. Kapitel durch die dann durch Abholzung der Regenwälder entstehende „Welt ohne Wasser" noch ausführlich berichtet werden.

Am 8./9. 4. 2017 hieß im „Hamburger Abendblatt" die Meldung aus Berlin: **„CO_2-Jahresbudget für 2017 schon im**

April aufgebraucht." Es wird dazu das Ergebnis einer Studie der Berliner „Nymoen Strategieberatung" wiedergegeben, um die Erwärmung auf unter 2 Grad zu begrenzen. Daraus wird der Vorsitzende der Brancheninitiative Zukunft Erdgas zitiert mit: „In dieser ersten Aprilwoche haben wir unser gesamtes Budget für 2017 bereits verbraucht." - Das bedeutet auch, dass allein Deutschland die dreifache Klimaerwärmung verursacht.

In „DER SPIEGEL" vom 3. 6. 2017 hieß zum CO_2-Austoß allein in Deutschland die Überschrift: **„Liste des Schreckens. Nur mit unpopulären Maßnahmen sind die deutschen Klimaziele erreichbar."** Weiter war dort zu sehen, **dass 1990 1251 Millionen Tonnen Kohlendioxid allein in Deutschland abgegeben wurden, die bis 2020 um 40 % auf 751 Millionen Tonnen gesenkt werden sollten. – Aber kurz davor waren es noch 906 Millionen Tonnen oder eine Verminderung von nur 28 Prozent.**

Die CO_2-Senkung erfolgt vor allem durch Pflanzen und Wälder. Letztere wurden aber immer weiter, vor allem am Amazonas, abgeholzt, um Rinderweiden zum Fleischexport zu beschaffen. Rinder, die als Wiederkäuer zusätzlich CO_2 ähnliche Gase abgeben. Im Kapitel 8 heißt es deshalb: „Gesund und Klimaerhalt durch Rindfleischverzicht". **Und in Deutschland werden immer mehr Parkanlagen abgeholzt, um dann dort immer mehr Wohnraum errichten zu können. Weil die Altbürger weniger werden, geschieht dies dann für die Neubürger, denn auch für die Asylanten muss Wohnraum geschaffen werden.** Das Kapital dazu bezahlen oft die Altbürger mit der Grundsteuer, die dann vielleicht ihr Haus verkaufen müssen – und selbst kaum noch Wohnraum haben. – Aber das ist noch nicht alles:

„Riesige Krater am Grund des Barentssee zeigen, dass nach der letzten Eiszeit Methan explosionsartig aus dem Meeresboden entwich. Dabei gelangte das Treibhausgas vermutlich auch in die Atmosphäre. Forscher vermuten, dass sich das durch den Klimawandel wiederholen könnte,." (4. 6. 2017 dpa über t-online.de.)

Wenn durch die Klimaerwärmung die Poole der Erde schmelzen, wie es bereits der Fall ist. Und, wenn zusätzlich an den Poolen Schwerkraft durch Erdölabbau schwindet, dann wird eine Pooländerung möglich. Die Poole verändern sich – und die Erde dann auch.

Wie bereits zuvor im Inhalt dieses Kapitels sichtbar: Es ändert sich bei den Gegenmaßnahmen noch wenig und nicht genug, denn am **22. 11. 2018 meldete die Fernseh ARD Tagesschau: „Aufgrund weltweiter Messungen wurden neue Höchstwerte bei Treibhausgasen festgestellt."** Am dann folgenden Tag hieß die Überschrift (HA/dpa) **„So viel CO$_2$ in der Atmosphäre wie noch nie".** Und wörtlich folgte dann die traurige Mitteilung: „Die Konzentration von Treibhausgasen in der Atmosphäre ist so hoch wie noch nie, warnt die Weltwetterorganisation (WMO). Es gebe keine Anzeichen für eine Umkehr des Trends, der zu Klimawandel, Meeresspiegelanstieg, Versauerung der Meere und mehr extremen Wettersituationen beitrage. ,Ohne eine Verringerung von CO$_2$ und anderen Treibhausgasen wird der Klimawandel zerstörerische und unumkehrbare Folgen für die Erde haben', sagte WMO-Generalsekretär Petteri Taalas. Die CO$_2$-Konzentration stieg 2017 auf 405,5 ppm (Teilchen pro Million Teilchen) nach 403,3 im Jahr 2016...."

Am 30. 4./1. 5 2019 schrieb Jürgen Polzin im Hamburger Abendblatt **„Was jeder tun kann, um das Klima zu schützen"** Ich gebe daraus das besonders Wichtige verkürzt wieder:

Und dann begann er damit, dass weltweit die CO$_2$-Emissionen immer weiter steigen. 31,1 Gigatonnen CO$_2$

waren es lt. IEA 2018. Und der pro Kopf-Ausstoß jedes deutschen Bürgers beträgt immerhin 11 Tonnen pro Jahr. Knapp ¼ entfällt auf Heizung und Strom, 23 % auf den Verkehr und 13 % auf die Ernährung. Und jeder könnte lt. Umweltbundesamt den Wert auf 5 Tonnen CO_2 im Jahr senken.

Sodann wurde berichtet, wie das geht: Nicht mit dem Flugzeug sondern mit der Bahn verreisen – und statt dem Auto öffentliche Verkehrsmittel oder sogar das Fahrrad benutzen. Oder zu Fuß viele Wege machen, darf ich noch hinzufügen. Eine halbe Stunde zum Lebensmitteleinkauf zu gehen ist gesunder Sport. Gerade dann wichtig, wenn man den Tag über vor dem PC gesessen hat. Und beim Strom zum echten Ökostrom-Anbieter wechseln. Klimabewusste Ernährung: Gemüse und Obst und weniger tierische Lebensmittel. „1 kg. Rindfleisch bringt etwa 15,5 Kilo CO_2 auf die Klimawaage." (Siehe hierzu auch Kapitel 8.) Weniger wegwerfen und saisonal essen.

Sodann soll man nachhaltiger wohnen: Den Energieausweis zeigen lassen. „Die Absenkung der Raumtemperatur um nur 1 Grad senkt die CO_2-Emissione um rund 350 Kilogramm so Greenpeace." Wer die Nachttemperatur auf 15-16 Grad reduziert, soll noch einmal 300 Kilo CO_2 einsparen. Zuletzt wird geraten, bewusster zu konsumieren und nicht immer etwas Neues kaufen. – Jeder kann also eine Menge tun, um das Klima vielleicht doch noch zu retten.

Leider gibt es zusätzlich gibt es noch den „**Klimakiller Holzkohle**", über den von Vivien Pieper und Johannes Bürger am 12. 12. 2018 auf 3SAT um 21 Uhr ein Film ausgestrahlt wurde. Da heißt es: Die Europäer nutzen jährlich 800 000 Tonnen Holzkohle zum Grillen. 70 Prozent kommen aus dem EU-Ausland" – Und: „Weltweit kochen und heizen 2,7 Millionen Menschen mit Holz beziehungsweise Holzkohle. Der Ausstoß von Klimagasen ist dabei enorm." Und dann hieß es u. a.: „Allein Nigeria – das Holzkohle fast ausschließlich für den Export herstellt – verlor in der Zeit von 1990 bis 2005 36 Prozent seiner Wälder....350 000 Hektar fruchtbares Land gehen dort jährlich verloren. Laut UN ist die Holzkohleproduktion eine der Hauptursachen für die Entwaldung Afrikas – und für die massive Verschlechterung der Bodenqualität." Soweit einige Auszüge aus dem 3SAT-Bericht.

„Sorgen machte auch ein Ozonschichtkiller, der als Treibhausgas wirkt: das längst verbotene Kühlmittel CFC_{-11}, das offenbar in Ostasien noch hergestellt werde. Der Rückgang in der Atmosphäre habe sich seit 2012 deutlich verlangsamt. (HA/dpa).

Und dann gibt es zur CO_2-Einsparung noch den Kohleausstieg. Dazu wurde am 14. 3. 2019 (HA/Lüder Gerken) ein Gastkommentar von Prof. Dr. Lüder Gerken als Vorsitzender der Stiftung Ordnungspolitik und des Centrums für Europäische Politik gebracht: „Warum der Kohleausstieg überflüssig ist." Die Kohlekraftwerke sollen bis 2038 nach der „Kohlekommission" stillgelegt und die CO_2-Emissionsrechte der Werke dabei jeweils vernichtet werden. Er erläutert dazu das Emissionshandelssystem EU-ETS, das für den CO_2-Ausstoß EU-Obergrenzen festlegt, die jährlich abgesenkt werden. Dabei werden die ersteigerungsfähigen Emissionsrechte immer teurer und die Umrüstung auf eine CO_2-arme Technologie immer interessanter und zuletzt notwendig. Die Entscheidung der Einsparung wird durch die marktferne Kohleaustiegsanordnung angeblich schlecht und „überflüssig".

So viel über den weiteren Anstieg des klimaschädlichen CO_2 – Ein Anstieg, den viele Erdbewohner, besonders auch in Europa und Deutschland sogar leicht umkehren könnten, wie es später im Kapitel 8 bewiesen wird, wenn sie kein Rindfleisch mehr essen würden.

25

Stattdessen kommt die CO_2-Steuer auf Öl, Benzin, Diesel, Kerosin, Kohle und Gas. Sehr viele heizen dann noch mehr mit Holzkohle und grillen ihr Rindfleisch. Wobei dann noch mehr CO_2 abgegeben wird. Und der digitale Ausbau, wie 5G, verbraucht natürlich ebenfalls mehr Energie und CO_2. Selbst Handy und Smartphone müssen, wie jeder weiß, laufend mit Strom aufgeladen werden. Doch darüber redet man nicht.

Kapitel 3 :
„Das Schlaraffenland ist abgebrannt."

„Wir sind faul, bequem und satt – gleichgültig".

(Karin Baier, Intendantin vom Deutschen Schauspielhaus in Hamburg im Gespräch mit Maike Schiller vom „Hamburger Abendblatt" über: „Die Unterwerfung" – Premiere am 6. 2. 2016)

Professor Horst Opaschowski leitete 1979 bis 2010 die Stiftung für Zukunftsfragen. Auf die Frage von Martina Tabel: „Und was kommt auf die Bürger zu?" (15. 7 2014. HA) antwortete er unter anderem: „Es drohen massive Rentenkürzungen." Opaschowski forderte dagegen eine „flexible Altersgrenze zwischen 60 und 70." Und „wenn wir nicht gegensteuern, kommt eine Südamerikanisierung der Verhältnisse" Er forderte sodann „eine neue **Generation V. Es geht um Vertrauen, Verlässlichkeit und Verantwortung.**" Auch die Bürger sollen der Regierung künftig auf die Finger klopfen. Und sodann: „Dennoch gibt es ein Umdenken. Viele setzen nicht mehr auf Wachstum, Wachstum, Wachstum. Da spielt auch der Umweltgedanke hinein. Statt Wohlstand rückt das persönliche und soziale Wohlbefinden in den Vordergrund." – Und: **„Das Schlaraffenland ist abgebrannt"**

Das sagte der Fachmann bereits Mitte 2014. Am 13. 4. 2016 hieß als Bestätigung die Überschrift: „Jedem Zweiten droht Altersarmut" (HA). Und schon am 22. 4. folgte die Überschrift: „Müssen wir bald bis 70 arbeiten?" Gleich daneben stand: „Nur jeder dritte junge Mensch spart für das Alter. 38 Prozent fehlt das Geld für die Vorsorge." Am 27. 5. 2016 veröffentlichte (dpa auf t-online.de) das Institut der deutschen Wirtschaft den Bericht: „IW mit Schock-Prognose. –

In 25 Jahren können wir erst mit 73 in Rente gehen." Allerdings wurden und werden in Deutschland die Renten bislang jährlich etwas erhöht. Doch Mieten und Inflation stiegen und steigen schneller.

Mit 70 oder später sogar erst mit 73 in Rente zu gehen heißt zusätzlich, dass viele Fünfzigjährige, die arbeitslos werden und dann häufig keine Arbeit mehr bekommen, dann 20 bis 25 Jahre lang arbeitslos sind, nachdem sie zuvor – vor allem wegen längerer Schul- und Studienzeiten – auch nur 20 bis 25 Jahre gearbeitet haben. Sie erhalten dadurch noch weniger oder kaum Rente. Bereits 2016 betrug der Anteil der arbeitenden Rentner 14,5 Prozent.

Über einen nicht geringen Teil der Arbeitenden hieß im NDR-Fernsehen am 31 10. 2016 die Sendung: „Wenn Arbeit nicht mehr lohnt. Unsere Berufswelt im Wandel." Beispielsweise wurde der Existenzkampf auf dem Bauernhof beschrieben. Aber auch: Polizisten, Fleischer und viele andere können von ihrem Einkommen nicht mehr leben, weil die Mieten, besonders in Großstädten wie Hamburg, Berlin, Frankfurt oder München, hoch sind. Hinzu kommt der digitale Wandel, der Arbeitskräfte einspart, während im Handwerk oder bei der Altenpflege Lehrlinge und später Arbeitkräfte fehlen.

Die Zeitung „Bild" stellte am 1. 12. 2018 eine Floristin aus Hamburg vor, der bei 1.500 € netto Monatslohn nach Abzug von Miete, Heizung etc. nur 2,66 Euro am Tag für das Essen übrig blieben. Im Vergleich dazu zeigte die Zeitung eine Karte, nach der eine Hartz IV-Familie mit 2 Kindern in derselben Stadt 2335,- – 2591,- Euro (incl. Miete, Heizung und Elektro) pro Monat ohne Arbeit erhielt. Bei mehr Kindern, wie es bei Migranten oft der Fall ist, sind oft 1.200,- Euro mehr (incl. Miete, Heizung und Elektro) in der Kasse. Das sind dann mal eben 3.791,- Euro und 45.492,- Euro im Jahr. Kein Wunder, dass alle nach Deutschland wollen.

„Das Schlaraffenland ist abgebrannt": Zusätzlich zur sinkenden Steuerzahlerbevölkerung und die Mindest-Verdoppelung der Sozialhilfeempfänger durch ärmer werdende Rentner, besonders aber durch die größere Vermehrung der Alt- und Neu-Migranten, führt auch die sich steigernde Umweltbelastung zum Niedergang und höheren Kosten.

Für die Bevölkerung, die Regierungen und auch für den ISLAM hieße dies: „**Anfangen, selbst zu denken.**" So hieß die Überschrift zur Vorstellung des Sozialwissenschaftlers Professor Harald Welzer durch Doris Kleinau-Metzler im Lebensmagazin „a tempo" des Verlags www.geistesleben.com . Der Untertitel seines Buches „Selbst denken" lautete „**Eine Anleitung zum Widerstand.**" – Und die Frage lautete daraufhin: Widerstand „wogegen?"

Worauf der Autor Welzer antwortete: „Dagegen, dass unsere Lebens- und Überlebensgrundlagen mit immer noch wachsender Geschwindigkeit zerstört werden. Und dagegen, dass man selbst Teil dieser Zerstörung ist….Wir haben eine Wirtschaft und eine daran gekoppelte Gesellschaft, die in keiner Hinsicht nachhaltig ist, weil sie prinzipiell darauf basiert, dass man aus immer mehr Ressourcen immer mehr herausholt, damit noch mehr Konsum möglich ist."

Der Autor sagte natürlich noch viel mehr. Einen besonders wichtigen Satz möchte ich daraus aber noch wiedergeben: „Unser Problem ist nicht, dass wir nicht genug wissen, sondern dass wir nicht selbst denken – und handeln". **Im letzten Kapitel werden abschließend viele Organisationen und Gruppen genannt, die Widerstand gegen die Umweltvergeudung organisieren. Machen Sie mit!**

Denken und handeln ist also vor allem auch bei der beschriebenen Umweltverschmutzung und Klimaveränderung notwendig, die bereits in gar nicht langer Zeit schon den

Kindeskindern die Lebensgrundlagen erheblich verschlechtern wird. Weil dies aber schleichend langsam und fast überall so ist, halten die meisten Menschen und Politiker ein mehr an Konsum mit mehr an Verschmutzung für wichtiger. Es ist ja überall so. Und wenn man es bei allen sieht, verändert sich relativ nichts, obwohl alle in den Abgrund fahren.

Beispiele der Fahrt in den Abgrund zeigen: Wer aus einem fahrenden Zug in einen mit gleicher Geschwindigkeit daneben in den Abgrund fahrenden Zug sieht, merkt auch seine eigene Fahrt in den Abgrund nicht mehr, weil sich ja relativ zum anderen Zug überhaupt nichts ändert. Ein Ergebnis der Relativitätstheorie des Albert Einstein.

Die meisten Menschen sehen zwar ein Mehr an Konsum und Umweltzerstörung bei den anderen Politikern, Staaten und Personen, da sie aber relativ entsprechend handeln, merken sie es nicht – oder wollen es nicht merken. Sie ändern sich relativ zum Nachbarn nicht und merken dabei nicht, dass auch sie in den Abgrund fahren.

Oder wenn jeder mit Wirtschaftswachstum, Völlerei, Umweltzerstörung, Korruption, Verbrechen, zu großer Flüchtlingsaufnahme fremder Religiosität oder Religionskriegen die Welt oder sich in den Abgrund treibt, merkt er es auch nicht, wenn es fast alle anderen, die er kennt, auch nicht anders machen.

Und wenn „überall Neukölln ist", dann merkt man zuletzt nicht mehr, dass man überall durch Neukölln geht: Frauen mit Kopftuch und zwanzigjährig mit fünf Kindern, wie von dort berichtet wurde (die ja, wie zuvor berichtet, Geld einbringen oder, wie später berichtet wird, den Islam zur Hauptreligion werden lassen, oder Männer mit bis zu 3 Frauen, gemäß Koran erlaubt, davon bis zu 2 als allein erziehende Mütter auf Hartz-IV. Das bringt mehr Geld.

Der frühere Berlin-Neukölln-Bürgermeister schrieb über diese Zustände und ergänzte dies am 22. 11. 2018 in der Zeitung „Bild" über eine Schule in Berlin-Neukölln: „Von über 100 Abc-Schützen wird bei einem daheim deutsch gesprochen. Dem Rest ist unsere gemeinsame Sprache völlig fremd und vielleicht auch egal (zumindest den Eltern). Die meisten von ihnen werden dieses Handicap niemals aufholen. Schul- und Lebensversagen sind daraus die Konsequenz. Wir wollen ein Zukunftsland für alle Fachkräfte dieser Welt sein? Never! Wir schaffen es ja noch nicht einmal die Kinder, die im Land leben, in ein selbst verantwortetes Leben zu führen." Und dann hieß es zynisch: Wir schauten jahrzehntelang zu und überließen ganze Stadtteile dem Strudel aus Bildungsferne, Kriminalität und Asozialität. Alles eine ‚kulturelle Bereicherung' – die Multikulti-Narren bestimmten die Debatte." –

Nicht umsonst ist die deutsche Hauptstadt Berlin das ärmste Bundesland. Und diejenigen, die am meisten gegen die genannte ‚kulturelle Bereicherung' opponierten, nämlich Bayern, sind das reichste Bundesland.

Ein Tag zuvor, am 20. 11. 2018, wurde in der Presse von großer Gewalt gegen Frauen berichtet. Dabei ist diese bei den aus angeblichen Kriegsgebieten muslimischer Länder gekommenen besonders hoch. Die Zeitung „Die Welt" schrieb dazu am selben Tag unter anderem: „Die ungehorsame Frau zu schlagen, das ist im Islam ein Gebot Gottes. Die Familienministerin will zur Linderung des Leids dieser Frauen Frauenhäuser bauen. Das ist sicher wichtig, denn die Frauenhäuser, die es schon gibt, sind voll – überwiegend mit muslimischen Frauen. Eine gute Sache, aber keine Lösung."

Dabei sollte folgendes bedacht sein: Deutschland hatte 2011 noch 80,2 Millionen Einwohner. 2016 überstiegen die Sterbefälle die Geburten um 118.000. Zugleich wanderten aber 498.000 nach Deutschland ein, die Einwohnerzahl stieg auf 82,5 Millionen. Die Geburtenrate stieg beträchtlich und wird weiter steigen. Als Hauptursache sehen die Statistiker aber die Zuwanderung an. 11,2 Prozent der Einwohner haben einen ausländischen Pass. (Stat. Bundesamt, Stand 16. 1. 2018.) Das wären dann rund 9 Millionen. Viele Länder haben nicht so viele Einwohner. Aber am 14. 1. 2019 hieß die Zeitungsüberschrift (HA/epd) zu Flüchtlingen: Zahl der Asylanträge sinkt 2018 auf rund 186.000. – In 10 Jahren sind dies aber wieder rund 2 Millionen, die zu über der Hälfte meistens auch mit zusätzlichen Ausgaben verbunden sind. Siehe hiezu auch Kapitel 12. Dort wurde rechtzeitig gewarnt. Doch das Bundeskanzleramt hörte nicht.

Da fällt mir ein, dass ein Bundeswehrleiter aus Berlin mir vom Kosovo-Krieg erzählte, dass der Kosovo früher völlig christlich war. Dann kamen Moslems und denen wurde in ihrer Moschee gesagt, dass die Frauen möglichst viele Kinder bekommen sollten. Das taten sie, wurden mehr und mehr. Bis der Krieg der „Rechten" dagegen kam. Im Kapitel 11 wird dazu das neue Buch des früheren Berliner Finanzsenators Sarrazin angesprochen.

In Deutschland ist es jetzt ähnlich. Kirchen werden bereits zu Moscheen umgebaut. Die Christen werden weniger- Fast alle muslimischen Gebiete in der Welt waren früher christlich, denken wir nur an den nahen Osten und Nordafrika. Bis Spanien und Wien waren sie auch schon. Die Christen und Europäer wehrten sich damals, von Polen zusammengeführt, und siegten. Diesmal siegen sie vielleicht nicht, denn wer warnt ist „rechts". Allein deshalb wird der Osten immer rechter.

Statt für den Umweltschutz geben die Deutschen schon jetzt ihr Geld wie in Berlin-Neukölln und für die Frauenhäuser aus, die größtenteils mit Moslemfrauen belegt sind. Vielleicht hilft, so glaubt man, ja die jährlich stattfindende Islamkonferenz, die vielleicht einen Islam schafft, der deutsche Wurzeln hat. Aber für die rund 900 Ditib-Moscheen der türkischen Religionsbehörde ist das schon nicht möglich. Und deshalb wird es auch keinen Islam mit deutschen Wurzeln geben. Und die im Kapitel 11 genannte Moschee-Steuer wird auch kaum eingeführt werden. Sie würde auch bei Harz IV kaum wirksam werden. In keinem anderen Land werden ja schon die Ditib-Moscheen nicht erlaubt.

In Frankreich wurde deshalb, wohl auch als Warnung, zuerst die „Unterwerfung" als Theaterstück aufgeführt. In Deutschland folgte dies übersetzt im größten deutschen Theater, dem „Deutschen Schauspielhaus" in Hamburg - gegenüber dem Hauptbahnhof gelegen, mit Edgar Selge in der Hauptrolle als Literaturprofessor Francois. Am 29. 11. 2018 konnten die „Unterwerfung" dann alle – mit Edgar Selge und Matthias Brandt in den Hauptrollen im Fernsehen auf 3SAT um 20,15 Uhr sehen. Der Inhalt: Als der muslimische Politiker Mohammed Ben Abbes in Frankreich mit Hilfe anderer Parteien Staatspräsident wurde, führte er das Pariarchat und die Polygamie ein. Der Professor Francòis wurde sodann entlassen - und durfte nur, wenn er zum Islam konvertierte, wieder lehren. Gezeigt wurde die Theateraufführung in Hamburg. Dabei war das „Deutsche Schauspielhaus" von Innen und Außen zu sehen. Zusätzlich wurde Edgar Selge in Paris gezeigt, wo er als Professor oft Studentinnen als Freundinnen hatte. Bei einer Freundin zogen die Eltern aus Angst vor der neuen muslimischen Zeit nach Israel um. Er selbst aber fand den Vorteil der vielen Frauen so gut, dass er zum Islam konvertierte und schon deshalb wieder als Professor eingestellt wurde.

Der Islam bevorzugt also die Männer erheblich. Gleichberechtigung gibt es nicht. Deshalb sehen auch Männer nicht nur in Frankreich, sondern auch oft in Deutschland einen Vorteil im Islam. Ein Beispiel: „Der Boom der Shisha-Bars wirft Fragen auf – auch zu Kriminalität und Integration." Eine Unter-Überschrift. Oder: „Shisha - Besuch mit Risiken und Nebenwirkungen.- Die Bars und Lounges verbreiten sich mit rasender Geschwindigkeit. Sie locken auch kriminelles Milieu an und schaden der Gesundheit – In den Bars mischen sich Abiturienten und Kriminelle" Überschriften im „Hamburger Abendblatt" am 1./2. Dezember 2018. Die Frauen sollen die Bars natürlich nicht besuchen. Der Islam ist in Frankreich und Deutschland wohl schon weiter als er im Kosovo war. „Die Unterwerfung" erfolgt wohl bereits.

Ein Teil der aus Islamländern kommenden integriert sich allerdings auch sehr gut und erbringt auch gute Leistungen auf dem Arbeitsmarkt. Da denke ich an meine Frage an einen Mann muslimischer Herkunft. Er antwortete: „Da muss ich erst meine Frau fragen. In Afghanistan brauchte ich das nicht, aber ich bin ja in Deutschland." – Allerdings erfolgte die Gleichberechtigung auch hier erst ab und durch Luther mit der Reformation. Und in der katholischen Kirche gilt noch immer das Zölibat.

Islamisches Leben in Deutschland erinnert mich an einen Bild-Bericht vom 28. 11. 2018: „5.159 Euro Entschädigung, weil Lehrerin nicht mit Kopftuch vor Klasse darf", nach Urteil des Landesarbeitsgerichts Berlin-Brandenburg. - 2017 hatte das Gericht schon einmal zu 8.600 € aus gleichem Grund verurteilt.

Wenn in fast allen muslimischen Ländern, aber auch in Indien, insgesamt in 50 Ländern, Christen verfolgt und der Umweltschutz fast gleich Null ist, dann kann – bei „Unterwerfung", dass auch in Westeuropa und in Deutschland passieren.

Wenn alle Parteifreunde und relativ zum anderen gleich Denkende sagen, dies sei rechts und nicht wahr, oder dies sei links und nicht wahr, dann empfinden sie es auch als wahr oder unwahr. Die deutsch-kanadische Psychologin entdeckte, dass das Gehirn auch falsche Erinnerungen aufbauen kann. „Falsche Erinnerungen sind ansteckend – in sozialen Gruppen verbreiten sie sich wie Viren." – „Das trügerische Gedächtnis", war dazu DER SPIEGEL – Haupttitel vom 2. 1. 2016.

Alles Ergebnisse des Denkens und ebenfalls der Relativitätstheorie des Albert Einstein, denn wenn alle wie im Schlaraffenland leben, merken sie überhaupt nicht mehr, wie sie – oder die Moslems - dabei die Umwelt verbrauchen. Einstein schrieb ja schon vor vielen Jahren: **„ Nichts wird die Gesundheit der Menschen und die Chance auf ein Überleben auf der Erde so steigern wie der Schritt zur vegetarischen Ernährung." Da dies nicht erfolgte, sind auch deshalb die „Grenzen des Wachstums" bereits lange überschritten.**

Der tschechische Ökonom Sedlácek machte sich das Denken zu Eigen. Er wurde in „DER SPIEGEL 40/2015 über den Fetisch Wachstumskapitalismus und das Versagen der Eliten in der Krise interviewt Aus der mehrseitigen Wiedergabe möchte ich nachfolgend mit dem Fetisch Wachstum beginnend einiges zitieren. Denn die „Grenzen des Wachstums" sind ja schon lange überschritten. Und „das ist unser Problem. Egal wie viel wir haben, wir wollen immer mehr", sagte dazu der Ökonom und beschrieb Einzelheiten: „Das Wachstum ist zum Fetisch geworden, nicht nur in der Wirtschaft, auch in der Gesellschaft und für jeden Einzelnen. Überall geht es um ‚mehr' und ‚besser', überall geht es darum, die Effizienz zu steigern oder sich selbst zu optimieren. Kein Wunder, dass wir nie zufrieden sein können, wenn Unzufriedenheit unser Antrieb ist. Technologie und Wirtschaft aber sind durchzogen von dem Streben nach Wachstum. Und diesem Ideal wollen wir weltweit Geltung verschaffen." –

Am 7. 10. 2015 hieß dazu die Meldung (HA): „Im Sog der Konjunkturabkühlung in China wird das Wachstum der Weltwirtschaft dieses Jahr laut IWF an Fahrt verlieren. Der Internationale Währungsfond rechnet nur noch mit einem Wachstum von 3,1 Prozent. Deutschland soll um 1,5 Prozent zulegen." – Der Fetisch Wachstum also – auch, um die oft kriminell hohen Schulden zu zahlen. Und Wachstum dabei auch immer noch beim Umweltverbrauch – und immer mehr bei Dürren und Überschwemmungen, bei schlechter Atommülllagerung und Kunststoffentsorgung. Die Meere sind voll – und bald auch die Fische. Arbeit ohne den Fetisch Wachstum wäre also genug vorhanden.

Und dann spricht der Ökonom von einem ethischen Minimalkonsens, dass Schulden zurückbezahlt werden müssen, und dass auf dieser moralischen Norm auch unser Banken- und Rechtssystem beruht. Doch „seit der Jahrtausendwende haben sich die globalen Schulden verdoppelt, nichts wurde zurückbezahlt." Im vorigen Kapitel waren die „entfesselten Schulden" aus dem Interview aufgeführt. Darin war beispielsweise Großbritannien mit 203,6 % Anstieg der Staatsverschuldung und nur 40,5 % des Wirtschaftswachstums vermerkt. – Allerdings, so sollte hinzugefügt werden, erstellte der deutsche Finanzminister Schäuble 2015 einen Haushaltsüberschuss von 12,1 Milliarden Euro. (Fast alle Medien am 13. /14. 1. 2016). Allerdings kam schon am selben Tag dazu der „Klartext vom Rechnungshof: Präsident Scheller hält Asylkosten für unkalkulierbar." So die Überschriften (AFP 14. 1. 16) auf T-Online. Darüber hinaus bemängelte der Bundesrechnungshof, dass die Bundesregierung dessen Empfehlungen wenig folgte, wie eine Reform der Umsatzsteuer oder zu geringer Straßenerhalt. Und 2019 wurden dann rund 30 Milliarden Schulden in Deutschland gesehen.

Doch zurück zu den klugen Tschechen und dabei zuerst zu Sedlácek. Auf die Frage, dass sich vielleicht mit Ausgabenprogrammen, wie beispielsweise bei den USA, Wirtschaftswachstum erreichen lässt, antwortete er, dass dies ein hervorragendes Beispiel für verfehlte Schuldenpolitik sei. „Die US-Regierung nimmt sieben Prozent vom Bruttoinlandsprodukt auf, um drei Prozent Wachstum zu generieren." – Und so wird es fast überall gemacht. „Eigentlich müsste es längst nicht mehr Bruttoinlandsprodukt (BIP), sondern Bruttoschuldenprodukt heißen." – Jedes Kind wüsste das, meinte Sedlácek. –

Darf ich fragen, warum weiß es sonst fast keiner? In Wirklichkeit wissen es die Verantwortlichen ja vielleicht doch. Aber sie wollen immer mehr verteilen oder verbrauchen lassen, weil eine Mehrheit noch immer mehr verbrauchen will: Mehr und besser essen und trinken, ein größeres Auto – und noch viel, viel mehr. Hinzu kommen dann, wie schon erwähnt, die Flüchtlinge aus vielen muslimischen Ländern, die jährlich zunächst über 10 Milliarden allein im deutschen Bundeshaushalt kosteten, später aber vielleicht bald 50 Milliarden. Dazu kommen dann Millionen Wohnungen (meistens auf Schulden) – und dies alles bei den zusätzlichen Mehrausgaben für einen fast nicht mehr möglichen Umwelterhalt: Bei dessen Scheitern kommen noch Millionen weitere Flüchtlinge aus durch die Erderwärmung unbewohnbar werdenden Gebieten und aus Tornado- und Überschwemmungsgebieten hinzu.

In der Tschechoslowakei mahnte nicht nur der Ökonom. Nein – dort denkt und dachte man schon oft weiter. Der tschechische Schriftsteller, Dissident und Staatspräsident Vaclav Havel, er erhielt den Friedenspreis des Deutschen

Buchhandels und den Aachener Karlspreis, schrieb auch über den „Versuch, in der Wahrheit zu Leben". Er sagte und schrieb dazu schon 1989 – doch heute haben wir wieder ähnliche Probleme: „Niemandem wird geholfen, wenn die Regierung so lange wartet, bis die Menschen demonstrieren und streiken. All' dem könnte man sehr einfach durch sachlichen Dialog und durch den guten Willen, auch kritische Stimmen anzuhören, vorbeugen. Solchen Warnungen wurde kein Gehör geschenkt. So erntet die heutige Staatsmacht die Saat ihrer eigenen starren Haltung... - Ich hoffe immer noch, dass die Staatsmacht endlich aufhört, sich wie das hässliche Mädchen zu verhalten, dass den Spiegel zerschlägt, in der Meinung, er sei schuld an ihrem Aussehen." So Vaclav Havel am 21. 2. 1989, also zum Zeitpunkt der bislang größten Umwälzung nach dem 2.Weltkrieg, dem Ende des unfreien Sozialismus in Europa, den allerdings noch heute viele für gut halten.

Der Islam, die Flüchtlinge und die Umweltzerstörung können aber eine noch größere Umwälzung bringen. Bei den sich auf den Islam berufenden Islamisten sprachen Papst Franziskus und der französische Präsident Hollande bereits vom 3. Weltkrieg. Der 4. Weltkrieg gegen die lebenserhaltende Umwelt ist bereits ebenfalls vorhanden.

Allerdings kam der Papst Anfang Februar 2019 nach Saudi-Arabien: „Keine Gewalt im Namen Gottes" sollte die Zukunft werden. (5. 2. 2019 Andreas Englisch im „Hamburger Abendblatt".) Und auch der oberste Würdenträger des Islam, Ahmed al Tajib, sagte dies: **„Aber auch im Koran steht ganz klar an mehreren Stellen, dass man nicht töten darf."** Aber er sagte sogar: **„Umarmt weiterhin überall eure christlichen Brüder, als seinen sie eure Partner."**

Es geht trotzdem bereits um das Überleben der schon heute geborenen Kinder. Es geht darum, nicht den hohen Konsum aller als sozial zu bezeichnen, nicht zu sparen, sondern stattdessen Geld für den Umwelterhalt auszugeben, und es geht damit um den Erhalt oder die Wiederherstellung der Umwelt als Lebensgrundlage. Warum schrieb schon Erich Kästner vor über 80 Jahren. „Doch kein Mensch kann lenken"??? - Dies sieht aber heute auch der vorgenannte Wirtschaftler Tomás Sedlácek und machte darum gleichzeitig Vorschläge zum lenken: „Wir müssen aufhören, uns systematisch zu überschulden." Und fast zuletzt sagte er im Interview: „Das System ist das Problem...Fatal wird es, wenn wir glauben, wir hätten das System im Griff. Mit unseren makroökonomischen Vorhersagen gaukeln wir eine Sicherheit vor, die es nicht gibt."

Es geht also finanziell und mit der „Chance auf ein Überleben auf der Erde" bergab. Die Kosten müssen gesenkt werden, das Wachstum muss nicht erhöht, sondern ebenfalls gesenkt – und die Umwelt gerettet werden. Eine Armutswelt mit Umweltniedergang bahnt sich sonst, wie zuvor bewiesen, nicht nur an, sondern ist bereits auf dem Wege.

Und zusätzlich gilt in Europa: „Die Integrationspolitik von heute entscheidet über den Wohlstand unserer Gesellschaft in den nächsten 20 oder 30 Jahren." Auch dies ein Grund, dass fast alle europäischen Länder ihre Grenzen gegen den Zuzug von Migranten etwas geschlossen haben – und die USA, Australien und viele weitere Länder ebenfalls – oder besonders. Zusätzlich nehmen alle EU-Länder des früheren Ostblocks, wenn überhaupt, nur noch christliche Migranten auf. Deutschland ist die Ausnahme, deshalb ist das Volk gespalten: Die einen wollen helfen und die anderen rufen, wir schaffen es nicht. Und alle gehen zuletzt vielleicht selbst daran zugrunde, denn hinzu kommt ja die Umweltvergeudung.

„Unser Problem ist…, dass wir nicht selbst denken und handeln." Hinzu kommt aber vor allem, dass die Politik und viele Bürger den Konsum für wichtiger als den Umweltschutz halten. Und dass derjenige beispielsweise in Deutschland arm ist, der Hartz IV für sich, die Familie, einschließlich Miete, Heizung und Elektrisch erhält, obwohl dies vielfach mehr ist, als oft Löhne im beispielsweise reichen Saudi-Arabien, aber auch in Deutschland. Dorthin fahren dann die Europäer, um sich verwöhnen zu lassen. Das Schlaraffenland ist zwar allein aus Umweltgründen abgebrannt. Aber trotzdem wird gefordert, es noch auszubauen.

Ein Hauptgrund für die Vermehrung von Sozialhilfeempfängern und Flüchtlingen sind also in Deutschland die im Vergleich zu den USA, Kanada, Australien oder der Türkei verteilten Sozialleistungen, die bei niedrigen und sogar mittleren Lohnhöhen bei vielen Menschen immer mehr als die Arbeit einbringen. Und zusätzlich immer mehr als die Arbeit in den meisten Ländern der Erde. Zusatzverdienste durch Schwarzarbeit oder Drogenhandel können dabei sogar zu ‚Reichtum' mit dem großen Mercedes führen.

Am 14. 1. 2019 hieß es deshalb auch (HA) „14 Festnahmen bei Großrazzia gegen Clans. Polizei war mit 1300 Beamten in Nordrhein-Westfalen im Einsatz. Der Staat will Stärke demonstrieren. Aber reicht das?" „Im Focus stehen immer wieder Mitglieder sogenannter Clans. Gekommen sind die ersten Familien in den 1980er Jahren. Die meisten flohen vor dem Krieg im Libanon." Und: „Das Geschäft mit den Shisha-Bars boomt." Das war aber nur in NRW- In anderen Bundesländern ist es ähnlich. In Hamburg wurden beispielsweise Anfang 2019 viele Drogenhändler entdeckt, die im Gefängnis auf dem Lande Ausgang hatten. Das Gefängnis bezeichneten sie als ihr Hotel.

Es gibt also in Deutschland – und vielen Ländern Europas – keine Armut wie in den meisten Ländern der Welt. Die Armut muss sozial abgefedert werden. Es ist eben „die andere Armut". So hieß auch am 5. April 2016, also zum Osterfest, ein ganzseitiger Bericht in der Zeitung „Welt am Sonntag". Und gleich darunter stand. „Hungern muss in Deutschland niemand mehr, Lebensmittel sind im Vergleich zur Nachkriegszeit günstig" Die Autorin Susanne Gaschke beschrieb es dann ganz genau, was ihnen wirklich fehlt Und weil es so genau war, möchte ich einiges davon wiedergeben, genannt:

„**Die andere Armut**". Begonnen wird mit dem Wenigen, was die Großeltern sich im Vergleich zu heutigen Ansprüchen leisteten. Es wurde im Garten angebaut, eingemacht, Kleider für die Enkelkinder genäht. Es wurde, zumindest für heutige Begriffe, kaum Geld verbraucht und trotzdem bezeichnete man sich nicht als arm. Der Sohn ging auf das Gymnasium und studierte dann. „Seit 1950 führte das Statistische Bundesamt darüber Buch, was sich die Deutschen leisten und wie sich Kaufkraft und Inflationsrate entwickeln." Und man sieht daran: „Löhne und Kaufkraft sind über die Jahre deutlich stärker gestiegen als die Preise." Als Beispiel wurde genannt, dass man für eine Stunde Arbeit 1950 5 Eier, 1960 12 Eier, und heute 70 Eier kaufen kann.

Es wird dann die Frage gestellt, wenn rund 40 Prozent des Bundeshaushalts in Deutschland – und immer mehr - für Soziales ausgegeben werden, „warum wird dann eigentlich gar nichts besser? Warum gelten bei uns 12 Millionen Menschen als arm?" Der Kinderschutzbund wird zitiert mit 2,5 Millionen Kindern in Armut. Und dann hält die Verfasserin zwei Erklärungen für denkbar: „Entweder wir definieren Armut falsch. Oder es liegt nicht am Geld.": - Es beginnt mit: „Die Leistungen des Sozialgesetzbuches II sollen existenzielle Not verhindern und vor Armut und sozialer Ausgrenzung ebenso wie vor den Folgen besonderer Belastungen schützen." Aber was ist das? Diese Frage wird untersucht: Wenn nach OECD arm ist, wer weniger als 60 Prozent des durchschnittlichen „bedarfsgewichteten Nettoeinkommens" erreicht, dann würden in Berlin Charlottenburg fast alle arm werden, wenn Bill Gates dorthin zöge. Armut wird von den Wohlfahrtsverbänden schlicht mit staatlicher Hilfe gleichgesetzt – und dabei festgestellt: Arme Kinder können sich schlechter konzentrieren, schlechter sprechen, zählen und schlechter Deutsch sprechen – als Kinder, die keine Sozial-Leistungen erhalten. Die staatliche Leistung, die Armut und Benachteiligung verhindern soll, fördert dies dann möglicherweise sogar.

Hartz-IV bringt sogar, wie schon gesagt, oft mehr als Arbeit, mit dem Ergebnis: In der Schule sagte ein zitierter Schüler „Ich werde Hartzer.". Dazu darf man sich nicht bemühen und danach steht die staatliche Leistung vielleicht sogar für Benachteiligung - und mehr Geld-Leistung brächte noch mehr Benachteiligung, weil es beweist, dass es sich nicht lohnt, sich anzustrengen. Und dies bewirkt dann: „Die andere Armut"

Nicht umsonst wollen Geologen „wegen der beispiellosen menschlichen Einflüsse auf den Planeten ein neues Erdzeitalter ausrufen." Genannt: **„Anthropozän"**. Darüber berichtete 3Sat am 2. 3. 2017. Zu den Veränderungen durch den Menschen zählen die Geologen neben dem Klimawandel „Veränderungen der Kreisläufe etwa von Kohlenstoff, Stickstoff und Phosphor, die Verbreitung von Plastik, Aluminium, Beton-Partikeln, Flugasche und radioaktivem Fallout."

Während bislang noch das Zeitalter nach der Eiszeit, genannt „Holozän" gilt, soll das neue Zeitalter Mitte des 20. Jahrhunderts beginnen. – In diesem Zeitalter, in dem sich vieles wegen des „Zukunftserhalts" ändern müsste, leben wir heute – und müssen deshalb gegen den Untergang

kämpfen. Im neuen Untergangszeitalter „Anthropozän". –
Wenn dies nicht aufgehalten wird.

Da sich zusätzlich die Weltbevölkerung vermehrt und alle
immer mehr haben und konsumieren wollen, gibt es die
Klimaerwärmung und bald die „Welt ohne Wasser". - Am 3.
3. 2017 lautete die Klimaverschlechterungsmeldung aus den
USA dann: „Das Budget der Umweltbehörde EPA soll dem
Vernehmen nach um ein Viertel auf 6,1 Milliarden Dollar
gekürzt und die Mitarbeiterzahl um ein Fünftel reduziert
werden:" (rtr auf T-Online). Noch stärker sollte bei Mitteln
gegen den Ausstoß von Klimagasen gestrichen werden. Die
Klimaerwärmung wird also weiter erhöht. um auf die „Welt
ohne Wasser" hinzuarbeiten.

Kapitel 4:

Klimaerwärmung und „Welt ohne Wasser"

„Die Erderwärmung wird drastische Auswirkungen haben, wenn der Mensch sie nicht stärker bremst als bisher." Und: *„Niemand auf diesem Planeten bleibt von den Auswirkungen des Klimawandels unberührt",*

(Im Bericht des Weltklimarates IPPC 2016 aus Yokohama der IPCC-Vorsitzende Pachaurit.)

- **Klimaerwärmung bringt mehr Verdunstung, also Trockenheit und Regen-Unwetter.**

Die Deutsche Bundesstiftung Umwelt warnte deshalb vor zunehmendem Starkregen als Folge des Klimawandels. „Die durch Starkregen und Hochwasser entstehenden Schäden stellten einzelne Kommunen vor große Probleme. (19. 8. 15 HA)." Aus dem Haupturlaubsland Italien wurde am 16. 10 2015 (HA) gemeldet, dass heftige Unwetter schwere Schäden angerichtet hätten. Mehrere Personen kamen dabei ums leben, Häuser wurden überflutet und Bäume entwurzelt. Latium, Abruzzen und Benevento wurden besonders betroffen, Venedig wurde überschwemmt. Dies wiederholte sich in den kommenden Jahren und wurde besonders im Jahre 2018 gemeldet. Und im Mai/Juni 2016 waren in Deutschland Unwetter mit Millionen Schäden und 8 Toten. –

Sodann schmelzen Gletscher und das Eis am Nord- und Südpool. Langfristig wird dadurch vielleicht sogar eine Poländerung möglich. Hauptgründe sind: **„CO_2-Konzentration in der Atmosphäre erreicht Rekordwert. Der Anstieg gehe vor allem auf die Nutzung fossiler Brennstoffe, wie Kohle, Gas und Öl zurück"** (US-NOAA 7. 5. 15 www.feelgreen.de). Das gleiche wurde bereits am Schluss des Kapitels 2 im Jahre 2018 gemeldet. Der Anstieg der CO_2-Konzentration verringert sich also nicht. Allerdings gibt Erdgas dabei nur weniger als die Hälfte der Kohlendioxydmenge von Kohle und Öl ab. (Deshalb 2015 neu: Erdgas VW und 2019 war es dann der Elektro VW – die Wirklichkeit findet sich im Kapitel 16.)

Der Kieler Klimaforscher Latif sagte bereits 2015 (4. 4. 15 dpa in feelgreen), dass der Menschheit nur noch 15 Jahre bleiben, um den Klimawandel einigermaßen in den Griff zu bekommen. Und den USA und China kommt dabei eine Schlüsselrolle zu, das Klima noch zu retten.

- **„Nach derzeitigem Stand müsse von einer Erwärmung um 3,6 bis 5,3 Grad Celsius bis zum Ende des Jahrhunderts ausgegangen werden,"**

erklärte schon 2013 die IEA, die Internationale Energie Agentur.." (AFP in HA **11. 6. 2013**). Waldbrände, Hochwasser und Meerwasseranstieg werden mehr. Dazu die Anzahlerhöhung von Hitze-, Hagel-, Hochwasserereignissen nach Münchner Rück. Die Anzahl der Ereignisse: 1972 (2), 1974 (10), 1978 (17), 1988 (25), 2002 (30), 2006 (40), 2011 (44) (Bild am Sonntag 15. 6. 14). Dazu hieß (im FOCUS 36/2014) der Bericht: „It never rains in California" – „Bade- und Speicherseen trocknen aus, Gemüse, Obst und Wein verdorren, Weiden werden zu Wüsten." – In anderen Gebieten Südeuropas und Asiens dagegen nie erlebte Unwetter und Überschwemmungen mit Toten.

- **2 Szenarien. bei 3,5 Grad Anstieg und bei 2 Grad Anstieg durch vermehrten Umweltschutz:**

Dies berechnete die Studie „Climate Impacts in Europe" von 49 Experten im Auftrag der Europäischen Kommission (24. 10. 2014 und 13. 8. 2015 www.feelgreen.de) Die Studie berechnete bei Überschwemmungen, dass Donau, Elbe und Saale ganze Landstriche überfluten würden. Bei 3,5 Grad Anstieg betrüge der Schaden bis 2070 rund 100 Milliarden jährlich und bei 2 Grad Anstieg durch Umweltmaßnahmen 68 Milliarden. Die Ernten würden bis 2080 in Nordeuropa um nur 10 % zurückgehen und in Südeuropa um 20 %. Bei nur 2 Prozent Erwärmung wären dagegen die Folgen kaum merklich. Extreme Wetterlagen mit Dürren, Regen und Überschwemmungen werden erheblich mehr. Im Süden Europas steigen die Temperaturen beträchtlich. Und Waldbrände würden sich in Europa bei 3,5 Grad Erwärmung so erhöhen, dass rund 800.000 Hektar jährlich in Flammen stehen würden. Umweltmaßnahmen würden sich also lohnen. Bei 32 Milliarden Einsparung (100 – 68) jährlich wären es in nur 50 Jahren allein bei der Überflutung 1,6 Billionen. Hinzu kommen dann zusätzlich zu den Flüchtlingen aus Syrien, Irak, Afghanistan etc. die Flüchtlinge aus den dann Trockengebieten der Welt.

- **„Antarktis verliert drastisch an Eis"** war die Überschrift vom 15. 1. 2019 (HA/dpa).

„Studie: Eis-Abnahme seit den 1980er-Jahren versechsfacht. Die Antarktis verliert einer Studie zufolge deutlich mehr Eis als bisher angenommen…".Die Forscher ermittelten den Masseverlust von 1979 bis 2017. „Demnach verlor dieser im ersten Jahr etwa 40 Milliarden Tonnen. Im folgenden Jahrzehnt waren es etwa 50 Milliarden Tonnen jährlich. In der Dekade danach (1999-2009) sogar 166 Gigatonnen. Im letzten Zeitraum (bis 2017)" 252 Milliarden Tonnen. „Zum Vergleich: Der Bodensee enthält knapp 50 Milliarden Tonnen Wasser." - Im Vergleich dazu also rund das 20-fache oder 1.000 Milliarden Tonnen. Wasser aus der Abschmelze.

- **Beispielbeweise zur Klimaerwärmung in Mitteleuropa:**

Am 11. 8. 2015 (HA): „Größte Dürre seit 50 Jahren. Trockene Böden von Brandenburg bis Bayern, Ernteausfälle etc." – Oder andere Meldungen vom Vortage in „BILD": „Waldbrandgefahr. Allein in Brandenburg wurden bis Anfang August 240 Feuer gezählt, bei denen gut 300 Hektar geschädigt wurden. Im gesamten Vorjahr waren es nur 120

Brände" – Oder: „Der Wasserstand der Flüsse sinkt! In der Elbe lag er Mitte vergangener Woche bei 58 cm, statt wie normal bei rund zwei Metern." – Oder: „Allein in Hessen rechnen die Bauern mit Ernteeinbußen von bis zu 40 Prozent bei Mais." – Oder: „In Frankfurt weichte die Hitze Bahngeleise auf." Oder: „Auf den Autobahnen A3, 7, 9, 71, 92 und 94 wölbte sich die Fahrbahn."

Von dpa hieß es beispielsweise auf T-Online am 16. 8. 2015 unter anderem: „An vielen Orten Italiens erlebten Einheimische und Touristen derzeit eine böse Überraschung: Sturm, Gewitter und Überflutungen haben in den letzten Tagen Menschenleben gekostet und ein Bild der Verwüstung hinterlassen. In Rom und Florenz ergossen sich bei einem Gewitter Wassermassen auf die Straßen, der Pegelstand des Tibers ist stark angestiegen. Zentrale Plätze in Venedig stehen unter Wasser."

Schon am nächsten Tag folgte die Meldung: „Starke Regenfälle haben im Osten Deutschlands und in Niedersachsen Straßen und Keller überschwemmt. Im thüringischen Rustenfelde wurde ein toter Mann in einem Bach angespült." - „Wärmerekord gebrochen: Der heißeste Juni seit Beginn der Aufzeichnungen (T-Online.de 22. 7. 2014). „Der Klimawandel vergrößert die Temperaturunterschiede zwischen Großstädten und deren Umland": – In den bereits heute wärmsten Städten, vor allem entlang des Rheins, würden Hitzetage um 5 bis 10 Tage zunehmen. In nahezu allen deutschen Metropolen ist durch die Hitze mit mehr Gesundheitsproblemen bis hin zu Hitzetoten zu rechnen. Hamburg bildet hierbei eine Ausnahme. (dpa in HA 21. 8. 15). 2018 und 2019 etc. verringern sich die Ernten wegen der Trockenheit.

- **„DER SPIEGEL" –Titel vom 8. 8. 2015: „Welt ohne Wasser".**

Und der begann dann auf dem Foto eines ausgetrockneten Sees in Kalifornien mit: „Bis zum letzten Tropfen." Und darunter stand: „Das Wasser wird knapp, weltweit nehmen Dürren zu – mitschuldig daran sind Verbraucher, die spanische Erdbeeren kaufen, aber auch Regierungen und Konzerne, die sich an der wichtigsten Ressource der Zukunft bereichern. Sie ist werdvoller als Erdöl."

Auf einer Erdkarte waren dazu die Gebiete mit extremer Wasserknappheit zu sehen. Dies waren insbesondere Nordafrika, die arabische Halbinsel, und die Gebiete wie Irak, Serbien, Pakistan, Iran und Afghanistan. Also die heutigen Hauptflüchtlingsgebiete. Europa und die USA waren, mit Ausnahme von Kalifornien, in etwa in der Mitte zwischen dem extrem hohen und dem geringen Risiko angesiedelt Schon vor dem „SPIEGEL-Titel" prophezeite die UN eine dramatische Wasserknappheit: „Die Menschheit müsse lernen, weniger Wasser zu verschwenden." 20. 3. 15 dpa in feelgreen.de)

- **Beispiele aus der „Welt ohne Wasser":**

- **USA:** Ein kalifornischer Alptraum - hieß dazu ein Beispiel in der „Welt ohne Wasser": „Amerika, die globale Supermacht, sieht hier aus wie ein Entwicklungsland: Kaputte Straßen, zerfallene Häuser, Menschen ohne Wasser. Die Wasserkrise wird zur humanitären Katastrophe, weil die absurde Agrarpolitik vieler Trockenregionen in Kalifornien auf die Spitze getrieben wurde." – Allerdings ist es in Spanien wohl auch nicht viel anders.

- **Spanien:** Wasserraub für Erdbeeren war ein anderes Beispiel aus der „Welt ohne Wasser": „Seit dem Beitritt Spaniens zur Europäischen Gemeinschaft 1986 wird hier bewässerte Landwirtschaft gefördert. So begann der Rausch um das ‚rote Gold': Erdbeeren. ‚Damit kann man viel und leicht Geld verdienen', sagt Felipe Fuentelsaz von der Umweltorganisation WWF." Und dann kann man lesen, dass die umliegenden Plantagen über 20 Millionen Kubikmeter Wasser pro Jahr verbrauchen – „so viel, wie in 8.000 olympische Schwimmbecken passt. **Rund 2.000 Hektar Wald fielen ihnen bislang zum Opfer.**"

- **„Knappe Ressource Wasser."**

Dazu stand in der Zeitschrift FOCUS (24/2016), dass eine neue Untersuchung der niederländischen Universität Twente zeigte, dass Wasser weltweit zur Mangelware wird. „4 Milliarden Menschen leiden wenigstens einmal im Jahr 4 Monate unter Wassermangel und 3.900 Liter verbraucht ein Deutscher für Trink- und Badewasser - inklusiv der für ihn hergestellten Waren - täglich. Aber 70 % des weltweiten Wasserverbrauchs entfallen auf die Landwirtschaft.

- **Antarktis-Eis könnte verschwinden und Anstieg des Meeresspiegels um bis zu 58 Meter,**

wenn weiter besonders Öl und Kohle verbraucht werden. Bei extrem hohem Kohlendioxyd Ausstoß könnte die antarktische Eisdecke über einen Zeitraum von 10.000 Jahren komplett abschmelzen – und so den Meeresspiegel bereits in den ersten tausend Jahren um 30 bis 58 Meter ansteigen lassen. Andernfalls müssten Kohle, Öl und sogar Gas in der Erde bleiben.(Potsdamm-Institut für Klimafolgenforschung (PIK) dpa in HA am 12./13. 9. 15).- Stattdessen suchen US- und russische Firmen besonders, eventuell auch am Nordpool, nach Öl. Oft geschieht dies heute über Fracking. Deshalb bebt heute die Erde in Oklahoma zweimal pro Tag. (AFP in feelgreen.de 28. 9. 15). „Es besteht die Gefahr, dass Sturmfluten höher auflaufen und eine Bedrohung für die Küstenbewohner werden können. Die Erhöhung der Deiche ist deshalb notwendig," dies sagte der Geophysiker und Klimawissenschaftler Grosfeld vom Bremerhavener Alfred.-Wegener-Institut am 29. 9. 2015 der „Nordwest-Zeitung".

(30. 9. 15 fmg/HA). Der „Anstieg des Meeresspiegels könnte Megastädte überfluten" hieß am 9. 11. 2015 dazu die Überschrift bei feelgreen.de. - Zusätzlich könnten Staub und Ruß das Schmelzen des Grönland-Eises um 7 % beschleunigen. Es taut. Dabei kommt auch altes Eis wieder hervor. Und alles wirft kaum mehr die Sonnenwärme zurück – verstärkt somit die Klimaerwärmung.. (3. 11. 2015 Spiegel-Online auf feelgreen.de)

- **„Weltklimarat schlägt Alarm:**

„Die Erderwärmung wird drastische Auswirkungen haben, wenn der Mensch sie nicht stärker bremst als bisher." Das waren bereits am 1. 4. 2014 die Überschriften zum Bericht des Weltklimarates IPPC aus Yokohama „Niemand auf diesem Planeten bleibt von den Auswirkungen des Klimawandels unberührt", wurde der IPCC-Vorsitzende Pachauri zitiert. Und die Greenpeace-Klimaexpertin Kosonen sagte: „Wir bewegen uns auf schmalem Grat. Aber wenn wir mutig handeln und die Treibhausgasemissionen schneller (als geplant) senken, können größere Bedrohungen für die menschliche Sicherheit noch vermieden und lebenswichtige Meeressysteme, Wälder und Arten geschützt werden." Aber: „Die Auswirkungen des Klimawandels auf die Nahrungsmittelversorgung sind schlimmer als zuvor geschätzt", sagte Tim Gore von der Hilfsorganisation Oxfam.

Zu dem langen Bericht über die vielen Erkenntnisse wurde eine Weltkarte mit den Voraussagen der Klimaforscher IPCC gezeigt. Einige Beispiele daraus, die Europa betreffen: 32 Mrd. Dollar kosten jährlich die Überschwemmungen in der EU bis 2050 (doppelt so viel wie 2013), Hinzu kommen Süßwasserknappheit, Gesundheitsprobleme, niedrigere Ernteerträge, Artensterben und –veränderung bei Vögeln und Fischen - Darunter stand, wie zum Beweis: „23 Frosttage weniger im Norden." (mik/dpa) Und links vom Weltklimaratbericht war zu lesen: „Die Forscher bezeichnen die Ostsee als die weltweit größte Sauerstoffmangelzone menschlichen Ursprungs" Und woran liegt dies? Die Forscher stellten fest, dass die Sauerstofftemperatur um etwa 2 Grad gestiegen war. „Die Folgen für den Sauerstoffgehalt: Je höher die Temperaturen, desto weniger Sauerstoff kann sich darin lösen. Noch gravierender wirken sich die Nährstoffe aus der Landwirtschaft aus, die mit Flüssen beispielsweise in die Ostsee gespült werden. Sie lassen etwa Cyanobakterien sprießen, die sich stark vermehren und Sauerstoff verbrauchen." (dpa in HA) – Schon im November 2011 forderte der Weltklimarat dann einen völligen Treibhausgas-Stopp (2. 11. 15 AFP, dpa auf feelgreen.de). - Kein Sauerstoff mehr im Meer – und keine Fische mehr. Zusätzlich kommt noch der später beschriebene Plastikmüll hinzu. Alle arbeiten also daran, die Erde unbewohnbar zu machen.

- **„Fällt die nächste Eiszeit aus?"**

war am 14. 10. 2015 eine Hauptüberschrift im „Hamburger Abendblatt". Darin warnte der Klimaforscher Schellnhuber vom Potsdam-Institut für Klimafolgenforschung vor einer düsteren Zukunft und forderte das Ende der Kohle, wegen der damit verbundenen Kohlendioxydabgabe. „Bereits eine Erderwärmung bis zu zwei Grad bedeute, dass der Meeresspiegel um Schätzungsweise sechs Meter ansteige." Und dann kommt ein wichtiger Satz: „Oberhalb dieser Grenze sei kein Halten mehr." - Am 21. 10 2015 war in der gleichen Zeitung die OECD-Meldung zu lesen: „Kohle-Strom gefährdet die Klimaziele." - Später ist im nachfolgenden Bericht zu lesen, dass die 2 Grad Klimaerwärmung wohl überschritten wird.

Dabei ist zusätzlich zu fragen, warum nicht alle PKW auf Autogas umgestellt werden müssen? Beides würde schon eine fast unglaublich Kohlendioxydeinsparung bringen. (Siehe dazu Kapitel 16.) Außerdem ist es viel gesünder, mit dem Rad zu fahren oder zu Fuß zu gehen. Auch deshalb wurden durch London zwei große Radwege wie ein Kreuz gebaut. Und auch deshalb werden in vielen Städten, wie in

Hamburg beispielsweise, Radwege aus- oder neugebaut und Fahrräder städtisch verliehen. Dazu stand am gleichen Tag oberhalb des Berichts des „Kohle-Stroms, der die Klimaziele gefährdet": Ein Großbericht über einen Kongress der Orthopäden und Unfallchirurgen in Berlin. Darin ein wichtiger Satz: „Immer wieder betonen die Orthopäden und Unfallchirurgen, dass Bewegung in jedem Alter und auch bei eingeschränkter Mobilität, beispielsweise bei Rheuma, ungemein wichtig sei." Bewegung ist also gesünder als das fahren mit dem Auto.

- **„Golfregion künftig unbewohnbar?**

– war am 23. 10. 2015 die Überschrift im „Hamburger Abendblatt. „Extreme Hitze könnte Leben am Persischen Golf in Zukunft unmöglich machen, vermuten Forscher." - Die „US-Forscher hatten berechnet, dass bei ungebremstem Ausstoß von Treibhausgasen die Sommertemperaturen dort regelmäßig auf Werte steigen, die selbst junge und gesunde Menschen nicht mehr ertragen können. Dies gefährde nicht nur Menschen in Dubai, Abu Dhabi oder Doha, sondern auch Pilger in Mekka, betonen sie im Fachjournal ‚Nature Climate Change'" – Insoweit müssten gerade alle Muslime am Klimaschutz und gegen ihre Kriege arbeiten, weil sonst bei ihnen eine Haupt-Glaubensgrundlage wegfallen würde.

- **„Deutschland fördert(e) Klimakiller mit 52 Milliarden Euro"**

hieß am 15. 12. 2014 eine Überschrift, in der Martin Greive aus Berlin im „Hamburger Abendblatt berichtete: Aus einer Studie des Umweltbundesamtes (BUA) ging hervor, dass die umweltschädliche Energiesteuervergünstigung für Diesel mit 7,5 Milliarden Euro der größte Posten sei. Dann folgt die entsprechende Vergünstigung für Kerosin.mit 6,9 Milliarden Euro und dann die kostenlose Zuteilung von CO_2-Rechten mit 6,1 Milliarden Euro. Laut dem Bericht sind die Subventionen mehrfach schädlich: 1. Fallen Kosten für die

Subventionen an. 2. entstehen Umwelt- und Gesundheitsschäden. Und 3. belasten umweltschädliche Subventionen die Entwicklung umweltfreundlicher Technologien. Ein Teil davon wurde bis 2018 bereits davon gesenkt, doch einiges blieb.

- **„Klima-Ziele"**

in Sichtweite war am 5. 11. 2015 die Meldung in der Zeitung „BILD": „20 EU-Staaten haben die Klimaziele für 2020 (Senkung der Treibhausgasemissionen um 20%) bereits erreicht. **Deutschland gehörte nicht dazu.**"

- **„Tornados und Blitzfluten: Eine ungewöhnlich lang anhaltende Unwetterserie richtet enorme Schäden an."**

So stand es am 9. Juni 2016 im Hamburger Abendblatt." Die Hauptüberschrift dazu: „Stürmische Zeiten für Deutschland", zeigte, der Klimawandel hinterlässt auch in Deutschland, aber auch im übrigen Europa, deutliche Spuren, mit vielen Toten, zerstörten Häusern und Milliarden Schäden. Die Zeitung „BILD" veröffentliche zu diesem Thema am 3. 6. 2016 die Befragung dreier Fachleute: „Sind wir selbst schuld an dem Katastrophen-Wetter?" Dazu sagte dann der Klimaforscher Professor Dr. Latif: „ Der Starkregen ist eine Folge des Klimawandels." Die Landschaftsarchitektin Prof. Stokman sagte: „Wir haben versucht, uns das Wasser zu unterwerfen – jetzt sehen wir die Folgen." Und der Meteorologe sagte: „So ein Wetter habe ich in 31 Berufsjahren noch nicht erlebt.".

- **„Klimawandel lässt mehr Menschen flüchten als Krieg"**

wurde am 23. 5. 2016 (HA) vom Potsdamer Institut für Klimafolgenforschung gemeldet. Schon seit den 80er-Jahren gebe es mehr extreme Niederschläge als ohne die Erwärmung der Atmosphäre. – Oder am 22. 3. 2016 (HA/dpa):

„Der Klimawandel tötet das Riff. Alarm am Great Barrier Riff. Extrem hohe Wassertemperaturen sorgen für massives Korallensterben."

- **„In Afrika herrscht wieder Hunger – das müsste nicht sein" war in DER SPIEGEL Nr.** 9/2017 zu lesen. **„Anhaltende Dürren" seien nach Unicef mit Schuld daran, dass 1,4 Millionen Kinder verhungern könnten. Betroffen waren vor allem die nordost-afrikanischen Länder Jemen, Südsudan, Somalia und Nordnigeria.**

Und dann war eine Hauptursache zu lesen, die von den Hilfsorganisationen meistens verschwiegen wird, weil sie Angst haben, dann nicht mehr helfen zu dürfen. „In weiten Teilen Somalias herrscht die islamistische Schabab-Miliz. In Nordnigeria...morden die Islamisten von Boko-Haram." Und im Südsudan kämpft die korrupte Regierung gegen nicht minder korrupte Rebellen. Schuld am Verhungern und der Dürre sind also hauptsächlich die Menschen. Die Johanniter bitten 2018 um Spenden für verhungernde Kinder im Jemen. (Saudi-Arabien kämpft dort. Auf dessen Seite, wegen gleicher Ölinteressen, auch immer die USA stehen.)

- **„Die größte humanitäre Katastrophe" war das zum gleichen Thema am 13. 3. 2017 zitierende „Hamburger Abendblatt". Und darunter stand dann: „Die Vereinten Nationen sehen das Leben von 20 Millionen Menschen bedroht. Die Hauptursache dafür sind bewaffnete Konflikte."**
Der Bericht beginnt mit dem Südsudan, der sich im Zentrum der größten Hungersnot befindet, von der 5,5 Millionen Südsudanesen bedroht sind. Die Regierung des Landes sei vor allem daran interessiert, noch daraus Kapital zu schlagen, in dem die Hilfsorganisationen 100.000 US Dollar für eine Arbeitserlaubnis zahlen sollen. Zusätzlich werden

Hauptkrisengebiete im Jemen und Somalia genannt. Auf einer großen Landkarte oberhalb des Berichts sind aber noch viele weitere kleinere Krisengebiete zu sehen.

- **„Seit Jahren fällt in Ostafrika der Regen aus. Millionen Menschen droht der Hungertod."** (9. 6. 2017 HA).
- **„WWF warnt vor einer Verschärfung der globalen Wasserkrise",** war am 22. 3. **2017 die Überschrift im „Hamburger Abendblatt".**
- **Der deutsche Bundespräsident forderte am 9. 6. 2017 die Bevölkerung auf, Geld für die Verdurstenden in Nordostafrika zu spenden.** (ARD-Tagesschau 20 Uhr.)

Nach der WWF Prognose droht eine gefährliche Verschärfung der Wasserkrise besonders in den Regionen Nordafrika, Naher Osten, Nordchina, im Südwesten der USA und Südeuropa. Der Grund ist vor allem die Klimaerwärmung und Menschenvermehrung. Hinzu kommt die geringe Sparsamkeit, zu der als Beispiel der Gemüseanbau in Andalusien genannt wird.

- **Die Erderwärmung wird zusätzlich durch Gezeitenkraftwerke, Wellenkraftwerke, Offshore-Windkraftanlagen, Erdöl- und Erdgasbohrung am Meeresgrund erhöht.** (HA 12. 5. „Monopoly am Meeresgrund)

Als Ergebnis warnte das deutsche Bundesamt für Seeschifffahrt (12. 5. 17 HA):

- **„Der Meeresspiegel könnte stärker steigen."**
- **Bei abschmelzenden Polen mit zusätzlichem Gewichtsverlust durch Erdölförderung könnten sich die Pole ändern. Eine neue Sündflut.**

An einer „Welt ohne Wasser" der Zukunft haben also vor allem die Menschen Schuld, die sich deshalb in ihrem Verhalten dringend ändern müssten, um nicht zuletzt, wie in Nordostafrika, zu verdursten.

Am 1. 12. 2018 (HA) hieß die Zeitungsüberschrift: „Rekord-Hitze mit tödlichen Folgen. Australien erlebt einen der heißesten Dezember – mit bis zu 48 Grad Celsius." Und am 21. 12. 2018 (HA) lautete die Zeitungsüberschrift: „2018 war wärmstes Jahr seit Beginn der Aufzeichnungen." Und jeder merkte es: In ganz Nord und Mitteldeutschland fiel der Winter zum ersten Mal fast aus. **Zeit zu handeln!**

„Gletscherschmelze: Das Wasser um den Himalaya wird knapp", war die Zeitungsüberschrift vom 6. 2. 2019 (HA/dpa). Und dann war zu leasen, dass mindestens ein Drittel der Gletscher im Gebiet von Himalaya und Hindukusch einer Studie zufolge bis Ende dieses Jahrhunderts schmelzen werden. Dies aber nur dann, wenn die Erderwärmung gemäß dem Pariser Klimaabkommen im Vergleich zur vorindustriellen Zeit um nur 1,5 Grad gestiegen ist. (Sie ist aber schon höher).. Würden diese 1,5 Grad im globalen Durchschnitt erreicht werden, würde die Temperatur in der Gebirgsregion um 2,1 Grad steigen. „Das werde die Versorgung mit Wasser, Lebensmitteln und Energie aus dem Lot bringen. Zudem werde es zu schlimmer Luftverschmutzung sowie einer Zunahme extremer Wetterereignisse führen."

„Eisverlust in Grönland beschleunigt", war eine Zeitungsüberschrift am 23. 4. 2019 (HA).

- „Klimawandel lockt Zecken und Mücken nach Norden", war am 15. 4. 2019 in der Zeitung Bild die Überschrift. **„Forscher schlagen Alarm. – Die Gefahr: Tropen-Krankheiten wie Dengue-Fieber, Leishmaniose oder Chikungunya könnten sich dann auch bei uns ausbreiten."**

Aber es wird nicht überall wärmer. Die Klimaforschung am CEN in Hamburg schreibt seit 1920 die Temperaturdaten auf. Man stellte dort beispielsweise fest: „Europa wird wärmer, die Türkei kühlt sich ab." (12. 6. 17 HA)

- Aber **„Weniger ist mehr"**, nannte DER SPIEGEL im Oktober 2015 sein „Wissen" Exemplar, in dem „Wege aus Überfluss und Überforderung" vorgestellt wurden. Die Kapitel zeigten dann 1. Die „Konzentration aufs Wesentliche" 2. „In der Balance" und 3. „Weniger Konsum, mehr Gewissen" auf.

Am 26. 3. 2019 wurde über die Klimaziele bis 2030 berichtet: „Regierungskommission findet kaum einen gemeinsamen Nenner." (dpa auf T-Online): Man einigte sich auf Ziele wie:

- Bis zu 10 Millionen Elektro-Pkws bis 2030 (die Denkfehler bringen Fachleute im Kapitel 16.)
- Massive Investitionen in den öffentlichen Nahverkehr, die Bahn und die Digitalisierung des Verkehrs (Kapitel 13 – 15 zeigen zu Letzterem die Gefahren dazu auf.)

Strittig war dabei auch ein Tempolimit auf Autobahnen. Der CO_2-Ausstoß sollte geprüft werden.

Ein Hauptkonsumergebnis ist aber auch Plastik, das allein zur Aufgabe des Fischfangs mit weniger Arbeit und mehr Hunger führen kann – und den Erduntergang noch beschleunigt. Plastikverpackungen, die das Mehr einpacken und dadurch auch das Meer füllen und vernichten. – Doch es geht auch anders und Rettung ist vielleicht möglich. Darüber aber dann mehr im nächsten und übernächsten Kapitel.

Kapitel 5:

Meere und Flüsse verschwinden in Plastik

„Räumt endlich die Ozeane auf. Das ist eine Zeitbombe.
Wenn die Plastikstücke zerfallen und die Gifte in die Nah-
rungskette gelangen, wird die Menschheit ein echtes Prob-
lem bekommen."

(Der Niederländer **Boyan Slat** zitiert in DIE ZEIT am 12.
11. 2015.)

Mit Wiedergabe der Berichte über die Plastik-Zeitbombe
beginne ich bereits im Jahre 2014. Aber bis heute hat sich
nicht viel geändert. – Oder erst jetzt änderte sich vielleicht
etwas, denn am 27. November 2018 schrieb das „Hamburger Abendblatt": **„Umweltministerin im Kampf gegen die
Plastikflut."** Am Tag zuvor stellte die Ministerin Svenja
Schulze (SPD) ein Fünf-Punkte-Programm vor, um den
Verbrauch von Kunststoff zu senken. Doch darüber mehr im
nächsten Kapitel. Mit Sicherheit wird Plastik leider trotzdem
mehr, genau wie die Klimaerwärmung.

- **„Bis zu 30 Millionen Tonnen Plastikmüll landen
  nach Auskunft des deutschen Umweltbundesamtes jährlich in den Weltmeeren. Etwa 3,5 bis 5,7
  Millionen Tonnen kommen demnach allein aus
  Europa. – 270 Millionen Tonnen Plastik treiben
  nach Regierungsangaben auf den Weltmeeren –
  allein im Nordpazifik ist die Fläche des Plastikmülls so groß wie Deutschland und Frankreich.**

So die schaurige Meldung im „Hamburger Abendblatt"
(durch dpa) vom 30. 9. 2015 aus Berlin. Einige weitere
Gräuel aus dem Bericht: 3.100 Tonnen Mikroplastik werden
innerhalb der EU in Kosmetikprodukten verarbeitet.

100.000 Tonnen Mikroplastik werden für die Oberflächen von Früchten, Leder-, Möbel-, und Autopflege genutzt. Die geht dann zum Teil in die Kanalisation und von dort in die Flüsse und die Meere. Bei 660 Tierarten sei bekannt, dass Plastik für sie negative Folgen hat. – Für die Menschen dann natürlich auch, wenn sie es durch beispielsweise Fischverzehr aufnehmen. - Die Schiffe entsorgen massenhaft Plastik im Meer. „Gebühren im Hafen führen zu Müll auf See" (J. Meyer-Wellmann 2. 6. 14 HA). „Aus dem Meer breitet sich das sogenannte Mikroplastik über die Nahrungskette und durch die Luft bis zum Menschen aus. Wissenschaftler sind alarmiert. ‚Wir können davon ausgehen, dass Mikroplastik schon überall in der Atmosphäre zu finden ist', sagt der emeritierte Professor Gerd Liebezell von der Carl-von-Ossietzky-Universität in Oldenburg. Der Experte für Chemie und Biologie des Meeres hat mikroskopisch kleine Plastikkugeln bereits in Honig und Regenwasser nachgewiesen." (NDR 12. 5. 2014). Im Meer braucht der Müll lt. Bundesumweltamt nach NDR-Sendung am 3. 6. 14 dann um abgebaut zu werden: Plastiktüte 10-20 Jahre, Plastikflasche, Wegwerfwindel 450 Jahre, Styroporbecher 50 Jahre, etc. –

• **„In Asien werden riesige Mengen Plastik in die Ozeane gespült – und landen auf europäischen Tellern."**

Dies stand am 26. 2. 2017 in der Sonntags-Zeitung „Frankfurter Allgemeine" unter der Haupt-Titel-Überschrift: „Der alte Müll und das Meer." Der Bericht begann dann: „Millionen Tonnen Plastikmüll landen jedes Jahr in den Ozeanen: Verpackungen, Tüten, Becher." Mehr als zwei Drittel des Plastikmülls in den Ozeanen, so war weiter zu lesen, stammen aus Asien – aus China, Indonesien, den Philippinen, Vietnam, Thailand, Sri Lanka. Wirtschaft und Bevölkerung wachsen dort stark – nur die Abfallentsorgung nicht. Es werden Firmen, wie Unilever und Adidas genannt, die eine Wiederverwertung in ihren Produkten planen.

Die Zeitung „Der Tagesspiegel" brachte am 13. 1. 2019 2 Seiten von Claus Vetter über „Unser täglich Müll" Von einem, der auszog auf Plastikverpackungen zu verzichten. Doch darüber mehr im nächsten Kapitel.

- **Zuvor einige Daten über die Plastikmengen, die dort z. T. mit Bebilderung genannt sind: Vom Fluss ins Meer.** Die Hauptverschmutzer in Tonnen jährlich (2016). **Mikroplastik:**

- **Vom Fluss ins Meer. Die Hauptverschmutzer in Tonnen 2016 Mikroplastik:** China, Jangtse 1,47 Mio. Tonnen, Indus 164 Tsd. Tonnen, Ganges 73 Tsd. Tonnen, Nil 85 Tsd. Tonnen, Niger 35 Tsd. Tonnen. Rhein 473 Tonnen (nur).

„1,1 Millionen Vögel und Fische sterben jedes Jahr durch Plastikabfälle und 13.000 Plastik-Partikel treiben auf jedem Quadratkilometer Meeresoberfläche." schrieb die Zeitschrift „FOCUS" im Zusammenhang mit dem Bericht über die Plastikeinsammel-Erfindung des Niederländers Boyan Slat bereits am 9. 7. 2016. Und „DER SPIEGEL" berichtete am 13. 10. 2014 über den Rettungswillen des damals noch 20-Jährigen und „DIE ZEIT" titelte am 12. 11. 2015: „Räumt endlich die Ozeane auf."

Und darin wird Slat zitiert mit: „Das ist eine Zeitbombe. Wenn die Plastikstücke zerfallen und die Gifte in die Nahrungskette gelangen, wird die Menschheit ein echtes Problem bekommen." Da diese Boyan Slat-Erfindung auch eine „Chance auf ein Überleben" bietet – deshalb darüber mehr im Kapitel 19.

- **„Die Meere ersticken im Plastikmüll."**

Überschrieb die neue „KIRCHEN ZEITUNG" am 2. 4. 2017 ihren Problembericht von Andreas Kaiser, der mit dem Vorwort begann: **„Der Müll in den Weltmeeren wiegt**

bald so viel, wie alle Fische zusammen. Plastikstrudel von der Größe von Texas treiben im Pazifik. Nicht nur „The Ocean Cleanup" des Niederländers Slat wird besprochen, sondern auch neue Tatsachen, wie: „11,5 Millionen Tonnen Plastik verbrauchen die Deutschen – jedes Jahr." - Aber auch: „Auch deutsche Firmen arbeiten an Alternativen zu Plastik."

- **„Menschenleer – aber überall Plastik"**

war am 16. 5. 2017 eine Hauptmeldung der ARD-Tagesschau – und am folgenden Tag fast aller Tageszeitungen. Eine unbewohnte Pazifikinsel war trotzdem voll mit Plastik bedeckt.

- **Honig und Trinkwasser durch kleine Plastikkugeln verunreinigt:**

Im NDR Fernsehen berichtete Heike Dittmers am 18. 11. 2013 um 20.15, dass Honig und Trinkwasser teilweise durch mikroskopisch kleine Plastikkugeln verunreinigt sind. „Es besteht der Verdacht, dass diese aus Pflegeprodukten wie Duschgelen, Peelingcremes oder Zahnpasta stammen können. Das sogenannte Mikroplastik gelangt über das Abwasser in die Umwelt und verteilt sich dort. Experimente an Miesmuscheln haben gezeigt, dass die Partikel sich im Gewebe einlagern. Dort bildeten sich anschließend Entzündungen." – Die Plastikteilchen wurden aber, nach dem Bericht, auch in der Luft gefunden. Von dort gelangt es dann auch in Lebensmittel. Selbst im Regenwasser wurden Plastikteilchen entdeckt. Zuletzt hieß es, dass die Hersteller zukünftig möglichst auf den Zusatz von Mikroplastik verzichten wollen. Da sie nicht gezwungen werden, wird auch Mikroplastik noch verarbeitet. Eine Anklage mit Geldforderung wegen Gesundheitsschädigung wäre vielleicht ein Weg zur Änderung.

- **„Wie viel Schutz braucht das Meer?": Vor Plastik.** (4. 6. 14 hi in HA).

61

Am 3. und 4. 6. 2014 diskutierten in Hamburg 400 Experten über dieses Thema: Es braucht mehr Schutz – und die übrige Umwelt braucht es auch. Dazu gleich ein Hinweis: Am 12. 8. 14 lautete die Meldung (lno/HA): Schleswig-Holstein fördert die Kampagne „Fishing for Litter" des Naturschutzbundes Deutschland (Nabu) gegen Plastikmüll im Meer mit rund 26.500 Euro.... Bei der 2011 vom Nabu ins Leben gerufenen Aktion sammeln Fischer den Plastikmüll ein, der in ihren Netzen landet und werfen ihn im Hafen in spezielle Container. Insgesamt beteiligen sich an dem Projekt neun Häfen. – Es gibt allerdings, auch in anderen Ländern, noch mehr Häfen. Ein Anfang? - An der Ostsee lässt Nabu die Plastikabfälle direkt vom Strand sammeln und bittet alle um Vermeidung: Zigarettenkippen, Kronkorken, Einwegbecher und Plastiktüten gehörten nicht ins Meer", erklärte der Nabu-Leiter für Meeresschutz Detloff (dpa in HA 16. 8. 14).

Mitmachen ist angesagt: Kein Plastik etc am Strand oder in die Müllbehälter und Eintreten in einen Naturschutzverband zum Erhalt der Zukunft: www.nabu.de .- oder www.bund.net . – Jennifer Timrott schrieb 2015 das bebilderte Buch „Strandgut aus Plastik und anderer Meeresmüll", erschienen im Wachholz-Verlag. Allein auf der winzig kleinen Nordsee Hallig Hooge fand sie schnell 225 angeschwemmte Plastikdeckel.

Das war 2014. Doch ist es besser geworden? Am 9. 1. 2019 hieß die Überschrift im „Hamburger Abendblatt: **„So schmutzig sind Nord- und Ostsee – 389 Müllteile auf 100 Meter Strand entdeckt, 60 Prozent der untersuchten Vögel hatten Plastikmüll im Magen. EU-Richtlinie nicht erfüllt."** Ob beim Nährstoffeintrag aus den Düngemitteln der Felder, dem Müll oder dem Plastik, die EU-Forderungen wurden nicht erfüllt. „Von den 32 in der Nordsee begutachteten Fischarten waren nur neun in Ordnung....In der Ostsee waren sechs Fischarten okay, zwölf nicht, sechs Arten blieben ohne Bewertung....'Der gute Zustand' wird nicht erreicht." – „Niedersachsens Umweltminister Olaf Lies (SPD), der den Nordseebericht am Dienstag in Hannover vorstellte, sagte zu dieser Bilanz: ‚Unsere Nordsee ist ein einmaliges Ökosystem. Wir wollen die Lebensräume erhalten und schützen.' Er rief die Bürger dazu auf, Plastikmüll zu vermeiden." – Und die Umweltstaatssekretärin Anke Erdmann (Grüne) aus Schleswig Holstein sagte: „Wir alle muten den Meeresökosystemen zu viel zu. Alle Anrainerstaaten gemeinsam müssen große Anstrengungen unternehmen, um die Ziele, die uns die europäische Meeresstrategie-Rahmenrichtlinie vorgibt, zu erreichen." – Soweit der Bericht. Alle sind also gefordert. Doch alle tun zu wenig, um sich ihre Umwelt und die Nahrung aus der Umwelt zu erhalten.

Zusätzlich sind noch Seebestattrungen so beliebt wie noch nie. 20.000 Urnen werden dabei jährlich ins Meer geworfen. Letztlich werden dabei auch einige an den Strand geschwemmt. (10. 1. 2019 HA: Jonas Erlenkämper aus Berlin).

Überall Plastik. Beispielsweise im Süden von Mallorca und Ibiza. Anwohner und Urlauber klagen. Der Plastikmüll kommt vor allem aus Nordafrika und ist das größte Problem an den Stränden. – Wenn dann noch jährlich 3.500 Flüchtlingsleichen hinzukommen! - Zusätzlich verbreitet Plastik im Meer Schadstoffe „Kleinste Kunststoffpartikel belasten die Ozeane, auch in Nord- und Ostsee. An ihnen lagern sich Giftstoffe ab, die von Meerestieren aufgenommen werden." - Und ganz nebenbei: Bisphenol in Kunststoffen soll unfruchtbar machen. (26. 8. 2015 HA) - Die Weichmacher sollen die Menschenknochen so erweichen, dass sich beispielsweise in Hamburg bei einem größeren Prozentsatz mit 12 Jahren die Zähne aus den Kiefern lösen. Am 23. 10 2015 hieß die Umweltmeldung vom „Alfred-Wegener-Institut" (AWI) im „HamburgerAbendblatt": „Plastikabfälle schwimmen bereits auf der Wasseroberfläche der Arktis....

Problematisch sei der treibende Müll insbesondere für Seevögel, die sich von Beute an der Wasseroberfläche ernähren, berichten die Forscher um Melanie Bergmann." - Allerdings hieß es auch zusätzlich:

- **„Herrenlose Geisternetze bedrohen die Bewohner der Weltmeere:**

Was vergessene Landminen für Menschen sind, stellen herrenlose Netze und Reusen für Meerestiere dar. Ob achtlos entsorgt oder bei Sturm verloren – ihren Zweck erfüllen sie schon lange nicht mehr. Und doch sind sie immer noch tödliche Fallen." (Wayne Parry, AP auf feelgreen.de).

Am 25. 11. 2016 hieß es im „Hamburger Abendblatt": „Neue Greenpeace-Untersuchungen zeigen":

- **Kunststoffteilchen in den Meeren und Flüssen sind in unsere Nahrungskette gelangt – angereichert mit hochtoxischen Umweltgiften."**

Greenpeace schöpfte von dem langsam fahrenden Schiff „Beluga II" auf der nördlichen Elbe die Wasseroberfläche mit einem sehr feinmaschigen Netz in einer Auffangkonstruktion, genannt „Manta Trawi", ab. Die Maschengröße betrug dabei entsprechend der wissenschaftlichen Maximalgröße für Mikroplastik nur 0,3 mm. Von einer promovierten Meeresbiologin und ehrenamtlichen Mitarbeitern wurden daraus dann Proben entnommen. Von April bis August 2016 wurde mit dem „Manta Trawi" auf den großen deutschen Kanälen und Flüssen sowie um die Nord- und Westfriesischen Inseln herum nach Mikroplastik gefischt. Die Proben wurden dann im Labor untersucht. Und alle Proben enthielten Mikroplastik. Plastik ist nicht mehr weit weg, sondern auch in Flüssen, Kanälen, Nord- und Ostsee in Deutschland angekommen. Doch was noch schlimmer ist: Die hier gefundenen Proben enthalten noch mehr Mikroplastik als die Proben aus den großen Meeren. Die Mikropartikel, oft kleiner als ein Millimeter, gelangen in die Körper der Meerestiere und von dort dann in die Fisch essenden

Menschen. Die am häufigsten verwendeten Plastikarten Polyethylen (bei Plastiktüten) und Polypropylen (bei Verpackungen) binden erhöht Umweltgifte an sich. Zusätzlich konnte nun 2016 nachgewiesen werden, dass die kleinen Plastikteilchen um das drei- bis vierfache höher belastet sind. Insbesondere Mikroplastik aus Weser- und Elbsedimenten sind erhöht mit Polychlorierten Biphenylen (PCB) belastet. PCB gehört zusammen mit Dioxinen, Furanen und Hexachlorbenzol sowie einigen Pestiziden zum „Dreckigen Dutzend" der Giftstoffe, für die seit Dezember 2000 ein weltweites Herstellungs- und Verwendungsverbot gilt. Dieser Stoff ist krebserregend und kommt aber noch heute in hoher Konzentration in der Umwelt und in lebendem Gewebe vor.

- Am 21. 11. 2018 stand im „Hamburger Abendblatt" (dpa) eine Meldung aus Jakarta: **Toter Wal mit sechs Kilo Plastik im Bach gefunden.** Der tote Wal war an der Küste Indonesiens angespült worden. Das waren dann: 115 Plastikbecher, 25 Plastiktüten und mehr als 1000 weitere Plastikteile, wie der Deutschlandfunk berichtete.

- Am 3. 4. 2019 wurde (HA/dpa) aus Rom berichtet, dass ein Wal mit 22 Kilogramm Plastik im Magen tot vor der Küste der italienischen Urlaubsinsel Sardinien entdeckt wurde. Die WWF teile dazu mit, dass unter anderem Einkaufstaschen, Schnüre, Einwegteller, eine Waschmittelverpackung und Schläuche von Elektroinstallationen gefunden wurden.

- **Plastikflut im Supermarkt** schrieb am 10./11. 9. 2016 Christine Schulze im „Hamburger Abendblatt". Darunter stand zuerst: „Drei Millionen Tonnen Kunststoffverpackungen landen jährlich im Müll. Der Großteil wird verbrannt." (Also nicht recycelt.)

Und dann berichtete sie, dass sich viele Händler öffentlichkeitswirksam von der kostenlosen Plastiktüte verabschiedet hätten. „Doch die Plastikflut im Handel ist damit noch lange nicht gestoppt. Ob bei Obst und Gemüse, frischen Snacks und Süßigkeiten, Drogerieartikeln, Spielzeug oder Unterhaltungselektronik – beim Einkauf kommen die Verbraucher um Kunststoffverpackungen kaum herum." – Das gilt auch für fast alle gekühlten und tiefgekühlten Lebensmittel. Und für den Rest nimmt man eine kostenlose Plastiktüte. Von dem Mehr an Berufstätigen erfolgt sodann ein Mehr an Fertiggerichten. Alles immer in Plastik verpackt.

- **„Vier Stück Müll pro Meter Küste",** (9. 6. 2017 HA) – „Das Umweltbundesamt hat Nord- und Ostsee untersucht – mit Besorgnis erregenden Ergebnissen. – Meeresmüll ist eine Folge unserer heutigen Wegwerfgesellschaft. Und: Im Durchschnitt 389 Müllteile auf 100 Meter Küstenlinie." War darin zu lesen.

- **„Gift in der Elbe – was kommt auf uns zu?"** war dazu die Überschrift in der gleichen Zeitung (HA) nur einen Tag später. Und darunter stand dann als erstes Hauptbeispiel: „Der abgekratzte Lack einer tschechischen Eisenbahnbrücke bringt erhöhte PCB-Konzentrationen." Das waren dann nur rund 100 Kilo – jedoch mit bösen Folgen. Hinzu kam dann noch eine Schiffshavarie mit noch einmal 100 Kilo PCB. - PCB oder Polychlorierte Biphenyle ist zwar seit 2001 weltweit verboten, weil es beim Menschen krebserregend ist, wurde aber zuvor in Lacken, Kunststoffen und Hydrauliköl eingesetzt. Da der Hamburger Hafen und die Elbe für die Schiffe immer ausgebaggert werden müssen, wäre das dann

Sondermüll, der aber immer einfach in die Nordsee gekippt wird. Die Erde verdreckt also immer mehr. Alle müssen also handeln, um den Untergang ihrer Kinder und Enkelkinder vielleicht noch zu verhindern.

„Schlickhaltiges Sediment nimmt im Gegensatz zu sandhaltigem deutlich mehr Schadstoffe auf, was im Umkehrschluss mit einer höheren Belastung des Mikroplastiks einhergeht", wurde in dem Bericht die Professorin Gesine Witt von der Hochschule HAW zitiert. Je länger die Mikroplastikteilchen im Wasser liegen, desto mehr Giftstoffe nehmen sie in sich auf, die dann über Würmer, Muscheln und Fische in die menschliche Nahrungskette gelangen.

An der norwegischen Küste bei Bergen wird beispielsweise so viel Müll angeschwemmt wie an kaum einem anderen Ort der Welt (so die Meldung vom 16. 1. 2019 HA/dpa). So fanden Forscher an den Stränden insgesamt bis zu 1000 Tonnen Plastikabfall.

- „In ersten Feldstudien fanden Wissenschaftler Plastikpartikel in unterschiedlichen Arten von Fischen, Krusten- und Schalentieren – von Thunfischen über Makrelen bis hin zu Garnelen, Austern und Muscheln."

- „Eine Studie mit Fischen aus Nord- und Ostsee – darunter Kabeljau, Flunder und Makrele – wies bei 5,5 Prozent der Tiere Mikroplastik im Verdauungstrakt nach." In Miesmuscheln von der deutschen Nordseeküste sowie in Austern von der französischen Atlantikküste wurde Mikroplastik nachgewiesen. In 63 % der untersuchten Nordseegarnelen wurden Plastikfasern, -granulat und Folienreste gefunden. Und in Fischen aus dem Englischen Kanal wurde bei 30 %

Mikroplastik nachgewiesen. Nach Ansicht der Wissenschaftler darf sich die Politik keine Zeit mehr lassen. Es „sollte unbedingt das Vorsorgeprinzip greifen, um das Risiko für Mensch und Umwelt möglichst gering zu halten", wird die Meeresbiologin Dr. Sandra Schöttner zitiert.

• Der Artikel endete mit Hinweisen wie: **Gegen Mikroplastik in Kosmetikartikeln, Zahnpasta und Schleifmitteln, die täglich ins Abwasser gelangen, „könnte die Bundesregierung schnell und effektiv vorgehen. Aber auch die Verbraucher könnten bereits jetzt eine Menge gegen die zunehmende Plastikvermüllung der Gewässer tun."** Und hier wird dann, wie so oft, der Verzicht auf die Einkaufstüte genannt. Aber das ist einfach zu wenig. Am 17. 10. 2016 brachte das Fernsehen des Norddeutschen Rundfunks die Sendung „Mikroplastik weiter in Kosmetik" Dazu kam gleich der Hinweis, dass im BUND-Mikroplastik-Einkaufsratgeber Produkte verzeichnet sind, deren Inhaltsstoffe einen oder mehrere der Kunststoffe enthalten. Gleichzeitig wurde festgestellt, dass „die Hersteller von Kosmetika und Pflegeprodukten vor zwei Jahren in einer freiwilligen Selbstverpflichtung" erklärt hatten, „zukünftig auf Mikroplastik in ihren Produkten zu verzichten."

Um dies vom Verbraucher kontrollieren zu können, brachte das NDR-Fernsehen schon am 2. 6. 2014 eine Liste der Mikroplastiken oder Inhaltsstoffe mit deren Abkürzungen, die ich kurz wiedergeben möchte: „Polyethylen (PE), Polypropylen (PP), Acrylat (ANM), Ethylen-Vinylacetat (EVA), Polyethylenterephthalat (PET), Polyester (PES), Polyamid (PA), Polyurethan (PUR), Polyamid (PI)."

- **Doch der Verzicht auf Mikroplastik erfolgte nach Recherchen der NDR-Fernseh-Sendung vom 17. 10 2016 bis dahin kaum**, auch deshalb konnte fast Unglaubliches in der Sendung beschrieben werden: „So gelangt das mikroskopische kleine Plastik in die Umwelt, jährlich rund 500 Tonnen allein aus in Deutschland verkauften Kosmetika. Denn die meisten Kläranlagen sind mit den winzigen Partikeln überfordert und können das Plastik nicht filtern. Also landet es in unseren Flüssen und Meeren. Besonders große Mengen wurden von einem Forscher immer in der Nähe größerer Städte einleitend gemessen. Bereits in einer Sendung vom 12. 5. 2014 hieß es bei der gleichen Fernsehstation: „Mikroplastik: Tickende Zeitbombe aus dem Meer." Auf der Veröffentlichung war dazu beispielsweise zu lesen: „Aus dem Meer breitet sich das sogenannte Mikroplastik über die Nahrungskette und durch die Luft bis zum Menschen aus." Dazu wurde der Professor Liebezeit von der Carl-von-Ossietzky-Universität in Oldenburg zitiert, der bereit mikroskopische kleine Plastikkugeln in Honig und Regenwasser nachgewiesen hatte: „Wir können davon ausgehen, dass Mikroplastik schon überall in der Atmosphäre zu finden ist."

Ein Verbot von Mikroplastik, auch in der Kleidung, und der Verzicht auf Verpackungsplastik wären also dringend notwendig. Aber vor allem müsste Plastik zusätzlich auch auf allen Flüssen und Meeren abgefischt werden. Die Methode des Boyan Slat wäre dazu vielleicht eine Möglichkeit Doch müsste gehandelt werden, dringend!

- **Die Sendung über die „tickende Zeitbombe aus dem Meer" definierte auch die Herkunft der Plastikteile, die unter 5 Millimetern groß sind:**
1. Zerfällt der im Meer entsorgte Plastikmüll einschließlich zurückgelassener Fischernetze über Jahrzehnte und Jahrhunderte in Plastikmüll.

2. Verwenden einige Hersteller Plastikkügelchen in Duschgels, Peelings und Zahncremes.

3. Sind viele Textilien, zum Beispiel Fleece-Jacken, aus Kunststoffen –„meist aus recycelten PET-Flaschen. Pro Waschgang lösen sich etwa 2000 Plastikfasern ab, schätzt die Umweltorganisation WWF."

- **„Hersteller bleiben bei Kunststoff in Kosmetik"** **war am 12. 4. 2017 (im Hamburger Abendblatt die Überschrift zu einer neuen „Greenpeace-Studie.** Dazu hieß es: „Viele große Kosmetikhersteller und Drogerien verkaufen ihre Produkte als ‚mikroplastikfrei', setzten aber nach wie vor potenziell umweltschädlich Kunststoffe ein."

Das Hauptproblem ist, dass fast alle Länder die Plastikprobleme nicht als so wichtig ansehen. Selbst Umweltparteien, wie in Deutschland die „Grünen", wollten, zumindest vor wenigen Jahren noch, nach Berichten wohl lieber höhere Steuern auf Vermögen und Erbschaften, um den Ärmeren mehr Geld zu geben, damit sie damit vielleicht auch mehr in Plastik verpackte Waren kaufen können und nicht, um das Plastikproblem zu lösen.

Auf der UN-Meereskonferenz Anfang Juni 2017 sagte UN-Generalsekretär Guterres: „Bereits Mitte des Jahrhunderts könnte es mehr Plastikmüll als Fische in den Ozeanen geben." Aber dann stellte Boyan Slat auf der UN-Konferenz seine Erfindung vor. –Hoffnung? (6. 6. 2017 ARD-Tagesschau.)

Im Artikel der „Süddeutschen" wurden zum Plastikproblem sodann die Aussagen von Nick Mallos von der Umweltgruppe Ocean Conservancy wiedergegeben.

- **Er bemängelte, solange immer mehr Plastik produziert und aus Flüssen, küstennahen Deponien**

und von Schiffen in die Ozeane gelange, wäre das Säuberungssystem „nur ein Pflaster, aber keine Heilung der eigentlichen Krankheit. Zu dieser Heilung wird dann Martin Thiel aus Chile zitiert, man müsse „Politiker und Unternehmer drängen, den ungeheuren Plastikkonsum zu drosseln."

Doch dies wird freiwillig nicht gering geschehen, da Plastikverpackungen ja unglaublich viele Vorteile für die Hersteller und Verbraucher bringen. Aber weniger verbrauchen, wieder einsammeln und möglichst recyceln, werden wohl die einzigen Möglichkeiten zum Erd-Rettungsteil sein. Millionen kaufen allein in Deutschland ihr Trinkwasser in Plastikflaschen ein, weil sie Angst vor Nitraten oder anderen Giftstoffen im Leitungswasser haben. Doch vor dem Plastik haben sie keine Angst. Deshalb müssen Hersteller und Verbraucher weltweit gezwungen werden, kein Plastik mehr zu verwenden – und alles Plastik muss auf Kosten der Steuerzahler oder Hersteller wieder eingesammelt werden. Noch 2 Beispiele der Schädlichkeit:

- **„Wie gefährlich ist Plastikmüll?":** Hierüber berichtete auch die Tagesschau am 22. 2. 2017. Demian von Osten vom WDR schrieb:

„Egal ob man synthetische Fleecekleidung wäscht oder Auto fährt: Es entstehen winzige Plastikteilchen, die ins Wasser gelangen. Eine neue Studie zeigt, dass ein Drittel des Plastikmülls aus solchen winzigen Teilchen stammt."

Am 23. 2. 2016 meldete das „Hamburger Abendblatt" aus Genf dazu: **„Winzige Plastikteilchen aus synthetischer Bekleidung und Autoreifen verschmutzen die Meere nach einer neuen Studie in bislang nicht bekanntem Ausmaß. Die meist nur wenige Millimeter großen Teilchen könnten bis zu einem Drittel des Plastikmülls im Meer ausmachen, berichtet die Weltnaturschutzunion (TUCN).**

Schätzungen zufolge werden jedes Jahr 9,5 Millionen Tonnen Plastik ins Meer gespült. Weil sich die Stoffe in der Nahrungskette ansammeln, könnte dies auch für Menschen gefährlich werden." –

Es ist bereits garantiert gefährlich. Auch deshalb wurde die UNO tätig. Allerdings bei weitem noch nicht ausreichend. – Darüber hieß es bereits am folgenden Tage in der gleichen Zeitung – ganz klein unter „Wissen" vom Tagungsort Denpasar:

- **„Das Umweltprogramm der Vereinten Nationen (UN) hat auf der indonesischen Insel Bali das neue Programm „Kampagne für saubere Meere" zur weltweiten Vermeidung von Plastikmüll vorgestellt"**

Und dann folgten sehr weit gesteckte Ziele – wie: „bis 2022 soll Mikroplastik aus Kosmetikprodukten verschwinden und der verschwenderische Einsatz von Einmalprodukten aus Plastik enden. Zum Start beteiligen sich neun Länder, darunter drei europäische: Norwegen, Frankreich und Belgien." **Und wo blieb Deutschland? - Und warum? . Nur eine Zeit von rund 20 Jahren haben wir nicht mehr.** Ich sage es immer wieder: „Auf Bali kann man nicht mehr im Meer baden, weil es voller Plastik ist. Das ist aber auch bei fast allen großen Flüssen so. Und bald auch bei allen Meeren.

„Deutschland ist Europameister im Produzieren von Plastikmüll! Kein anderes Land auf unserem Kontinent „vermüllt" mit so vielen Verpackungen wie wir. Das ist nicht nur aus Umweltgründen ein Problem – sondern auch gesundheitsgefährdend. Mikroplastik findet sich in den Meeren aber auch auf unseren Äckern und landet in der Nahrungskette – mit bisher unerforschten Folgen für unsere

Gesundheit." Soweit Yvonne Willicks im WDR-Fernsehen am 21. 11. 2018 um 21 Uhr.

In der Sendung Markt brachte der WDR um 20.15 Uhr am 24. 1. 2018 Infos zum Plastikmüll, wie „Nur die Hälfte des Mülls der gelben Tonne (oder dem gelben Sack) wird recycelt." „Die andere Hälfte landet in Müllverbrennungsanlagen." „Aber ein „ neues Gesetz soll die Quote bis 2022 erhöhen" (also noch lange nicht.) „Probleme mit der Qualität des sortierten Mülls" sind dabei genug vorhanden. Bis 2022 sollen Kunststoffverpackungen zu 63 Prozent wiederverwertet werden." Sodann wurde berichtet, dass die Deutschen Europameister im Mülltrennen sind, denn mit Kunststoffabfällen lässt sich auf dem Weltmarkt theoretisch viel Geld verdienen. Aber leider sind viele Kunststoffe aus der gelben Tonne mit unbrauchbarer Pappe oder Papier verbunden. Zu kleine Plastikteile können oft nicht voneinander getrennt werden. - Aber die Hälfte landet trotzdem noch in den Müllverbrennungsanlagen, weil diese sonst nicht ausgelastet sind. **Sodann hieß es, dass das Duale System die Unternehmen der Lebensmittel und Verpackungsbranche zur Rücknahme und Entsorgung verpflichtet.**

Am 5. März 2019 schrieb Hanna Gersmann im „HamburgerAbendblatt": **„Der Kampf gegen Plastikmüll ist zäh. Seit China die Einfuhr von Kunststoffabfällen gestoppt hat, muss Deutschland im Recycling neue Wege gehen."** Und dann war fast Unglaubliches zu lesen: „Während China nun eine eigene Kreislaufwirtschaft aufbaut, ist für Deutschland der größte Exportmarkt für Plastikmüll weggebrochen. Und nun? – Beim Verpackungsmüll sind die Deutschen europaweit Spitze. Im Schnitt kommt mittlerweile jeder Bundesbürger auf 220 Kilo pro Jahr." Glas, Papier und Metall gehen meistens in den Kreislauf – aber Kunststoffe meistens nicht. Und dann werden die Probleme dabei erläutert. Doch die EU-Kommission verlangt, dass bis zum Jahr 2030 sämtliche Kunststoffverpackungen wiederverwertbar sein müssen. Aber „seit 1. Januar ist in Deutschland ein neues Verpackungsgesetz in Kraft, die Recyclingvorgaben sind strikter als zuvor." - Ich darf dazu sagen: In den Läden ist überhaupt nichts von Plastikrecycling zu merken. Aber: „Der Discounter Aldi zum Beispiel will von 2022 an für seine Eigenmarken nur noch vollständig recycelbare Verpackungen verwenden." Und: „Lidl…will ab 2021 …ein eigenes duales System einführen."

Deutschland exportierte Plastikmüll nach China. Und dazu hieß es zu Beginn dieses Kapitels: **Vom Fluss ins Meer. Die Hauptverschmutzer in Tonnen 2016 Mikroplastik: China, Jangtse 1,47 Mio. Tonnen . Deutschland exportierte den Plastikmüll nach China und dort wurde er wohl in den Jangtse geworfen. Von dort ging es ins Meer.**

So viel zur Vermüllung und Gesundheitsschädigung mit Plastik.

Es reicht! Am 15. 3. 2019 hieß die Zeitungsüberschrift (HA): „Hamburger genervt von Zucker und Plastikverpackungen." Und darin ergab eine Umfrage der Behörde für Gesundheit und Verbraucherschutz mit der Verbraucherzentrale: „85 % bemängelten zu viel und unnötige Verpackungen – und 81,2 % den exzessiven Einsatz von Plastik."
Die bei weitem nicht ausreichende Plastikvermeidung folgt. Damit wird aber noch nicht das Plastik sofort aus dem Meer geholt. Und sofort muss alles geschehen. Stattdessen werden die Milliarden für die Digitalisierung der Schulen ausgegeben (siehe Kapitel 13 bis 15).

Kapitel 6:

„Plastikfrei? – Wir sind dabei!"

„Stoppt die unnötige Plastikflut! – SOS aus den Tiefen des Meeres"

(WWF-Kampagne mit bitte um Spenden. – Überall sind WWF-Plakate zu sehen.)

„Plastikfrei? – Wir sind dabei!" – So nannte der Initiator Hartmut Zeine am 1. 3. 2019 seine Auftaktveranstaltung in Wentorf bei Hamburg, dem Sitz der später genannten Firma Superseven, die bei der Veranstaltung auch Ihre neuen Plastik-Alternativen vorstellte. Auf der Veranstaltung sprach u. a. Prof. Dr. med. Rüssmann aus Berlin über die Auswirkungen von Mikroplastik im menschlichen Organismus. Der CDU-Bundestagsabgeordnete Brackmann erläuterte einen 5 Punkte Plan des Bundesumweltministerium: 1. das Vermeiden überflüssiger Produkte und Verpackungen. 2. Die umweltfreundlichere Gestaltung von Verpackungen und anderen Produkten. 3. Die Stärkung von Recycling und das vermehrte Einsetzen von Rezykladen. 4. Die Vermeidung von Kunststoffen in Bioabfällen. 5. Internationales Engagement gegen Meeresmüll und für einen nachhaltigen Umgang mit Kunststoffen.

Und tatsächlich forderte die Bundesumweltministerin Schulze am 11. 3. 2019 bei der Umweltkonferenz der Vereinten Nationen in Nairobi: „Meine langfristige Vision ist eine globale Kreislaufwirtschaft, in der Abfälle als wertvolle Ressourcen immer wieder genutzt werden." Das Ziel sollte sich in einer UN-Plastikkonvention wiederfinden. (HA/dpa 12. 3. 2919).

Doch da ist noch viel zu tun, wenn nach dem Vorkapitel jährlich 1,827 Millionen Tonnen Plastik über die Flüsse ins Mehr geleitet werden. *In 10 Jahren wären es dann mal eben rund 20 Millionen Tonnen.* **Keine Meere, keine Fische – alles in Plastik. Es eilt!!! Tätig werden!**

Die schon zuvor genannte Firma **Superseven GmbH war 2018** in Schleswig-Holstein **Landessieger beim Preis für biologisch abbaubare und kompostierbare Verpackungslösungen.** Die Firma ist auf kreislauffähige Produktentwicklungen spezialisiert. Dazu gehören kompostierbare Verpackungslösungen, die den biologischen Kreislauf schließen – und recycelbare Verpackungen, die technisch kreislauffähig sind.

Der Firmensitz ist bei Hamburg, Obere Bahnstr. 20 in 21465 Wentorf - und in Berlin, Köpenickstr. 39, 10179 Berlin. Email: Info@superseven.eu. Alle Angaben zur Firma und dessen Angebot finden sich auf Websites, wie www.repaq.de (so heißen auch die Verpackungen) und www.very.compostable.com – in Englisch für das Ausland.

Doch nun zur Verminderung des Plastikproblems überall: Deutschland wirkte im Rahmen seiner im Juli 2017 in Hamburg stattfindenden G-20 Präsidentschaft auf die asiatischen Länder bezüglich des Plastik-Problems ein. Die 20 wichtigsten Industrie- und Schwellenländer unterzeichneten dann einen Aktionsplan, der konkrete Schritte enthält, wie die Vermüllung der Ozeane gestoppt werden soll. „**Das Ende der Gratis-Plastiktüte**". Ist nur ein kleiner und nicht ausreichender Anfang. Und über die Leerung der Meere wurde nichts beschlossen. Und die Gratis-Plastiktüte gibt es weiterhin fast überall.

Deutschland muss den Verbrauch wegen einer EU-Richtlinie bis 2025 fast halbieren." – So die Überschriften am 3. 11. 2015 im „Hamburger Abendblatt." Doch reicht dies nicht, und sodann wird international meistens nichts gemacht. Und die Meere werden auch nicht abgefischt. Zur Klimakatastrophe addiert sich die Plastikkatastrophe.

- **Doch vielleicht ändert sich doch noch etwas, denn wie hieß es noch zu Beginn des vorigen Kapitels:** Am 27. November 2018 schrieb das „Hamburger Abendblatt": **„Umweltministerin im Kampf gegen die Plastikflut."**

- Am Tag zuvor (also am 26. 11. 2018, man merke sich das Datum, denn vielleicht geschieht ja wieder nichts) stellte die Ministerin Svenja Schulze (SPD) ein Fünf-Punkte-Papier zur Einsparung von Plastik vor. Denn 103 Kilo Plastikmüll verbrauchten Privatleute in Deutschland 2016 im Schnitt. – Und weiter hieß es am 26. 11.: „Wer nicht gerade in verpackungsfreien Läden einkauft (die es allerdings im Haupt-Lebensmittelhandel – wie bei Aldi, Penny, Netto, Lidl, Rewe, Marktkauf, Famila und Edeka noch kaum gibt), bringt von jedem Einkauf nicht nur Lebensmittel, sondern eine Menge Plastik mit. Das kostet nicht nur bei der Herstellung Ressourcen und Energie, sondern auch bei der Entsorgung. Mehr noch: Plastikmüll verschmutzt die Meere, führt zum qualvollen Tod von Tieren, die den Müll mit Futter verwechseln, und landet als Mikroplastik wieder auf den Tellern."

- **„Umweltministerin Svenja Schulze (SPD) will das jetzt ändern und gemeinsam mit Vertretern des Handels sowie von Umwelt- und Verbraucherverbänden darüber nachdenken, wie unnötige Plastikverpackungen beim Einkauf vermieden werden können.**

- **Es wurde aber noch viel mehr geplant:** Am 27. 11. 2018 hieß es beispielsweise (HA): „So setzt die Umweltministerin stark auf Recycling." Hersteller und Verbraucher sollen möglichst recycelte Produkte verwenden. „Bund, Länder und Gemeinden sollen dabei Vorbild sein und bei öffentlichen Anschaffungen prüfen, wo Produkten aus wiederverwerteten Rostoffen der Vorzug gegeben werden kann gegenüber anderen." - Die Kunststoffindustrie soll sich freiwillig verpflichten, Agrarfolien zurückzunehmen. Das im Mai des Jahres 2018 verabschiedete Verpackungsgesetz tritt 2019 in Kraft. Und darin steht bereits, dass die Recyclingquoten von 2018 noch 36 Prozent auf 63 % bis 2011 steigen sollen. Die Ministerin unterstützt das Verbot von Einweg-Plastik, das die EU durchsetzen will. Sodann sollten möglichst Früchte beim Einkauf in Mehrwegnetzen statt in Plastik getragen werden. Sodann sollen Trinkwasserbrunnen dafür sorgen, dass nicht jeder, der beim Stadtbummel durstig wird, Wasser in der Plastikflasche kaufen muss. Außerdem will das Ministerium über die Vorteile von Leitungswasser aufklären.

- „Wir produzieren in unserer Konsum- und Wegwerfgesellschaft einfach auch zu viel Plastik" erklärte die Ministerin. „Auch wenn wir es gar nicht wollen. Exportieren wir dieses Konsummuster in Schwellen- und Entwicklungsländer." ,Mit 50 Millionen € aus dem Energie- und Klimafonds sollen deshalb Staaten an den zehn Flüssen unterstützt werden, die weltweit am meisten Müll transportieren.' - Die am Anfang des vorigen Kapitels aufgeführt sind.

Von den Umweltverbänden sagte dazu Herr Brandes vom WWF: „Eine hundertprozentige Wiederverwertung von Plastik muss möglich sein." – Und Herr Busch von der Naturschutzorganisation BUND kritisierte, dass der „Plan B" fehle. Für den Fall, dass Selbstverpflichtungen scheitern. Der Entsorgungswirtschaft (BDE) gehen die Pläne auch nicht weit genug.

Am 30. 11. 2018 schrieb ein Leser im „Hamburger Abendblatt: „Plastikmüll: Vorgaben machen." Der Leser fragte, warum die Politiker so mutlos seien, denn freiwillige Verpflichtungen hätten noch nie funktioniert. Deshalb sollten zum Wohle der Bürger rechtlich bindende Vorgaben gemacht werden.

Am Tag zuvor wurde in der gleichen Zeitung über weitere Einzelheiten aus der Initiative der Umweltministerin berichtet:

- **„Der weltweite Kampf gegen die Plastiktüte"** war zuvor schon am 30. 3. 2016 die Hauptüberschrift auf der Wirtschaftsseite des „Hamburger Abendblattes." Und darunter stand: „Nicht nur in Deutschland wird den Tragetaschen aus ökologischen Gründen der Kampf angesagt. Andere Länder greifen sogar viel resoluter durch." Und neben einem Foto mit Plastiktüten stand dann: „ Um die Flut von Plastiktüten einzudämmen, führen europäische Länder Verbote ein oder machen sie kostenpflichtig." – Nur die USA machten fast nichts. Die anderen genannten Hauptprobleme des Plastikmülls werden damit nicht gelöst. – Und beim Einkauf lautet oft die Frage: „Wollen Sie eine Plastiktüteß"

Was sollte jeder verantwortungsvolle Bürger gegen die schädliche Plastikflut tun?

„Der Stille Abschied von der Plastiktüte", war dann am 31. 5. 2017 eine Hauptüberschrift im „HamburgerAbendblatt." „Nach der Einigung mit dem Handel vor einem Jahr ist die umweltschädliche Wegwerftasche auf dem Rückzug" stand darunter. Es ging dabei vor allem, um den Ersatz der Plastiktaschen an der Kasse des Supermarktes..- Man könnte stattdessen ja auch Papier- oder Stofftaschen nehmen, Das mache ich bereits seit einem Jahr. Und trotzdem fällt jeden Tag ein Eimer mit Plastikmüll an. Ob 100 gr. Käse oder

Lachs – jedes bisschen ist in Plastikfolie verpackt.

Umweltgerechter Leben: Kein übliches „Coffee to go":
Aus Berlin berichtete Laura Bethy (HA 3. 9. 15), dass allein in Deutschland jährlich 2,8 Milliarden Becher verbraucht würden. Dafür müssten dann für die Herstellung laut der Deutschen Umwelthilfe (DUH) jährlich 43.000 Bäume, 11.000 Tonnen Kunststoff und 1,5 Milliarden Liter Wasser verbraucht werden. Alternativen sind Becher aus Glas oder Porzellan, die man mitbringt. Große Cafe-Ketten wie Starbucks bieten als Mehrwegsystem an, dass der Kunde seinen Becher mitbringt und dort auffüllen lässt.

Am 17./18. 11. 2018 brachte das „Hamburger Abendblatt" dann einen wohl wirklichen Beginn der Plastikeinsparung in Cafes: „Pfandbecher – hunderte Cafes machen mit", als Hauptüberschrift Darunter stand dann: „Mehrwegsystem Recup" in Hamburg auf dem Vormarsch. Auch die Hochbahn und ‚Dat Backhus' sind jetzt dabei. Rabatt für Kaffeetrinker". Sie erhielten bereits an 250 Stellen **Recup-Pfandbecher**. Es geht also etwas voran mit den Alternativen zum schädlichen Plastik.

Und am 20. 12. 2018 hieß der Leitartikel im „Hamburger Abendblatt: **„Alltag im Wegwerfmodus. Wenn die EU Plastik verbietet, greift sie in unseren Lebensstiel ein. Das ist gut so."** Und dann wurden unglaublich viele Beispiele des täglichen Plastikverbrauchs aufgezählt. Am Schluss schrieb die Korrespondentin Stauber: „Unser Lebensstil ist nicht nur umweltschädlich, sondern auch oberflächlich und teuer. Die Europäische Union zwingt uns nun, mit weniger klarzukommen. Im besten Fall verändert das unser Bewusstsein. Es gab schon schlechtere Ziele."

Während auf den Märkten schon meistens in Papier eingepackt wird, werden die Supermärkte damit zunächst nicht gleich folgen. Es sei denn, sie können sogar mit Plastik-

Alternativen Reklame machen. Der Supermarkt „Netto" macht bereits mit WWF-Reklame. Und auch Lidl und andere Großhändler wollen mehr Plastik-Alternativen einsetzen. „Unser täglich Müll", war am 13. 1. 2019 eine Hauptüberschrift in „Der Tagesspiegel". Claus Vetter schrieb darin vorweg: „ **Ein einschneidendes Erlebnis und viele Irrtümer: Von einem, der auszog, auf Plastikverpackungen zu verzichten.**" Dabei war die Anfangsidee: Eine Woche lang Plastikkäufe zu vermeiden. Und dann konnte man lesen, welche Schwierigkeiten schon dabei auftreten: „Nicht mal eben auf dem Heimweg hastig etwas Eingeschweißtes aus dem Supermarkt ins Körbchen werfen, sondern den Käse an der Biomarkt-Theke in mitgebrachte Glasbehälter legen lassen." Er schrieb: „Wir mögen uns weniger, das Plastik und ich....Joghurtbecher, Pommesbeutel, Käsefolien. Warum kaufe ich etwas, was ich gar nicht haben will? Vieles lässt sich kaum vermeiden, allein im Bad ist alles voll von Plastiktübchen. Ich habe noch nie eine Zahn- oder Klobürste aus Holz besessen, mein Shampoo kommt nicht aus einer Glasflasche und die acht Toilettenpapierrollen werden von Plastikfolie zusammengehalten. – Selbst mein Fahrradhelm ist aus Kunststoff." Und dann berichtet er von jedem Tag der Woche mit der „Ohne-Kunststoff-Wirklichkeit" (OKW) Zweieinhalb (große) Beutel Plastikmüll waren es trotzdem in der Woche.

Viele probierten dies. Deshalb will ich dazu den Versuch des Abendblatt Redakteurs Heiner Schmidt aus der „Himmel & Elbe" – Beilage kurz beschreiben: „Wenn der Verzicht auf Plastik zum Fulltime-Job wird" war seine Überschrift. Und daneben schrieb eine Pastorin „Sieben Tage ohne..." - Das war dann alles aber kaum möglich.

Doch wie ging es Herrn Schmidt, der sich mit einem Foto voller Plastik in den Armen dazu abbilden ließ? Er schrieb unter anderem: „Am Ende der Woche standen zwei wesentliche Erkenntnisse: Als Verbraucher kann man Plastikverpackungen praktisch kaum entgehen....Wer das nicht will, geht von dort (vom Einkauf) mit einem ziemlich leeren (Stoff-)Einkaufsbeutel nach Hause. Denn viele Lebensmittelhändler lehnen es weiterhin ab, Wurst und Frischkäse an der Frischtheke in Transportboxen zu legen, die der Kunde selbst mitgebracht hat...

Die zweite Erkenntnis lautete: Wenn man intensiv sucht, findet sich für viele Dinge des täglichen Bedarfs ...dann doch eine komplett oder wenigstens fast plastikfrei verpackte Alternative. Aber die ist oft teurer und nur mit höherem Zeitaufwand zu beschaffen. Vor und nach der Arbeit ist das für einen Vollzeit-Angestellten kaum möglich." – Es muss also nach Auswegen gesucht werden.

Die Supermärkte können seit kurzem mit biologisch abbaubarem Plastik-ähnlichem Material ebenfalls für die Umwelt tätig werden. Und damit Reklame machen. Zu diesen Alternativen wurde zu Beginn bereits die Firma Superseven genannt.

Es gibt aber neuerdings noch weitere Plastik-Abschaffungs-Firmen, als die zu Beginn genannte Superseven: Am 9. 11. 2018 beschrieb das „Hamburger Abendblatt" „Ein **Bienenwachstuch, das Folie ersetzt.**" Darunter wurde dann beschrieben, dass es sogar schon mehrere Anbieter im Norden Deutschlands gibt.

Lucas Grunhold studierte an der Lüneburger Leuphana-Universität Kulturwissenschaften mit dem Schwerpunkt Nachhaltigkeit. Im Bericht hieß es dazu: „Der stetig wachsende Berg an Plastikmüll in Deutschland ist gerade eine großes Thema. 24,9 Kilo Kunststoffverpackungen sammeln sich laut Umweltbundesamt bei jedem Deutschen im Jahr – nur beim privaten Verbrauch. Nur rund die Hälfte wurde davon recycelt. Herr Grunhold erfand einen Folien-Ersatz aus Wachs, das vor Bakterien schützt und Öl, das vor Pilzen und UV-Strahlung schützt. „Die Tücher sind atmungsaktiv und halten unterschiedliche Lebensmittel frisch.", sagte er dazu. Und ist Gründer der Firma Gala mit den **"Gala Wraps"**

Die Firma **Hellogreen GbR** erfand und stellt bereits ähnliches her. So hieß es: 2018 sind ihre Produkte bereits in über 300 Geschäften in Deutschland erhältlich. Unter de "Website **"bee-goodies.de"** liest man, dass "beeGoodies" "Baumwolltücher, beschichtet mit einer Mischung aus Bienenwachs, Baumharz und Uojoba-Öl, als handgefertigtes Naturprodukt" sind. Auf der Website werden der Bezug und die Händler genannt. In der Schulstr.18, 25469 Hamburg angesiedelt.

Sodann wurde als weitere Firma **"BIO-LUTIONS International AG"** in der Zeitung genannt. In der Dorothenstr. 60, 22301 Hamburg angesiedelt. Sie fordern die Renaturierung der Welt und bieten dazu Produkte zur Verpackung in Naturprodukten an.

Es gibt aber auch noch ganz andere Vermeider von Plastikmüll.

Dazu die Meldung: **"Föhr hat jetzt plastikarme Ferienunterkünfte"**,

hieß am 13./14. 4. 2017 eine Berichts-Überschrift über die bekannte Nordsee-Ferieninsel. Darin wurden 50 Wohnungen ohne Plastik beschrieben. Und am Schluss standen dann

5 Tipps zur Plastikvermeidung

1. Umsteigen von Plastik- auf Mehrwegflaschen aus der Region.
2. Verzicht auf Milch und Saft in Tetrapacks.
3. Plastiktüten vermeiden.
4. Plastikgegenstände im Haushalt durch Glas- oder Edelstahl ersetzen.

5. Auf Duschgels und Badezusätze verzichten.

Weitere Infos unter www.bund.net/themen/meere/mikroplastik. Weiter hieß es unter anderem in dem Bericht der Presse:

- „Allein in die Nordsee werden jährlich 20.000 Tonnen Müll eingetragen. Der größte Teil davon aus Plastik." – Dann können die Fischer bald mit ihrer Arbeit aufhören. Oder – sie sollten dagegen kämpfen. Überall protestieren – siehe auch am Schluss des letzten Kapitels.

- Fast alle Lebensmittel, Süßigkeiten und Kleidungsstücke sind heute in Plastik verpackt. Dies muss - einschließlich der Entsorgung- geändert werden.

- Die Plastik-Vermeidungs-Erfindung: Keine PET-Flaschen mehr.

- Am 19. 4. 2017 stand im „Hamburger Abendblatt": „Londoner Start-up erfindet H2O Blasen – Plastikflaschen sollen damit überflüssig werden. Studenten aus London hatten die H_2O Kügelchen erfunden, die im Vergleich zu PET-Flaschen fünfmal weniger CO_2 und neunmal weniger Energie verbrauchen würden. Außerdem seien die „Oohos" genannten runden Kugeln ohne Umhüllung viel billiger als Plastikflaschen.

Immer mehr Institutionen machen bei der Plastikvermeidung mit:

„Die EU verbannt Einwegprodukte aus Plastik – von 2021 an dürfen keine Wegwerfstrohhalme oder Teller aus Kunststoff mehr verkauft werden. Andere Produkte erhalten auffällige Warnhinweise." Das war die Überschrift am 20. 12. 2018 (HA). Und dann war da noch viel mehr über Plastikverbot oder Plastikreduzierung zu lesen, damit es nicht 2050 mehr Plastik als Fische in den Ozeanen gibt: Auch Plastik-Besteck, Luftballon-Haltestäbchen, Rührstäbchen, Wattestäbchen, aufgeschäumtes Polystyrol, oxo-abbaubares Plastik werden verboten und auf weiteren Produkten müssen auffällige Warnhinweise über die Umweltrisiken und die Entsorgung angebracht werden. Bis 2025 müssen sodann in der EU 90 % aller Plastikartikel gesammelt und recycelt werden. – In Deutschland passiert das meistens bereits jetzt.

Am 4. 1. 2019 (HA) hieß es in Deutschland bereits: „Firmen verzichten auf Einweg-Plastik. – In Kantinen und Kaffeeküchen vieler Unternehmen soll es bald umweltfreundlicher zugehen." Viele Firmen verzichten bereits jetzt auf Plastikbecher: Siemens, Allianz, Sky, Vodafone, Deutsche Telekom und Dr. Oetker werden genannt. Selbst Lebensmittel-Grossisten versuchen bereits den Plastikverbrauch durch Alternativen einzuschränken.

„Schluss mit dem Plastik-Wahn", hieß am 22. 12. 2018 die Hauptüberschrift in der Zeitung „BILD". Dazu wurde aus der Stadt Tübingen mit dem Oberbürgermeister Palmer gemeldet: „Stadt will Extra-Steuer auf Einweg-Verpackungen." Darunter war ein großes Foto vom Juhu Beach in Mumbai (Indien) mit einem großen Strand voller Plastik-Müll. **Die EU-Verbannung ist also bei weitem nicht ausreichend, denn fast nur in Europa macht man sich derzeit Gedanken über die Plastikvermeidung.**

Die Plastikeinspargedanken sind allerdings bei weitem nicht ausreichend, wenn es am 15. 5. 2019 im „Hamburger Abendblatt" hieß: „Obst steckt zu zwei Dritteln in Plastik. Stichrobe der Verbraucherzentralen: Debatte über Müllproblem lässt Handel kalt."

Zu dem Artikel: „Die EU verbannt Einwegprodukte aus Plastik" schrieb die Leserin Hagemann am 21. 12. 2018 im „HamburgerAbendblatt" unter anderem: „Jeder, der jetzt denkt es sei toll, was Deutschland und der Rest der EU da in ihrer ach so tollen Vorreiterrolle mal wieder unternehmen, der irrt gewaltig. Wer jemals in einem Südostasiatischen Land wie etwa Thailand gewesen ist, der weiß, dass hier mit Plastik in einem Umfang um sich geworfen wird, das seinesgleichen sucht. Für jedes noch so kleine Ding bekommt man Plastiktüten, alles auf den Märkten wird in Plastiktüten jeglicher Größe verpackt und sei es auch nur für einen zweiminütigen Gebrauch. Die EU sollte mal ganz dringend über ihren Tellerrand schauen und mit ihren Partnerstaaten im asiatischen Raum verhandeln. Ich fürchte nur, dass man sich dort ganz wenig diesbezüglich sagen lassen wird.

Bei vielen Hauptverschmutzern passiert dann also weiterhin nichts. Sie müssen dazu durch die UNO und die Abhängigkeit von Entwicklungshilfe angehalten werden. Sie werfen Plastik in das Meer. – Außerdem ist es bis 2025 noch lange hin. Der BILD-Titelbericht „Schluss mit dem Plastik-Wahn" zeigte ja dazu auch ein Foto nicht aus Europa, sondern aus Indien. Dort ist es den Hindus eben oft wichtiger, Christen zu verfolgen. Allein 2017 wurden schon 661 Übergriffe registriert. (www.opendoors.de/podcast-indien). Aber auch in vielen anderen Ländern, die ich aufzählen könnte, ist es ähnlich mit dem Plastik-Konsum, aber auch der Christenverfolgung. – Also tun wir etwas dagegen. Beispielsweise Reklame, in solche Länder nicht mehr zu fahren und auch ihnen kein – oder nur teures – Plastik zu liefern.

Glückerweise fängt ja China, wie am Schluss es Vorkapitels genannt, damit an, das Plastikproblem lösen zu wollen, indem es auch zuerst kein Altplastik aus Deutschland mehr aufnimmt. Also: „Plastikfrei" – wir sind noch lange nicht dabei!

Am 10. 5. 2019 unterzeichneten 180 Staaten in Basel ein Abkommen, den Export von Plastikmüll einzudämmen (Tagesschau). Dabei ist die Frage: Wieso wird Plastikmüll exportiert, damit es dann beim Importland vermutlich ins Meer entsorgt wird? – Das ist umweltschädlich.

Die Beseitigung von Plastik aus dem Meer müsste von den Ländern bezahlt werden, die das Plastik entsorgten. Die können dies leicht auf die Hersteller durch Steuern umlegen.

Die im Kapitel 19 zuerst genannten 2 Verbände machen dies bereits mit Spenden. Doch dies reicht nicht.

———————

Kapitel 7:

Umweltgifte, NO₂, Feinstaub und Müll.

„Atomkraft floppt, Erneuerbare sind Top"

(Dr. Franz Alt am 14. 8. 14 im „Hamburger Abendblatt.")

- **„Krebsgefahr für Kinder durch Autoabgase"**

war die Bild-Meldung vom 5. 11. 2015. Dies gilt besonders für Kinder, die in der Nähe von Autobahnen oder Durchfahrtsstraßen wohnen, fanden Schweizer Präventivmediziner. Sie hatten ein erhöhtes Risiko an Leukämie zu erkranken.

- **„300 Millionen Kinder atmen weltweit extrem giftige Luft"**

war die Meldung aus New York einer UNICEF-Studie (1. 11. 16 HA). Sie sind dem 6-fachen der WHO-Höchstgrenze an Luftverschmutzung ausgesetzt. Am gefährdetsten sind dabei die Kinder in Süd- und Südostasien, im Mittleren Osten, in Afrika und der Pazifik-Region.

- **„1400 Tote durch Luftverpestung"** war die Überschrift im „Hamburger Abendblatt" am 9. 6. 207. Das war nur in Hamburg und in einem Jahr. mit seiner rot-grünen Regierung. Schiffs- und Autoabgase vergifteten die Bevölkerung, die allerdings durch ihre Autoliebe daran z. T. selbst Schuld hatte. Die Umweltverbände NABU und BUND protestierten.

- **Die richtigen Fische essen:**

„Die Umweltstiftung WWF schlägt Alarm: Innerhalb von nur 40 Jahren" hätte sich die Anzahl „von Fischen, Seevögeln, Reptilien und Meeressäugern im Schnitt halbiert. Die Bestände von" Makrele oder Thunfisch schrumpften sogar um 74 Prozent. Bei der Vorstellung des aktuellen Meeresberichts „Living Blue Planet Report" am 16. 9. 2015 sagte die Fischereiexpertin des WWF: „Unsere Meere brauchen dringend Erholung, um nicht vor unseren Augen zu kollabieren." Grund ist die Überfischung. Deshalb rät WWF Wildfische nur mit MSC-Siegel zu kaufen. Auf dem Markt sollte der Fischhändler befragt werden. Aal, Hai und Schillerlocken sollten gemieden werden. Wegen eventueller Antibiotika „empfiehlt WWF entweder Fisch aus Bio-Zucht oder auf das ASC-Siegel zu achten, das verantwortungsvolle Zucht kennzeichnet." (dpa aus Berlin in HA 17. 9. 2015)

- **Pestizide aus der Landwirtschaft schädigen oft das Grund- und damit Trinkwasser und verursachen Bienensterben:**

Während das Grund- und das Trinkwasser sich durch Pestizide oft verschlechtern, kommt jetzt das Bienensterben hinzu. Die Baumärkte und Gartencenterketten wollen deshalb den Verkauf der Nionikotinoide einstellen, die als Stoffgruppe zur Schädlingsbekämpfung eingesetzt werden oder wurden. Sie sollen das erhöhte Bienensterben verursachen.(23. 9. 15 HA aus Berlin/lary) „Wenn Bienen nicht mehr für die Bestäubung von Pflanzen sorgen könnten, würde Landwirten die Hälfte ihrer Erträge wegbrechen.

Am 8. 6. 2016 hieß auch die Überschrift (im Hamburger Abendblatt) „Die Biene wird Bundessache – Einflüsse von Mensch und Umwelt setzten den Bienenvölkern zu. Zu ihrem Schutz wurde nun ein Fachinstitut gegründet." Und zwar im Julius Kühn Institut (JKI) in Braunschweig. Dazu schrieben Alina Reichardt und Johannes Kaufmann beispielsweise: „Ein Drittel unserer Lebensmittel werde es ohne die Honigbienen nicht mehr geben." Ihre jährliche Bestäubungsleistung liegt nach Schätzung von Greenpeace weltweit bei etwa 265 Millionen $. Pestizide, Monokulturen, der Klimawandel und Parasiten wie die Varroa Milbe beschleunigen das Bienensterben. Bienengiftige Pestizide sind

2016 auch in Deutschland noch nicht verboten. Dadurch sind allein in Deutschland 40 % aller Wildbienen und Honigbienen bedroht. Ohne Bienen keine Äpfel und Birnen. Und zusätzlich: Jeder dritte Löffel Nahrung, den Menschen essen, ist bienenabhängig. Dies sagte der deutsche Landwirtschaftsminister Christian Schmidt beim Weltbienenkongress. **Eine Lösung: Bio-Nahrung wirkt dagegen, weil es nicht schädlich gedüngt oder gespritzt werden darf.**

Die Schädigung betrifft aber auch die Menschen, denn „nur 8 Prozent der Gewässer (in Deutschland) **in akzeptablen Zustand.“** Dies ging aus einem Bericht des Bundesumweltministeriums an die EU-Kommission hervor. 19 % sind in einem schlechten Zustand und 34 % in einem unbefriedigenden Zustand. (1. 11. 16 HA aus „Passauer Neue Presse“).

Und **„Unser Trinkwasser in Gefahr“** war am 17. 2. 2017 Titel der Dokumentation im Fernsehsender 3 SAT.

„Gifte für die Ewigkeit“ lautete am 7. 6. 2015 die Überschrift im „Hamburger Abendblatt“ Und darunter stand: „In der Kesslergrube am Rhein lagern 15.000 Tonnen gefährlichen Chemiemülls. Obwohl das Gift ins Grundwasser sickert, darf es dort bleiben. So wie die 320.000 Altlasten an anderen Stellen in Deutschland.“ Darunter war als Vorbild eine Skizze zu sehen, wie der Schweizer Pharmakonzern Roche „das Gift der Kesslergrube im Schutz einer luftdichten Halle bergen will. In der unmittelbaren Nachbarschaft begnügt sich der deutsche Chemiekonzern BASF mit einer billigeren Lösung.“

„Miese Geschäfte mit Schrott – Gerade einmal ein Drittel der elektrischen oder elektronischen Geräte wird ordnungsgemäß entsorgt. Der Großteil landet in der Tonne oder bei Verbrecherbanden.“ So lauteten am 31. 8. 2015 die Überschriften in der Zeitung „TAZ“. Und dann war darunter zu lesen, dass allein innerhalb der Europäischen Union (EU) rund 10 Millionen Tonnen Handys, Computer oder Kühlschränke ausrangiert werden. Doch nur 35 Prozent davon werden umweltgerecht nach der Elektro- und Elektronik-Altgeräte-Richtlinie WEFE der EU entsorgt. 30 Prozent der EU-Mitglieder setzen diese Richtlinie allerdings überhaupt nicht um. Vom großen Rest der 35 Prozent richtig entsorgter Geräte, also rund 6,5 Millionen Tonnen, kursierten dann 4,65 Millionen Tonnen Elektroschrott innerhalb der EU, rund 1,5 Millionen Tonnen werden exportiert und der Rest wird ausgeschlachtet und landet auf dem Müll..

„Da der Atommüll aus jedem Kernkraftwerk etwa eine Million Jahre strahlt, ist Atomenergie praktisch unbezahlbar." Und weltweit müssen in den nächsten 15 Jahren über die Hälfte der AKW alters- oder sicherheitsbedingt abgeschaltet werden.", schrieb Dr. Franz Alt am 14. 8. 14 im „Hamburger Abendblatt" in seinen Gastbeitrag „Atomkraft floppt, Erneuerbare sind Top".. Schon zwei Tage später lautete die Überschrift in der gleichen Zeitung: „Sachsen in Angst vor radioaktivem Schutt aus Stade." (dpa in HA). In diesem und im nächsten Jahr sollten je 1000 Tonnen radioaktiver Bauschutt von dem stillgelegten AKW Stade dorthin gefahren und auf einer Deponie eingelagert werden. Doch die Bürger lehnten dies ab. Sie fürchteten um ihre Gesundheit.

Am 18. 8. 2014 hieß es dann in der Zeitschrift „FOCUS": „Als erster kommerzieller Meiler ist das Kernkraftwerk Würgassen vollständig zurückgebaut. Den Anwohnern bleiben 5000 Tonnen strahlender Schutt – vielleicht für immer. Dazu Rückblende von Anfang an: „Die Asse ist Sinnbild des Scheiterns der Endlagersuche", sagte der frühere Präsident des Bundesamtes für Strahlenschutz (BfS), Wolfram König immer von neuem, wenn sich ein neuer Minister damit (etwas) beschäftigte. Ludger Fertmann beschrieb im Hamburger Abendblatt (5. 3. 14) den ersten Besuch der neuen GroKo Bundesministerin für Umwelt, Naturschutz, Reaktorsicherheit und Bau Frau Dr. Barbara Hendricks in dem ersten Atommüllendlager Asse bei Wolfenbüttel in Niedersachsen. Damals war der Atommüll einfach in simplen Stahlfässern im Auftrage der Helmholz-Gesellschaft in das jetzt z. T. wasserdurchflutete ehemalige Salzbergwerk gekippt worden. Die neue Bundesministerin wurde bereits in der Überschrift zu dem genannten Artikel bezüglich der Entsorgung zitiert mit „Dann bin ich nicht mehr im Amt". In der Tagesschau wurde eine Bürgerinitiative am gleichen Abend genannt, die sehr wohl machbare Vorschläge zur schnellen Entsorgung hatte. – Jedoch hört darauf wohl keiner. Wenige Kilometer von der Asse wird stattdessen weiter am Ausbau vom Schacht Konrad als Atommüllendlager gearbeitet. Und wenige Monate zuvor wurde bekannt, dass auch Atommüll aus Deutschland in Süditalien von der Mafia entsorgt wurde und schon jetzt die Kinder daran erkrankten. Am 21. 10. 2015 lauteten die Überschriften im „Hamburger Abendblatt: „Atomfässer 30 Jahre lang verrottet. In Brunsbüttel lagern stark beschädigte Behälter. Radioaktiver Inhalt ist ausgetreten. Hohe Luftfeuchtigkeit als Ursache." Auf der ganzen Erde geht es ähnlich zu. Denken wir nur an Fukushima in Japan.

- **„Die Atommüll-Lüge"** war am 8. 5. 2017 um 20.15 Uhr auf 3Sat die Filmerstausstrahlung eines Films von Thomas Hies und Trieneke Klein: Darin hieß es, dass spätestens 2022 das letzte deutsche Atomkraftwerk vom Netz ginge. Bis dahin seien 29.000 cbm hoch radioaktiver Müll angefallen – und bis heute wisse keiner wohin damit. Der Film zeigt in der Sendung viele Probleme des Endlagers auf.

Aber in Wirklichkeit gibt es sichere und gute Lösungen der langfristigen Lagerung – nachfolgend ein Kurzbericht dazu:

- **Sichere Atommüllendlagerung ist möglich:**

Standortunabhängige Kriterien als Zusammenfassung in Behältern, die völlig strahlungs-, wasser- und wärmedicht sowie bis errechneter Strahlungslosigkeit haltbar sind - und als Transport und Endlager genutzt werden können, war die Idee des Leiters einer Ingenieurs-ARGE (Arbeitsgemeinschaft). Zwei promovierte Bauingenieure hatten – zusammen mit dem Leiter der ARGE, ebenfalls Bauingenieur, die Lösung der Atommüll-Endlagerung erfunden. Diese Behälter, weitgehend aus Spezialbeton, können dann transportiert und auch, z. B. in einer Wüste oder an jedem Punkt, abgelegt und sogar mit Erdreich überdeckt und bepflanzt werden. Der leitende Ingenieur dieser Erfindungs-ARGE hatte über das Thema lange mit dem Leiter des Fachbereichs "Sicherheit nuklearer Entsorgung" des Bundesamtes für Strahlenschutz (BfS), und mit der damals zuständigen Staatssekretärin gesprochen. Doch die meinte, sie müsse sich dringend um die Wahl kümmern.

Die Politik ist zwar für Problemlösungen hauptmaßgebend – aber wird oft nicht tätig. Und die nachfolgende Ministerin meinte sogar, dass sie das Problem nicht mehr lösen könne. In Wirklichkeit wäre auch dies Problem, wie fast alle Probleme, lösbar. Doch auf der gesamten Erde werden weder die Plastikentsorgungen noch die Atommüllentlagerung noch die Klimaerwärmungsumkehr gelöst. Und das folgende Problem ebenfalls nicht:

- **„Umweltgifte bedrohen Millionen"**

war am 22. 10. 2015 eine Hauptüberschrift im „HamburgerAbendblatt" (dpa). Forscher untersuchten die Belastungen in 49 Ländern und stellten verheerende Folgen, besonders durch Blei und Quecksilber, fest. „Im Jahr 2012 seien geschätzte 8 Millionen Menschen in Entwicklungs- und Schwellenländern an den Folgen des Kontakts mit verseuchtem, verunreinigtem Wasser oder kontaminierter Erde gestorben. Im selben Zeitraum starben etwa (nur) eine Million Menschen an Malaria und Tuberkulose." Sodann hieß es, dass etwa 26 Millionen Blei ausgesetzt seien. „In hohen Konzentrationen sind Bleivergiftungen tödlich. Ebenfalls sehr hoch seien die Belastungen durch Quecksilber (wie in Energiesparglühbirnen), sechswertigem Chrom, Radionuklide, Pestizide und Cadmium. ,Der entscheidende Faktor bei der Vermeidung ist das Abfallmanagement', sagte Christiane Schnepel vom Umweltbundesamt." - Allerdings dürften als Vermeidung auch überhaupt keine Energiesparglühbirnen mit Quecksilber produziert werden. Es ist also Mord. „Zu viel Quecksilber in allen deutschen Flüssen" hieß dazu auch die Meldung vom 24. 3. 2016 (ak/HA aus Berlin)."**Die Umweltqualitätsnorm von 20 Mikrogramm Quecksilber je Kilogramm Fisch wird in den großen Flussgebieten Rhein, sowie Elbe und Donau, dauerhaft und flächendeckend um das fünf- bis 15-fache überschritten'"** hieß es in einer Antwort des Bundesumweltministeriums auf eine Parlamentsanfrage. Das Quecksilber soll vor allem durch Kohlekraftwerke entstehen.

Seitenweise könnte man mit den lösbaren Problemen fortfahren: wie Antibiotika Tiere und Menschen verseuchen, wie die Atmosphäre durch Flugzeuge geschädigt wird und, und.

Doch ein Hauptergebnis zeigt sich bereits jetzt durch die: „Nasa Studie: Klimawandel bringt Erde ins Taumeln" (9. 4. 2016 feelgreen.de/AP) „Seit 2002 habe Grönland durchschnittlich mehr als 600 Millionen Pfund Eis pro Jahr verloren", sagte ein Nasa Mitarbeiter und Co-Autor der Studie.

Papst Franziskus wurde in Südkorea am 15. 8. 14 von zigtausenden katholischen Gläubigen begeistert gefeiert. In seiner Predigt geißelte der Pabst die „Verlockungen des Materialismus." Dieser ersticke echte geistige und kulturelle Werte. (dpa in HA 16. 8. 14).

Im Bericht "zur Lage der Welt 2010" der Organisation "WorldWatch" des amerikanischen Umweltinstituts hieß es, dass exzessiver Konsum mit verantwortlich sei für die Zerstörung der Ökosysteme. **Umweltfreundliche Technologien oder staatliche Maßnahmen reichten allein nicht aus, um die Menschheit vor schweren Klima- und Umweltschäden zu schützen. Notwendig sei ein grundlegender Wandel des Konsumverhaltens (KNA in HA 19. 3. 10).**

Ein grundlegender Wandel des Konsumverhaltens würde auch bedeuten, dass alle höheren Gehälter und Pensionen – auch bei den Kirchen - teilweise sogar Hartz-IV - gesenkt werden müssten. Supermärkte, Ferienhotels, Autohersteller und so fort hätten weniger zu tun, müssten entlassen. Die entlassenen Kräfte wären umweltsparend tätig: Plastik einsammeln, Fahrrad und Bahn statt PKW. Die Umwälzungen werden so oder so, entsprechend den vorgenannten Vorhersagen, unglaublich einschneidend sein. Schon heute sind überall Tote, zerstörte Häuser und Überschwemmungen durch Tsunami vorhanden. Aber es wird viel schlimmer, wenn sich nicht alle ändern, wenn nicht nur der Konsum, sondern auch der Geist das Leben bestimmt. Noch entfernen sich aber wohl immer mehr Menschen davon. Konsum und Verbrauch, auch der Energie, werden beispielsweise durch die Digitalisierung der Schulen mit Milliarden noch verschlimmert. Doch davon später mehr.

Am 18. 1. 2019 brachte T-Online/rtr die Meldung: „Die Verkehrskommission der Bundesregierung erwägt für den Klimaschutz höhere Steuern auf Benzin und Diesel, ein Tempolimit auf Autobahnen sowie eine verpflichtende Quote für Elektroautos. Zusammen mit weiteren Instrumenten könnte damit der CO_2-Ausstoß des Verkehrs bis 2030 fast um die Hälfte gesenkt werden, geht aus einem Papier der Kommission "Nationale Plattform Zukunft der Mobilität" hervor, das der Nachrichtenagentur Reuters vorliegt.

Diesel- und Benzinsteuern sollten demnach ab 2023 zunächst um drei Cent und dann jährlich um einen Cent steigen. Im Instrumentenkasten findet sich zudem ein Tempolimit auf Autobahnen von 130 Stundenkilometern sowie eine komplette Ausrichtung der Kfz-Steuer auf den CO_2-Ausstoß für Diesel und Benziner. **Im Gegenzug sollte das Steuerprivileg für Diesel fallen.**"

Doch im Monat darauf wollte 2019 schon keiner mehr etwas vom Tempolimit auf Autobahnen wissen, obwohl bei umliegenden Ländern oft 120 km/Std. gelten. Umweltverbände protestierten vergebens.

Die geliebten Autos bringen leider auch viel Umweltniedergang. Denken wir dabei zunächst an **Stickstoffdioxid (NO_2)**. www.wikipedia.de schreibt dazu u. a.: „Von dem kraftfahrzeugverkehrsbedingten Anteil tragen in der Stadt etwa zu 60 % Diesel-Fahrzeuge bei. Der Grund ist zum einen, dass Dieselautos im Extremfall bis zu zehnmal mehr Stickstoffdioxid ausstoßen als vergleichbare Benziner, zum anderen nutzen die sehr verbrauchsintensiven Fahrzeugklassen Bus und LKW hauptsächlich Diesel. In städtischen oder vorstädtischen Gebieten liegen die Jahresmittelwerte für Stickstoffdioxid im Bereich von etwa 20 bis 30 $\mu g/m^3$, in ländlichen Gebieten um 10 $\mu g/m^3$." Und dann kommt das **EU-Vertragsverletzungsverfahren:**

„Am 17. Mai 2018 hat die Europäische Kommission **Deutschland**, Frankreich und das Vereinigte Königreich vor dem Gerichtshof der Europäischen Union verklagt, weil die Grenzwerte für Stickstoffdioxid in diesen Ländern nicht eingehalten werden. Auch haben laut Kommission diese Mitgliedstaaten keine geeigneten Maßnahmen ergriffen, um die Zeiträume, in denen die Grenzwerte überschritten werden, so kurz wie möglich zu halten. Die Mitgliedstaaten haben "keine überzeugenden, wirksamen und zeitgerechten Maßnahmen vorgeschlagen, um die Verschmutzung *schnellstmöglich* – wie es das EU-Recht vorschreibt – unter die vereinbarten Grenzwerte zu senken." In Deutschland wurden die Grenzwerte in 26 Gebieten überstiegen, besonders betroffen sind die Großstädte Berlin, München, Hamburg, Köln, Stuttgart und Düsseldorf. Die im Jahr 2016 gemeldeten Jahreskonzentrationen beliefen sich z. B. in Stuttgart auf bis zu 82 µg/m³ bei einem Grenzwert von 40 µg/m³.

Am 13. 3. 2019 war dann der „Streit um Abgas-Grenzwerte" (t-online/dpa, TIK) der EU mit dem deutschen Verkehrsminister, der die EU-Grenzwerte wohl für zu hoch hielt. Deshalb erhielt er Ende Februar einen Brief: „Der überwiegende Teil der jüngeren fachlich geprüften wissenschaftlichen Erkenntnisse weise auf negative Gesundheitsfolgen unter anderem von Stickstoffdioxyd (NO_2) hin – selbst wenn die Empfehlungen der Weltgesundheitsorganisation (WHO), auf denen die Grenzwerte beruhen, unterschritten seien."

Mit NO_2 korrelierte Krankheitslast: „In einer epidemiologischen Studie im Auftrag des Umweltbundesamtes wurden für das Jahr 2014 rund 6.000 vorzeitige Todesfälle aufgrund von Herz-Kreislauf-Erkrankungen statistisch ermittelt, die mit NO_2 in Verbindung gebracht wurden. Dies entspricht einem Anteil von ungefähr 1,8 Prozent aller kardiovaskulären Todesfälle in Deutschland. Die Studie begründet so außerdem acht Prozent der bestehenden Diabetes-mellitus-Erkrankungen in Deutschland im Jahr 2014. Dies entspricht etwa 437.000 Krankheitsfällen. Bei bestehenden Asthmaerkrankungen liegt der prozentuale Anteil der Erkrankungen, die auf die Belastung zurückzuführen sind, bei rund 14 Prozent. Dies entspricht etwa 439.000 Krankheitsfällen.[37][38] Die Berechnung der Krankheitslast basiert dabei auf Stickstoffdioxid als Markermolekül für verkehrsnahe Gesundheitsschäden. Das bedeutet nicht, dass Gesundheitsschäden durch Stickstoffdioxid verursacht werden, sondern dass Anwohner in Gegenden mit einer Stickstoffdioxidbelastung unter 40 µg/m³ weniger krank sind." Das sind

882.000 Krankheits- und Todesfälle. **Im Kapitel 16 ist zu lesen, dass das zukünftige Wasserstoffauto und das Gasauto fast nichts an NO₂ abgeben. Zu letzterem gehört auch das Autogas.**

Doch es gibt noch mehr Schlechtes durch den Verkehr: **Ultra-Feinstaub**: Dazu heißt es (ebenfalls auf Wikipedia): Im Unterschied zum gröberen Feinstaub ist der 100-mal kleinere Ultrafeinstaub viel schwieriger nachzuweisen. Seine Auswirkungen auf Umwelt und Gesundheit können aber mitunter gravierender sein. Als wichtigste Quelle für den Ultrafeinstaub gilt nach wie vor der Verkehr, insbesondere in Städten. Die Kleinstteilchen können sogar die Beschaffenheit von Wolken verändern und das Wetter massiv beeinflussen."

Das ist aber wieder noch nicht alles, denn „**Die Schornsteine der Kraftwerke pusten die Teilchen hoch in die Luft.** Und dazu wird Herr Junkermann bei Wikipedia zitiert, denn „nach mehr als 1200 Flugstunden über 15 Jahre hinweg in mehreren Erdteilen hat er mit australischen Forschern nun das Ergebnis seiner Langzeitmessung im US-Fachblatt *Bulletin of the American Meteorological Society* vorgelegt: Die gewichtigste Einzelquelle für die ultrafeinen Partikel seien moderne Kohlekraftwerke." "In der Abgasreinigung sind die Bedingungen für die Partikelneubildung optimal", sagt Junkermann.

„Mitte der 70er-Jahre begannen erste Länder, ihre Kohlekraftwerke mit Filteranlagen auszustatten, um dem sauren Regen entgegenzuwirken. Allerdings gelangten damit auch Unmengen an ultrafeinen Partikeln in die Luft. Einen Anteil daran könnte das Ammoniak haben, das den Abgasen beigefügt wird, um die schädlichen Stickoxide in Wasser und Stickstoff umzuwandeln. Durch das Ammoniak können sich im Abgas Ultrafeinstaubpartikel in hoher Zahl bilden, die über die Schornsteine der Kraftwerke 200 bis 300 Meter in die Luft gelangen und je nach Wetterlage sogar mehrere Hundert Kilometer verfrachtet werden können." So viel über Ultra-Feinstaub.

Doch es kommt auch noch **„Feinstaub aus dem Ofenrohr- Die FDP kritisiert die staatliche Förderung von Heizungsanlagen, die viele Schadstoffe ausstoßen - Belastungen so hoch, wie durch den gesamten Straßenverkehr."** So die HA-Überschrift vom 23./24. 2. 2019. Tim Braune berichtete aus Berlin von Jörg Kachelmanns Gegnern: Holzöfen. Es geht gegen Kamine, Kachelöfen, Pelletöfen und Holzschnitzelöfen. Die rund 440.000 Holzheizungen stießen 2017 über 3.600 Tonnen Feinstaub aus. Gefährlich für die Menschen sind besonders kleine Feinstaubpartikel (PM $_{2,5}$), je kleiner, desto tiefer können sie über die Atemwege in den Körper gelangen, bis in den Blutkreislauf und in das Gehirn. „Wissenschaftler haben nachgewiesen, dass Feinstaubbelastungen für Schleimhautentzündungen bis zum Schlaganfall und Krebs mitverantwortlich sein können. ‚Auch Zusammenhänge zu neurologischen Erkrankungen wie Demenz und Morbus Parkinson werden diskutiert', erklärt das Umweltbundesamt. 2016 waren diese PM$_{2,5}$-Emissionen aus den Holzbefeuerungen der Haushalte mit 17 % fast so groß wie der Feinstaub-Ausstoß aus dem gesamten Straßenverkehr." Die DUH forderte deshalb die Einführung eines Öko-Labels wie der „Blaue Engel" für besonders schadstoffarme Kaminöfen. „Bund, Länder und Kommunen sollten dringend strengere Vorschriften für die Holzfeuerung auf den Weg bringen."

Aber: Die höchsten Feinstaubkonzentrationen werden nach wie vor in Straßennähe gemessen. Vor allem aber deshalb, weil dort gemessen wird.

Die Zeitung „Die Welt" brachte am 8. 4. 2019 ein Interview mit dem Epidemiologen, Mediziner und Direktor der Swiss School of Public Health über gesunde Luft und die Bedeutung des Feinstaubs darin. Zusätzlich zum genannten Betrug mit Dieselmotoren sagte er: „Es war Deutschland, das sich in den letzten Jahrzehnten vehement dafür eingesetzt hat, dass die EU auf keinen Fall die von der WHO empfohlenen Richtwerte für den Feinstaub in die EU-Direktive überträgt, sondern einen zweieinhalb Mal höheren Wert als Grenzwert ansetzt: 25 statt 10 Mikrogramm PM-2,5-Feinstaub pro Kubikmeter." Er nannte es „das Ergebnis von purem Lobbying." Denn „die Richtwerte der WHO-„Air Quality Guideline" sind wissenschaftsbasiert. Die Idee dieser Richtwerte ist, dem Gesundheitsschutz Priorität zu geben." – Also sind beim besonders schädlichen Feinstaub nur 10 Mikrogramm statt 25 (lt. WHO) vorgeschrieben. (Und „das ist eine Groteske", so die Hauptüberschrift zum Bericht. „Für NO_2 wurde hingegen der wissenschaftsbasierte Richtwert in die Direktive übernommen."

Und zuletzt noch der Müll:
Auf 3SAT war am 18. Januar 2019 um 20.15 der Film von Christian Gramstadt „Müll, Mafia und das große Schweigen" über das Geschäft mit dem Müll zu sehen. Und da hieß es dann: „Seit Jahrzehnten operiert die 'Ndrangheta weltweit und erwirtschaftet dabei schätzungsweise mehr als 50 Milliarden Euro jährlich. In Deutschland verzeichnen die Fahnder Stützpunkte aktiver Mafiosi in allen wichtigen Wirtschaftsregionen und meist anscheinend ganz unbehelligt. So antwortete das Bundesinnenministerium auf eine Anfrage der "Grünen" vom Juni 2017 zur Mafiaproblematik unter anderem: "Das Phänomen illegaler Abfallentsorgung, begangen durch Gruppierungen der italienischen Organisierten Kriminalität, ist der Bundesregierung bekannt. In Deutschland wurden diesbezüglich bislang keine Ermittlungen geführt."

Illegaler Müllhandel ist ein Geschäftsfeld mit einer langen Geschichte: Vielen gilt 1989 als eine Art "Geburtsjahr" kalabrischer Giftmüllskandale: Rein zufällig wurden im Ort

Santa Domenica Talo in der Provinz Cosenza 60 Tonnen Krankenhausmüll entdeckt, der illegal in einem Firmenofen verbrannt werden sollten.

Giftmüll im Boden und im Meer:
Ein Jahr später strandete das Schiff "Rosso" nahe dem Küstenort Amantea. Große Teile einer möglicherweise hochgefährlichen Fracht sollen im nahe gelegenen Tal Oliva vergraben worden sein. Analysen dort verzeichneten: toxische Substanzen, Cäsium 137 und eine überdurchschnittliche Rate von Krebskranken und -toten.

Mehr als 100 Schiffe sollen im Mittelmeer mit Giften und radioaktivem Material an Bord versenkt worden sein. In Kalabrien selbst stehen mehr als 600 Müllkippen auf der staatlichen Beobachtungs- und Sanierungsliste. Geschehen ist von Seiten der Behörden dennoch bislang wenig – obwohl Umwelt-Aktivisten seit mehr als 20 Jahren Alarm schlagen und davor warnen, dass Kalabrien zur "Müllkippe Europas" verkommt.

Stattdessen wurden Ermittler kaltgestellt und Prozesse verschleppt. Brisante Akten verschwanden in den Archiven. Einer der Top-Fahnder, Natale de Grazia, starb 1995 völlig unerwartet und unter dubiosen Umständen. Abhörprotokolle von Mafiabossen blieben unbeachtet.

So sagte der 'Ndranghetist Carlo Micò 2011: "Ich habe zehn Liter Nervengas. Das tötet in einer Reichweite von acht Kilometern. Ich habe es an einer Stelle vergraben. Jetzt will ich dort nicht mehr hin. Nervengas! Von einem Sowjet, einem Russen und gefährlichem Händler."

Die neue, unsichtbare Mafia:Klar ist den italienischen Antimafiabehörden, dass toxische und radioaktive Stoffe aus den europäischen Industriezentren stammen. Und klar ist auch, dass die Interessen einer verdeckten Koalition aus kalabrischen Mafiaclans, Geheimlogen, Geheimdienstlern, Politikern und Industriellen bis heute vielfältig und mächtig sind. Die Staatsanwaltschaft geht von einer neuen, einer "unsichtbaren Mafia" aus: Einer kleinen Gruppe von Bossen, die sowohl die Familienclans als auch Politiker kontrollieren und die ganz große Deals einfädeln. In den vergangenen Jahren haben sie deshalb ihre Ermittlungen im Müllbereich intensiviert." Soweit die fast unglaublichen Mitteilungen von 3SAT.

Am 15. 5. 2019 hieß dann die Meldung (HA/dpa): „Abenteurer taucht elf Kilometer – und findet Müll." Er ist mit seinem U-Boot zu einem der tiefsten Punkte der Erde im Pazifik auf den Grund des Marianengrabens getaucht und sah dort Müll, kantiges und wohl auch Plastik.

Aber es gibt auch noch **„Das Pulverfass im Meer. In Ost- und Nordsee liegt eine gewaltige Menge Munition aus dem Zweiten Weltkrieg. Eine Belastung – nicht nur für die Umwelt."** So die Überschrift im „Hamburger Abendblatt" vom 11. 2. 2019 zu dem großen Bericht der Juliane Görsch. Es ist also genug zu tun. Die Gedanken der Parteien gehen allerdings mehr in die Richtung, eventuellen Wählern mehr Geld zu geben, egal ab damit der Untergang gefördert wird.

Der russische Philosoph Alexander Dugin sagte im SPIEGEL-Gespräch (in Nr. 29/2014): „Ich bin oft in Deutschland, und wenn ich mir anschaue, was bei ihnen in den Buchhandlungen angeboten wird, dann hat die deutsche Kultur keine Zukunft mehr. Sie leben in einer degradierenden Zivilisation. Wo ist der große deutsche Geist geblieben? Wo die Höhen der französischen Philosophie? Wo die Tiefe der italienischen Kunst?..." –

Die Deutschen, Europäer, US-Bürger, aber auch alle Bewohner der übrigen Welt, sollten sich, wie schon gesagt, ändern, um die Zukunft überleben zu können.

Damit die Gründe des Zukunftsverbrauchs allen bewusst werden, ist zusätzlich eine Pressefreiheit erforderlich, die beispielsweise in den heutigen Ländern Irak, Syrien oder Afghanistan oder, ...oder...oder wie in der heutigen Türkei sogar eingesperrt werden, damit „Die Chance auf ein Überleben" wieder möglich wird, denn der Umwelterhalt ist „eine Frage von Leben und Tod." Jeder – und auch die Regierungen – müssen dazu beitragen. Und jeder kann dies – auch durch Rindfleischverzicht.

Kapitel 8:
Gesund und Klimaerhalt durch Rindfleischverzicht.

„Nichts wird die Gesundheit der Menschen und die Chance auf ein Überleben auf der Erde so steigern wie der Schritt zur vegetarischen Ernährung."

(Prof. Albert Einstein zitiert in „Vegan" des Dr. med. Henrich.)

Albert Einstein, geboren 1879, veröffentlichter bereits mit 26 Jahren die Annalen der Physik und ging mit seiner Speziellen – und später der Allgemeinen Relativitätstheorie in die Weltgeschichte ein. Zusätzlich erhielt er 1921 für seine Quantentheorie den Nobelpreis für Physik. Wenn er schon vor rund 100 Jahren schrieb, „nichts wird die Gesundheit der Menschen und die Chance auf ein Überleben auf der Erde so steigern, wie der Schritt zur vegetarischen Ernährung", dann zeigt dies auch, wie wenig lernfähig die Menschen sind, und wie sie immer wieder an ihrem eigenen Untergang arbeiten. „Die Chance auf ein Überleben auf der Erde", verband Albert Einstein also schon vor rund 100 Jahren mit weniger Völlerei und der Notwendigkeit auf Fleischkonsum weitgehend zu verzichten.

Hinzu kommt durch neueste Forschungsergebnisse ein Milchverzicht oder H-Milch für viele. Doch darüber mehr im Kapitel 13.

Stattdessen wurde in Europa, den USA und Kanada, aber auch in China, das Übergewicht der Menschen, neben der Umwelt, zu einem Hauptproblem. Und weil das Fleisch, vor allem wegen der beigefügten Gewürze, in der Wurst, im Schinken und vor allem beim Steak so gut schmeckt, hält die Gier alle Fleischfreunde von einem Verzicht oder einer Einschränkung meistens ab. Allein China soll ein Drittel des Fleisches der Weltproduktion verbrauchen.

Die Rindfleischproduktion führt zusätzlich zur Abholzung des das Klima verbessernden Regenwaldes am Amazonas. Am 1. 12. 2016 wurde dazu aus Brasilien im „Hamburger Abendblatt" gemeldet, dass diese Abholzung im vorhergehenden Jahr um 29 Prozent mit einer Fläche von 7989 Quadratkilometern zugenommen hatte, einer Fläche dreimal so groß wie das deutsche Bundesland Saarland. Rindfleisch fast nicht mehr zu essen und nicht zu entwalden sondern aufzuforsten, könnte, wie nachfolgend bewiesen wird, die Erde schon fast retten. Und damit wird dann auch Einsteins Wissen und Vorausschau durch die Wirklichkeit wissenschaftlich bewiesen.

Denn der Regenwald in Brasilien wurde und wird größtenteils für zukünftige Weideflächen für Rinder abgeholzt. „Zwölf Millionen Hektar Tropenwald sind verschwunden. Satellitenbilder zeigen weltweite Abholzung. Brasilien ist trauriger Spitzenreiter." Und das war nur die Tropenwaldabholzung vom Jahr 2018. Im Jahre 2017 waren es 15,81 Millionen und 2016 waren es 16,95 Millionen Hektar. So die Meldung (HA/dpa) vom 26. 4. 2019 nach einem Bericht der Global Forest Watch (GFW), deren Daten wurden durch die Auswertung von Satellitenbildern von der Uni Maryland zusammengetragen.

Am selben Tag, dem 26. 4. 2019, wollte in Brasilien der neue Präsident Bolsonaro bei einer Sondersitzung des Parlaments die Regenwald Schutzgebiete abschaffen. Vor dem Parlament demonstrierten tausende Amazonas-Indianer für ihre Rechte, ihr Land. Stirbt der Regenwald, stirbt der Amazonas, stirbt das Land. Auf den Noch-Schutzgebieten sollten dann hauptsächlich Weiden (für Rinder) entstehen. Den Reportern sagten die Ureinwohner aber auch, dass Europa mit Schuld daran sei, weil es das Rindfleisch abnehmen würde. Die Europäer sollten dies einstellen, sich weigern – und fordern, den Regenwald zu lassen. Sie waren in der Tagesschau zu sehen.

2013 veröffentlichte ein Forscherteam aus den Niederlanden, England, Italien und Deutschland eine Hauptmöglichkeit, die Erderwärmung und damit das Überleben auf der Erde zu ermöglichen: **Durch erheblich verringerte Tierhaltung ließen sich die Treibhausgase in der Luft und die Stickstoffverbindungen durch Dünger im Wasser um etwa 40 Prozent senken. Das Steak von Wiederkäuern, oft aus Südamerika kommend – zuvor auf Weiden von früher abgeholzten Urwäldern grasend, umweltschädigend von dort zu den Verbrauchsländern transportiert, vermindert also für die Kindeskinder „die Chance auf ein Überleben auf der Erde."**

Hierzu möchte ich einflechten, das auf fast jedem Lebensmittel die „gesättigten Fettsäuren" stehen, die bei Rind- und Schweinefleisch, aber nicht bei Geflügel und Fisch, besonders hoch sind und sich an den Aderwänden anlagern, diese dadurch verdünnen und gegen den Durchgang des notwendigen Cholesterins abdichten. Erhöhter Cholesterinspiegel, Diabetes und Bluthochdruck sind meistens die Folge – und das Dickwerden ebenfalls. (Die angelagerten Fettsäuren können zwar mit z. B. „TELCOR Arginin plus" oder nur L-Arginin aus der Apotheke wieder losgelöst werden. Aber dies ist nicht üblich. Und das dadurch oft auch etwas geschädigte Herz könnte durch „Crataegutt" gestärkt werden. Alles Naturheilmittel, die den Ärzten oft noch unbekannt sind). Auch Butter hat, mit rund 50 Prozent, viel mehr „gesättigte Fettsäuren" als Margarine, die mit „BERTOLLI" nur 16 % hat.

Das ist aber noch nicht alles. In der Apotheken Umschau vom 15. 2. 2019 wurde das Ergebnis einer Studie von European Heart Journal veröffentlicht: 113 Männer und Frauen aßen 4 Wochen lang täglich ein Steak oder 2 Hamburger. Das Ergebnis: Der Spiegel von Stoffwechselprodukten, die vermutlich das Herz schädigen, stieg auf das Dreifache an. Nach dem Wechsel auf Geflügel oder Gemüse sanken die Werte schnell wieder.

Weniger Tierverbrauch, und vor allem kein Rindfleisch, wären also nicht nur für die Umwelt, sondern auch für die Gesundheit von großem Vorteil. Allerdings brauchen aufwachsende Kinder auch Fleisch – aber eben kein Rindfleisch. Ebenso brauchen dies werdende Mütter, auch noch später, in der Zeit, wenn sie ihren Kindern Muttermilch geben. Viele Menschen werden gemäß der Einstein-Vorausschau, und weil sie keine Tiere töten wollen, auch Veganer. Dann fehlt ihnen aber meistens Eisen aus dem Fleisch. Arzneimittel, wie z. B. „ferro sanol" können dies ausgleichen.

„Gefahr durch vegane Ernährung. Ein Kinderarzt warnt vor den Folgen für Ungeborene, Hirnschäden drohen", war am 21. 2. 2019 eine wichtige Überschrift im „Hamburger Abendblatt". Unter dem Foto einer schwangeren Frau stand: „Die Ernährung der Mutter beeinflusst die Entwicklung des Kindes." Also werdende Mütter sollten Fleisch essen – und aufwachsende Kinder ebenfalls (aber dann kein Rindfleisch).

Am 4. 1. 2019 hieß dazu die Meldung über eine Studie der Oxford Martin School (HA): „**Weniger Rindfleisch, weniger Tote.**" Ein Umstieg von Rindfleisch auf andere Eiweißquellen könnte die Zahl der ernährungsbedingten Todesfälle um bis zu 5 Prozent senken. **2010 war allein die Rindfleischproduktion nach deren Berechnung für 25 % aller Treibhausemissionen verantwortlich.** Bei der Rindfleischproduktion mit einem Nährwert von 200 Kilokalorien werden Treibhausgase mit der Erwärmungswirkung von 23 Kilogramm Kohlendioxyd freigesetzt. „Bei der Produktion desgleichen Nährwerts von Bohnen, Weizen oder Nüssen sei es dagegen nur 1 Kilo - oder weniger." Bei Tofu, (rund 3 kg), bei Schwein (rund 4 kg) und Huhn (rund 6 kg). Also Schweinefleisch setzt im Gegensatz zu Rindfleisch weniger als 1/4 CO_2 frei. Die für das Rindfleisch abgeholzten Wälder sind bei dieser Berechnung nicht mitgerechnet. – **Ein Rindfleischverbot würde die Umwelt also erheblich verbessern.**

Weil aber in warmen Ländern Schweinefleisch leicht schlecht wird und Schweine dort auch kaum leben können, verbot Mohammed das Essen von Schweinefleisch. Auch deshalb essen Moslems vor allem Rindfleisch. Allerdings wurde dieses Fleisch dann auch aus Deutschland in die Türkei, Jemen, Libanon, Marokko, Algerien, Ägypten, Aserbaidschan, Kirgistan, Tatschikistan, Turkmenistan und Usbekistan exportiert. Das wurde jetzt von deutschen Kreisen (in Schleswig-Holstein beginnend) verboten, weil die Tiere während des Transportes und beim Schächten noch mehr gequält wurden. Tieren wurden vor der Tötung die Augen ausgestochen und Sehnen durchgeschnitten. (HA 16./17. 2. 2019). Halal-Fleisch (dabei werden die Tiere ohne Betäubung mittels Messerschnitt durch die Kehle getötet) ist laut EuGH in Europa erlaubt, darf aber nicht als BIO verkauft werden. Es müsste natürlich auch in Europa verboten werden, da Halal-Fleisch, d. h. Blut gleich heraus, für die warmen muslimischen Länder ohne heutige Kühlung interessant war.

Wenn in vielen reicheren Ländern 2/3 der Männer und die Hälfte der Frauen Übergewicht haben, könnte dies also durch weniger Rindfleischverbrauch leicht gesenkt werden – und der Umweltverbrauch dazu. Die „Grenzen des Wachstums" sind auch hier, wie bei den vielen großen Autos, Kreuzfahrtschiffen, Flugzeugen und dem hohen Konsum überhaupt, sichtbar – die Hauptursache der Umweltverschmutzung und des Niedergangs der Bewohnbarkeit der Erde.

Die bei den genannten Forschungsarbeiten zur Kohlendioxydverringerung federführende Uni-Hohenheim in Baden-Württemberg kooperiert zusätzlich bereits mit der König-Saud-Universität und weiteren wissenschaftlichen Institutionen in Saudi-Arabien. Das Ziel ist zunächst die Bepflanzung von 10.000 Hektar der Wüste mit der Jatropha-Pflanze. Dies kann dann bis zu 250.000 Tonnen des Treibhausgases Kohlendioxyd aus der Atmosphäre binden. Und zusätzlich lässt sich aus der Pflanze Öl pressen. 10.000 Hektar küstennahe Wüstenfläche sagte das saudi-arabische Königshaus bereits zu, auf der Jatropha-Plantagen entstehen sollen. „Gegebenenfalls müssten wir den Pflanzenanbau auf zwei bis drei Jahrzehnte begrenzen und danach die Bewässerung reduzieren", sagte Prof. Dr. Becker. „Das aufgenommene Kohlendioxid bliebe dann in Form von verholzter Biomasse gespeichert."

Hintergrund war eine Machbarkeitsstudie der Atmosphere Protect GmbH. An der Machbarkeitsstudie waren die drei Professoren der Universität Hohenheim - Klaus Becker, Volker Wulfmeyer und Thomas Berger - beteiligt. Die Studie ging auf Initiative der Atmosphere Protect GmbH zurück. Die Atmosphere Protect GmbH ist als Unternehmensberatung im Bereich der CO_2-Sequestrierung und der Wiederbegrünung von Wüsten tätig. Das Unternehmen wurde im Jahr 2008 als Ausgründung der Universität Hohenheim von Prof. Dr. Klaus Becker gegründet. Bei der Universität Hohenheim: Fachgebiet Tierernährung und Weidewirtschaft in den Tropen und Subtropen. Atmosphere-Protect, E-Mail: info@atmosphere-protect.com .

Nicht nur die Wüste und Saudi-Arabien können bei der genannten Bepflanzung CO_2 wieder binden, sondern

auch Wald überall in der Welt. Die Zeitschrift FOCUS 47/2016 stellte dazu den 2016 noch 19-jährigen Felix Finkbeiner aus dem bayerischen Pahl vor, der schon als Viertklässler im Jahre 2007 in einem Schulreferat über den Klimawandel berichtete und anschließend zunächst seine Mitschüler dazu aufrief, in jedem Land der Erde eine Million Bäume zu pflanzen. Daraus ist dann die internationale Bewegung „Plant-for-the-Planet" entstanden, zuerst angetrieben von Kindern und dann unterstützt von den Vereinten Nationen. „14 Milliarden Bäume wurden bisher gepflanzt. Das Ziel ist bis 2020 eine Billion." Können Sie sich das vorstellen? 1.000.000.000.000 Bäume neu gepflanzt!!! (Die Anschrift findet sich im Kapitel 19. Machen Sie mit!).

Die grünen Bäume und das Grün überhaupt bieten (lt. Die Welt vom 8. 4. 2019) noch einen großen weiteren Vorteil: Wissenschaftler der Uni Michigan wiesen nach, dass bereits 20 Minuten Aufenthalt in der grünen Natur den Stresslevel, das Stresshormon Cortisol, senken. **„Am meisten reduzierte sich das Stresshormon, wenn die Teilnehmer 20 bis 30 Minuten sitzend oder gehend im Grünen verbrachten."** Die Teilnehmer sollten während des Versuchs keine sportlichen Übungen machen und Social Media, das Internet, Telefonanrufe, Unterhaltungen und Lesen vermeiden. „Dauerhaft erhöhte Werte werden mit Übergewicht, einer Schwächung des Immunsystems, Depressionen und verschiedenen Krankheiten verbunden."

Grün ist also gut für die Umwelt und den Menschen. Die genannten Bepflanzungen „Plant-for-the-Planet" bringen Kohlendioxyd-Einsparungen, aber gerade deshalb ist es höchst verwerflich, wenn am 7. 12. 2016 die Meldung (im HA) verbreitet wurde, dass ein illegaler Einschlag und Verkauf von Holz im Wert von 152 Milliarden US-Dollar weltweit erfolgen würde.

Es wird sodann, wie schon gesagt, der Urwald in Süd-amerika abgeholzt, um dort auch als Wiederkäuer CO2 erzeugende Rinder zu züchten, die dann mit CO2-Verbrauch in die Industrieländer gebracht werden, die selbst schon überproportional CO2 erzeugen.

Am 18. 3. 2019 hieß dazu die Zeitungsüberschrift (HA/dpa): „Amazonas-Regenwald schrumpft stark." Und dann stand dort: „Im Amazonas kreischen die Kettensägen....Im brasilianischen Amazonasgebiet legte die Abholzung im Januar – dem ersten Monat von Bolsonaros Amtszeit – nach Angaben des Forschungsinstituts Imazon um 54 % im Vergleich zum Vorjahresmonat auf 108 Quadratkilometer zu....Der Richtungswechsel könnte auch den internationalen Klimaschutz in Gefahr bringen, da sich die indigenen Gemeinschaften Brasiliens traditionell als ‚Hüter des Waldes' verstehen." Bei einer Demo 2019 protestierten, wie schon erwähnt, die brasilianischen Hüter des Waldes nicht nur gegen Abholung.

Auch deshalb sollte sich die Fleischesser-Hauptgesellschaft für ihre Gesundheit und Umwelt ändern, oder zumindest den Fleischkonsum verringern und dabei auf das zusätzlich krebsfördernde und unglaublich viel CO2 abgebende Rindfleisch ganz verzichten. Die Letzteren nennt man dann Flexitarier. Veganer lehnen dagegen, anders als die nur Fleisch und Fisch meidenden Vegetarier, selbst Eier und Milch ab. (Weitere Infos zu den Forschungen der Uni Hohenheim unter www.bioeconomy.uni-hohenheim.de)

Die Milch wird allerdings im Kapitel 13 für Kinder als besonders gesundheitsfördernd beschrieben. Für Erwachsene ist sie dagegen unabgekocht oder als Nicht-H.-Milch krankheitsfördernd. Insofern müssten Milchkühe bleiben

„Es gibt einen wachsenden Trend zu vegetarischer und veganer Ernährung, aber nicht mit der letzten Konsequenz", sagte dazu ein Vertreter der Uni Hohenheim. 2915 ernährten sich nur 6 Prozent der deutschen Befragten vegetarisch und nur 2 % vegan. (10. 8. 15 HA). Man kann Einsteins Vorausschau nur immer wiederholen: „Nichts wird die Gesundheit der Menschen und die Chance auf ein Überleben auf der Erde so steigern wie der Schritt zur vegetarischen Ernährung."

Die norwegischen Lachszüchter brachten ganzseitig (in DER SPIEGEL 43/2016) die Information, dass 70 % des Fischfutters für den Lachs unabhängig kontrolliert pflanzlich sei, und **der CO_2-Ausstoß beim Lachs 2,9 kg, beim Schwein 5,9 kg und beim Rind 30 kg beträgt. Also fünf Mal so viel wie beim Schwein und zehn Mal so viel wie beim Fisch.** Der genannte Lachs wird in Norwegen, abgeschirmt vom Plastikmüll, gezüchtet. Auch Fische sind eigentlich sehr gesund und dem vegetarischen Verzehr wegen ihrer gesunden Omega3-Fette sogar oft überlegen – nur fallen die Meeres- und Flussfische durch die Vermüllung mit Plastik bald weg, wenn die Meere nicht von Plastik gereinigt werden und kein Plastik mehr weiter in die Meere entsorgt wird. Die Möglichkeit einer Plastikreinigung der Meere wurde schon angesprochen.

Norwegen denkt eben an den Umwelterhalt. Deshalb wurde die dortige Stadt Oslo Anfang 2019 zur klimafreundlichsten Stadt ernannt. Die PKW fahren zum großen Teil elektrisch. Energie wird nur umweltfreundlich verbraucht.

Der Kommentar einer Regionalausgabe des Hamburger Abendblattes vom 23. 10. 2015 hieß: **„Das Klima geht uns alle an." Und dann wurde kurz der klimaverändernde Konsumspaß angesprochen, wie der Wochenendausflug nach London, im Sommer mal eben eine Kreuzfahrt,**

Rotwein aus Chile, Steak aus Argentinien. Bei jedem Kilometer der benutzten Flugzeuge, Schiffe, Lastwagen wird dann Kohlendioxyd (oder auch Kohlenstoffdioxid genannt) freigesetzt. „Das Gas trägt zur globalen Erwärmung bei, hält sich mehr als 100 Jahre in der Atmosphäre. Und tagtäglich wird es mehr." Das Ergebnis ist dann der letzte Absatz des Kommentars: „Unser Verhalten hat aber in jedem Fall seinen Preis. Die Frage ist nur, wer ihn zahlt. Wir, oder in ein paar Jahrzehnten diejenigen, denen wir die Lebensgrundlagen genommen haben. Jeder einzelne von uns muss endlich Verantwortung übernehmen. Jeder."

„Jeder einzelne von uns muss endlich Verantwortung übernehmen." Das Steak aus Argentinien trägt, wie beschrieben, zusätzlich zur Rinderausatmungs- und Transport-Kohlendioxydabgabe, oft auch zur Weidenerweiterung mit gleichzeitiger Abholzung des Regenwaldes bei. Hinzu kommen die Rinder, Ziegen und Schweine in der übrigen Welt, die alle auch– wie von der Uni Hohenheim zu lesen war – zu einem hohen Prozentsatz für die Kohlendioxydabgabe verantwortlich sind. Da, wie gesagt, rund zweidrittel der Männer und die Hälfte der Frauen in Europa, den USA und vielen anderen Gebieten übergewichtig sind, könnten sie durch Fleischverzicht ihre Gesundheit, das Klima und die Kinder schonen.

Zur Gesundheit warnte beispielsweise die WHO Ende Oktober 2015 vor Krebsgefahr durch Wurst und Schinken, überhaupt vor Fleischverzehr, weil es Darmkrebs begünstigen soll.(AFP, t-online 26. 10. 2015) Auch dies bedeutet, dass weniger oft mehr ist.

Und noch einmal: „Universitätskrankenhaus (UKE):– „Vortrag (von Prof. Lohse", Direktor der I. Medizinischen Klinik am UKE im HA am 28. 1. 2019): „Ballaststoffe sind besonders wichtig **So ernähren Sie sich gesund.** für eine ausgewogene Kost. Auf XXL-Portionen verzichten." Und warum? „Wer schon mal übergewichtig war, nimmt schneller wieder zu." Sodann die weiteren Empfehlungen des Fachmanns: ‚Weniger Kalorien!' Übergewicht sei ein großes Problem in vielen Gesellschaften. ‚So dick war die Menschheit noch nie.' – Auch ‚Süßstoffe machen eher dick als Zucker.'

Die Darmflora günstig beeinflussen dagegen Ballaststoffe, die überwiegend in pflanzlichen Lebensmitteln vorkommen – mit geringerem Risiko für Diabetes, Darmkrebs und Herzinfarkt. Bei Getreideprodukten Vollkorn wählen, daneben reichlich Gemüse – und viele Ballaststoffe sind in Hülsenfrüchten, Möhren, Paprika, roten Beten und Möhren. Auch Obst ist gut, (ein Engländer nannte mir dazu den Spruch: „An apple a day keeps doctors away.") Aber Gurken und Tomaten enthalten viel Wasser und weniger Ballaststoffe. **Milch mit normalem Fettgehalt fördere eher die Gesundheit.**" Dies meinte der Professor noch Anfang 2019. Im Kapitel 13 steht dazu aber eine wichtige Einschränkung: Erwachsene sollten sie dort durch H-Milch ersetzen, denn am 9. 4. 2019 brachte die Zeitung „DIE WELT": **„Milch ist ein hochbrisanter Cocktail."** Doch darüber dann im Kapitel 13 mehr.

Zur gesunden Ernährung nannte die Gesellschaft für Ernährung (DGE) 10 Regeln (5. 4. 2019 HA): 1. Vielseitig ernähren. 2. 5 Portionen Obst und Gemüse am Tag. 3. Vollkorn bei Getreideprodukten. 4. Milchprodukte (also nur die zuvor genannten) täglich, Fisch bis zweimal, Fleisch maximal 600 gr. Pro Woche (m. E. Fleisch viel zu viel, und Fisch müsste mindestens heißen). 5. Auf gesunde Fette, wie Rapsöl setzen (m. E. Rapsöl zum Braten, sonst Olivenöl). 6. Zuckergesüßtes und viel Salz vermeiden. 7. 1,5 Ltr. Am Tag trinken, am besten Wasser. 8. Lebensmittel nicht zu dunkel braten oder frittieren, mit wenig Fett und Wasser Kochen (m. E.: Suppe braucht Wasser). 9. Genießen statt schlingern. – und 10.

Viel bewegen

Doch damit noch nicht genug über die Probleme, auch über das CO_2 Problem, denn „aus Dreck wird Geld", war in DER SPIEGEL 49/2016 die Überschrift zu Milliardeneinnahmen der Industrie durch den Verkauf von Verschmutzungsrechten. Weil die CO_2-Abgabe bis 2030 um rund 40 Prozent verringert werden soll, sollen für diese Abgabe in der EU finanzielle Emissions-Abgaben geleistet werden. Doch der energieintensiven Großindustrie, wie Stahl und Zement, wurden dabei Sonderrechte eingeräumt, die ihnen in der EU in den vergangenen Jahren 25 Milliarden einsparten. Dies errechnete zumindest die Nichtregierungsorganisation Carbon Market Watch (CMW). Die allerdings, wie der Name sagt, für die Vermarktung des neuen Baustoffes Carbon eintritt, der dem Beton in der Tragfähigkeit weit überlegen ist. Er wurde von Ingenieuren aus Dresden erfunden und schreibt die Geschichte des Baubetons neu. Der neue Baustoff ist viermal leichter und sechsmal tragfähiger als Stahlbeton und rostet auch nicht.

Die genannten Klimaziele sind Experten zufolge kaum noch zu erreichen. Änderungen des Handelns wären also erforderlich, die allerdings auch Preiserhöhungen brächten, die Konkurrenten außerhalb Europas nicht hätten. Alle müssen eben international gemeinsam handeln. Aber es gibt immer Problemlösungen, denken wir nur an die Verminderung des Fleischkonsums, die aber auch durchgeführt werden müssen.

Vor den nächsten Problemlösungsmöglichkeiten zunächst noch Hilfe zur CO_2-Problemlosung: DER SPIEGEL Nr. 24/2016 berichtete von einem Pilotprojekt aus Island bei dem tonnenweise das Treibhausgas Kohlendioxid zu Stein verwandelt wird. **Beim dortigen Geothermiekraftwerk Hellisheidi wird das CO_2 mit Wasser vermischt in das poröse Basaltgestein des Untergrunds gepumpt.** „Das CO_2 verfestigt sich zu einem weißlichen, kalkigen Mineral. Schon nach zwei Jahren" waren 95 Prozent de Gases zu Stein geworden. 5000 Tonnen CO_2 werden schon jetzt entsorgt und dies soll sich noch verdoppeln.

Der Kohlendioxyd abgebende Energieverbrauch entfällt im industriereichen Deutschland ungefähr zu je einem Viertel auf die Industrie, das Gewerbe, den Verkehr und die Haushalte. Gegen den Heizungsverbrauch wurde eine Energieeinsparverordnung erlassen, beim Verkehr wurden Autogase nicht besteuert und Elektroautos gefördert. Tesla heißt der damit anfangende PKW-Name, nach dem Erfinder einer sogenannten „Freien Energiemaschine", Nikola Tesla. Man könnte damit sogar Strom einfangen, so wird zumindest geschrieben. Ab 2020 bringen weitere Autohersteller Elektroautos auf den Markt. – Und für LKW werden für neue Elektromotoren auf der nördlichen A1 z. T. schon Masten mit Kabeln gebaut. Aber **„Wasserstoff- und Gas- statt E-Mobilität"** gemäß Kapitel 16 ist wohl erheblich besser für die Zukunft.

Weil die Sonneneinstrahlung zumindest eine Grundlage der Erd-Klimaerwärmung ist, würden weiße oder zumindest helle Kraftfahrzeuge, Häuser, Straßen und Pflasterungen die Erwärmung verringern. Im Sommer können dadurch zusätzlich die Kfz- und Hauskühlungen verringert werden.

Genutzt wird die Sonneneinstrahlung zur Verminderung der Klimaerwärmung zur Solarstromerstellung. Am 7. 12. 2016 wurde dazu (im HA) von der niederländischen Universität Utrecht gemeldet, dass die Solarindustrie bis spätestens 2018 mehr Treibhausgase eingespart hat als sie durch Entwicklung und Produktion verursacht hat. Dies liegt auch daran, dass die Entwicklung und Herstellung von Solarzellen und ihrer Zubehörteile energieintensiv ist und größere Mengen Treibhausgas freisetzt. Aber durch ständige Verbesserungen in der Produktion erreichen polykristalline Solarzellen schon nach 10 bis 11 Monaten den Punkt, an dem sie so viel Energie produziert haben, wie sie bei der Herstellung verbraucht haben. Bei monokristallinen Solarzellen ist dies nach 1 bis 1,2 Jahren der Fall. Dabei wurde die Lebensdauer der Solaranlagen auf 30 Jahre ausgelegt. Also rund 29 Jahre Klimaverbesserung. Auch deshalb sollten nur Solaranlagen mit langer Lebensdauer gefragt sein.

Doch nicht nur die zu verringernde Klimaerwärmung ist lebensschädlich, sondern auch Gifte, Plastik und vieles mehr. Im Zeitungsartikel **„Überdosis Gülle – Brüssel verklagt Deutschland wegen zu hoher Nitratbelastung durch Dünger"** (Hamburger Abendblatt 8. 11. 2016) wurde ein anderes Problem beschrieben, das wenige Tage später in der gleichen Zeitung ergänzt wurde durch: **„Gift im Grundwasser – und was nun?"** (HA 17. 11. 16) **Darin hieß es, dass der Verein VSR Gewässerschutz bedenkliche Nitratwerte im Grundwasser festgestellt hatte.** Dies wurde dann zwar vom zuständigen Gesundheitsamt dementiert. Doch stimmte das? - Die hohen giftigen Nitratwerte entstehen allgemein durch die Felderdüngung mit Gülle aus der Tierhaltung in landwirtschaftlichen Gebieten.

Dazu schrieb dann am 19./20. 11. 2016 ein Leser: „Es wäre realistischer, den Tierbestand sehr stark zu verringern und zu regulieren. Eine begrenzte Anzahl von Tieren auf einem Hektar Bodenfläche verringert die schädliche Gülle und belastet das Grundwasser nicht mehr so stark. Es bedeutet natürlich höhere Preise für Fleisch. Aber dann wird vielleicht auch weniger Fleisch gegessen (ich bin kein Vegetarier). Nicht der Kunde verlangt in den Geschäften billiges Fleisch, sondern Erzeuger und Handel bieten es aus Konkurrenzgründen immer billiger an. Nur durch eine Verringerung des Tierbestandes kann der Nitratbelastung Einhalt geboten werden." –

Eine andere Lösung kam zunächst von der Behördenchefin Krautsberger des deutschen Bundesumweltamtes: Der Mehrwertsteuersatz sollte von den ermäßigten 7 auf die üblichen 19 Prozent für Milch und Fleisch steigen. Sie sagte, die Produktion von einem Kilo Rindfleisch verursache bis zu 28 Kilo Treibhausgase. Aber alle Minister, selbst die Umweltministerin, waren dagegen (6. 1. 2017 HA). Die Lieblingsnahrung könnte ja vielleicht Wähler kosten. Obwohl man ja eine Milchmehrwertsteuererhöhung an die armen Milchbauern geben könnte, denn Milch ist ein Grundnahrungsmittel für Kinder. Es wäre auch möglich, die MWSt nur für Rindfleisch außerhalb Europas mit dann langen Transportwegen zu erhöhen.

Der deutschen Umweltorganisation BUND Vorsitzende Weiger schrieb dazu 2016 (lt. BUND-Umweltbrief): **„Die intensive Tierhaltung verursacht viel zu viel Gülle. Das Ergebnis: Die Belastung der Gewässer mit Nitrat ist seit langem exorbitant hoch. Im Grundwasser liegen die Nitratwerte bei der Hälfte der Messstellen nahe oder sogar über dem zulässigen Schwellenwert von 50 Mg. pro Liter für Trinkwasser."** Und dann werden zusätzlich Vorschläge zur Abstellung und Verringerung der zu hohen und die Bevölkerung vergiftenden Nitratwerte gemacht.

Um bei den zu vermindernden Schadstoffen in der Landwirtschaft zu bleiben: Beim Hopfenanbau für Bier wird, wie auch teilweise bei anderen Pflanzen, zur Unkrautvertilgung das giftige Glyphosat gespritzt. Der Grenzwert für Trinkwasser beträgt dann 0,1 Mikrogramm pro Liter. Bei den vom Umweltinstitut München 2016 überprüften Bieren hatten aber die 5 besten Sorten noch rund den fünffachen und die anderen Biere rund den 30 bis 300-fachen Gehalt.

Von info@campact.de, einem Verein, der Bürgerbewegungen und Petitionen zu gegen die Menschen Schädigendes organisiert, kam am 1. 12. 2016 die Mitteilung: „Das Pestizid Glyphosat birgt Krebsgefahr für den Menschen – doch der Agrar-Riese Monsanto und sogar zuständige Behörden verharmlosen das Risiko." - Dagegen sollte eine Europäische Bürgerinitiative in 28 Ländern gegründet werden. 2017 sollte es losgehen – mit den Forderungen: „Das Zulassungsverfahren für Pestizide muss reformiert werden – und: Es müssen verbindliche Reduktionsziele für Pestizide festgelegt werden." In den USA wurde Monsanto verklagt, verlor – und damit auch der beteiligte deutsche Bayer-Konzern.

Der Campact-Autor beschrieb dann, dass er sich von der Behörde den mehr als 4000 Seiten langen Risikobericht besorgte. Er konnte es kaum glauben, denn der größte Teil des Textes war, so war zu lesen, vom Hauptersteller direkt übernommen worden. Selbst das Bundesamt für Risikobewertung und später die Europäische Behörde für Risikobewertung hatten „die Konzernvorlage weitgehend direkt übernommen. Der Autor schrieb, dass er fassungslos war, denn „unabhängige Studien, die eine Krebsgefahr bei Mensch und Tier belegen, wurden einfach als ,nicht relevant' abgetan. ...'- trotz der dringenden Warnung durch die Krebsforscher der Weltgesundheitsorganisation (WHO)."

Kapitel 9:
„Selbst denken", statt Konsum-Denken

„Kieler Forscher warnt vor den Folgen der Digitalisierung."

(Ökonom Dennis Snower, Präsident des Kieler Instituts für Weltwirtschaft am 15. 1. 2019 (HA/dpa).)

- **„Selbst denken" ist bei jedem angesagt, um die Erde noch etwas zu erhalten.**

Im Kapitel 3 wurde dazu der Autor Professor Dr. Harald Welzer zitiert. Er ist Direktor der Stiftung FUTURZWEI: Wir haben eine Wirtschaft und eine daran gekoppelte Gesellschaft, die in keiner Hinsicht nachhaltig ist, weil sie prinzipiell darauf basiert, dass man aus immer mehr Ressourcen immer mehr herausholt, damit noch mehr Konsum möglich ist."

Dieses „selbst denken" hört aber auf, wenn immer mehr glauben, dass eine schöne neue Welt angesagt ist, wenn alle, auch schon die Kinder, auf ihrem Smartphone oder Labtop spielen. Zusätzlich vermindert auch dies – wegen der von Dr. med. Bergmann zusammengestellte Strahlungsschädlichkeit - die Lebenserwartung. Ich hatte diese Zusammenstellung meinem E-Book über „Mobilfunk und W-LAN" hinzugefügt. Hinzu sollen die 5G-Sender für noch mehr Mobilfunk kommen. Alles natürlich Energieverbrauchend und CO_2 erhöhend. Siehe hierzu auch Kapitel 13-15: „Krank werdend in die Zukunft. Warum?" Nein – nötig ist dies nicht. Aber auch alle Kriege mit Millionen Toten begannen ja durch das Fehldenken es richtig zu machen.

Zusätzlich wollen Bildungspolitiker nun die digitale Umwelt auch in den Schulen einführen, obwohl über 30 Professoren aus dem Bildungsbereich dagegen eine Protestnote schrieben, die Ende 2016 auch als Petition an den Bundestag gerichtet wurde Ich habe diese Protestnote noch zusätzlich am Tag vor der Zusammenkunft im November 2016 der Bildungsminister der deutschen Bundesländer per E-Mail an die sitzungsleitende Senatorin aus Bremen gesandt. Am 6. 12. 2016 hieß es beispielhaft in Hamburg im „Abendblatt": „Mit Laptops im Unterricht lernen. – An 30 Hamburger Grundschulen erfahren schon Drittklässler, was Medienkompetenz ist." – Ein Schüler der 4. Klasse wurde zitiert mit: „Mit Papier und Stift zu arbeiten ist doch langweilig." Lieber fuhr er mit der Maus über den Bildschirm. Die Kinder lernten zu spielen, zu mailen, Facebook etc. – nur Rechnen und Deutsch lernten sie in dieser Zeit wohl nicht. In der gleichen Woche hieß vielleicht auch deshalb die Überschrift in DER SPIEGEL (49): „Das Bundeskriminalamt kann Stellen nicht besetzen. Bewerber fallen beim Deutschtest durch." Alle Jugendlichen werden möglicherweise über den digitalen Konsum vom eigenen Denken abgehalten, sollen nicht mehr merken, wie die Welt nach Einsteins Vorhersage auch durch sie selbst zum Untergang gebracht wird.

Die Ergebnisse der Ablenkungsdigitalisierung sind schon immer öfter in der Presse zu lesen: So stand am 28. 11. 2016 in einer Regionalausgabe des Hamburger Abendblattes, dass sich die Zahl der Schulschwänzer in dem genannten Landkreis innerhalb eines Jahres verdoppelte. „Abtauchen in Parallelwelt aus TV und PC ist eine Ursache" stand darin. - Ein Zugunglück mit 12 Toten am 9. Februar 2016 zeigte ein anderes Ergebnis: Der Fahrdienstleiter passte nicht auf, weil er auf seinem Smartphone spielte. (DER SPIEGEL 46 2016). So ähnlich soll oder kann es vielleicht überall werden. Ja sogar der US-Wahlkampf 2016 soll durch digitale Unsinn-News beeinflusst worden sein, wenn es am 28. 12.

2016 im „Hamburger Abendblatt hieß: „ In Veles (Mazedonien) entstehen Webseiten mit sogenannten Fake-News." Dazu wurde ein Verfasser befragt: „Was war deine beste Fake-News" – Die Antwort: „Hillary ist eine Lesbe', das brachte mir rund 3000 Euro."

Auf dem Smartphone sieht oder liest man meistens auch nichts über Plastik- und Umweltverschmutzung oder über die schädliche Strahlung durch Mobilfunk und W-Lan, weil dies ja nicht verkauft werden kann - oder Verkäufe und Anzeigen sogar schädigt. Mobilfunk und W-Lan sind stattdessen zu einem Hauptgeschäft ähnlich Alkohol und Drogen geworden. Der Raum des Selbst-Denkens und –Handelns wird dadurch immer beschränkter – und zwar gerade deshalb, weil die Benutzer – auch der „Sozialen Medien" – oft das Gegenteil glauben. Weil nur die einen selbst interessierenden Informationen angewählt werden, werden die Linken immer linker, die Rechten immer rechter und die Demokratie wird mit gegenseitigem Lernen und Verstehen immer weniger.

Am 15. 1. 2019 hieß die Überschrift (HA/dpa): „Kieler Forscher warnt vor den Folgen der Digitalisierung." Der Ökonom Dennis Snower, Präsident des Kieler Instituts für Weltwirtschaft, sieht Europa und Deutschland in einer Schlüsselverantwortung: **„Es geht um sehr, sehr viel, um das Regime des neuen digitalen Zeitalters und damit letztlich auch um die Demokratie."** Er verwies auf die von China und den USA-Weltkonzernen verkörperten Systeme. Sie seien gefährlich für die Demokratie. Die neue Datenschutzgrundverordnung der EU sei dagegen der richtige Weg. Er forderte „Nutzer müssen mehr und mehr Rechte über die Nutzung ihrer Daten bekommen." Er sagte sodann: „Das Regime in China ist darauf ausgerichtet, dass der Staat besonders vieles über einen weiß." – (Ich darf einflechten: Deshalb sind auch dort 5G – Sender an jeder Ecke erforderlich – siehe Kapitel 13-15.). Die Nutzer hier hingen immer mehr von Google und Facebook ab. Er verglich das System zukünftig mit der Sklaverei. – Soweit die Warnung.

Am 2./3. März 2019 sah der ARD-Chef Ulrich Wilhelm (HA, J. Gaugele, J. Quoos u. S Vannnier) in den Geschäftsmodellen von Google und Facebook eine „Gefahr für die Demokratie". Und dann sagte er: „Wir sehen in Deutschland, dass durch Freund-Feind-Denken und Polarisierung der Zusammenhalt schwächer wird. In unserer Demokratie kommt Konsens ja immer durch Rede und Gegenrede zustande. Dann können Kompromisse auch getragen werden. Doch wenn Menschen nur noch zur Kenntnis nehmen, was sie in ihrer eigenen Meinung bestärkt, und nicht mehr das ganze Bild sehen, dann schwindet das Gemeinsame. Und Polarisierung und Hass nehmen zu."

Ein Beispiel der sich vermehrenden Einseitigkeit beschäftigte beispielsweise im Dezember 2016 viele Menschen und die Presse in Hamburg, das ja, wie fast jeder Norddeutsche weiß, das Auto-Nummernschild HH= Hansestadt-Hamburg hat: Ein Bürger sah nun auf einem Weihnachtsmarkt an einem Kinder-Feuerwehrfahrzeug eines Kinderkarussells das Nummernschild HH 88. Die örtliche Linkspartei unterstellte „dem Karussellbesitzer daraufhin Nähe zu Nazis. Der wohne schließlich auch im selben Dorf, wie ein NPD-Funktionär." (HA 10./11. 12. 16). HH heißt zusätzlich angeblich bei den Neu-Nazis oder Nationalsozialisten „Heil Hitler" – und das muss weg. Ein Zeitungsleser schrieb daraufhin, dass er nun gleich sein Auto von Hamburg wegmelden müsse.

Das war aber noch nicht alles: Aus dem Iken-(HA)Zeitungs-Kommentar: „Ein Edeka-Spot und ein Kinderkarussell geraten in das Fadenkreuz politischer Hysteriker." Zu Beginn seines Kommentars musste der Autor an den früheren

Spruch im Klassenzimmer denken, der da hieß: „Die Welt ist ein Irrenhaus, und hier ist das Zentrum". Der Spruch fiel ihm im Zusammenhang mit einem Interview der Leiterin der Hamburger Landeszentrale für politische Bildung gegenüber dem „Manager-Magazin" zu einem Edeka-Werbespot ein. Darin wurde dem Unternehmen dann vorgeworfen, „rechtsradikale Botschaften zu transportieren." Und was war dies? Der Autor schrieb zur Kritik angeblicher Nazizeichen: „Los geht es mit den Autokennzeichen, die die Musik aufgreifen. Das Wort Muss im Song wird mit MU SS unterlegt." Und so ging es dann weiter: Die Zahl 420 steht für die englische Version des Geburtsdatums Adolf Hitlers. Viele Zahlen werden als verdächtig angesehen, wie 84 steht für „Heil Hitler" und 39 für „Christliche Identität". Alles – und war verdächtig. Der Autor meinte dann, dass Extremismusforscher immer mehr Verdächtiges sehen können, wie „Das Mädchen und die Mutter sind blond." Oder: „das Kind hat Zöpfe und liest ein Buch."

Fast zur gleichen Zeit empörte sich ein Freund von mir über die Rechtsradikalen in seiner Nähe, die er daran erkannte, dass sie die deutsche Flagge Schwarz-Rot-Gold aufhängten. Und wieder fast zur gleichen Zeit, am 8. 12. 2016 bildete sich in der deutschen Bundeshauptstadt, dem Land Berlin, eine Rot-Rot-Grüne Regierung. Bild schrieb am selben Tag, dass Berlin zu den 59 Mrd. Schulden wohl weitere Schulden machen würde, obwohl es 4,6 Milliarden über den Länder Finanzausgleich zusätzlich erhält. Dies sollte aber im neuen Jahr 2017 noch um 490 Millionen erhöht werden. Berlin und Griechenland wurden ähnlich gesehen.

„Das Prinzip Berlin-Zulage" titelte „DER SPIEGEL" am 17. 12. 2016. In Berlin werden dabei für weniger Leistung bessere Noten gegeben. Der Präsident des Deutschen Lehrerverbandes beklagte deshalb auch das niedrige Leistungsniveau der Berliner Schulen. Die neue rot-rot-grüne Regierung versprach nach dem Bericht billigere Mieten, Rabatte für viele U- und S-Bahn-Fahrer und auch höhere Abiturquoten. Zu den kostenträchtigen über 20 Staatssekretären der Rot-Rot-Grünen Regierung wurde am 18./19. 12. dann (im HA) gemeldet: „Staatssekretär mit Stasi-Vergangenheit darf weitermachen. Dass lange Schul- und Studienzeiten statt Lehrzeiten auch fast 10 Jahre weniger Renteneinzahlung bringen interessiert dabei nicht. Am 4. 1. 17 hieß deshalb die Meldung (dpa/t-online): „Zusätzliche Milliardenkosten. Arbeitgeber: Rentenpläne von Nahles (der deutschen Sozialministerin) teurer als erwartet. - Und für die Umwelt, wie für die Plastik ins Meer Verhinderung, ist dann wohl selbst bei der „Grünen" Partei kein Interesse mehr vorhanden.

Auch in Hamburg regiert die SPD mit den Grünen, von denen jeder glaubt, sie seien besonders für das Grüne und den Umweltschutz, deshalb wurden und werden sie auch von mehr Bürgern gewählt, denn immer mehr bekommen vor dem Klimawandel Angst.

In Hamburg bildeten sich Ende 2018 Bürger-Initiativen gegen die Entfernung von Naturbereichen mit Bäumen. Die Grünen-Partei war nicht dagegen, denn andererseits werden die Neubürger in Deutschland immer mehr. Ende 2017 hatten dort rund 19,3 Millionen Menschen einen Migrationshintergrund, davon 51 % die deutsche und 49 % eine ausländische Staatsbürgerschaft. 2018 hatten aber nur 166.000 einen Asylantrag gestellt (T-Online am 18. 12. 2018). Die Einwohner und Wohnungen werden also immer mehr – für den Umweltschutz wird das Geld weniger. Und das Grün in den Städten verschwindet dann auch. Zusätzlich vermehren sich die Einwohner mit Migrationshintergrund. Gerade berichtete mir dazu ein Nachbar von 2 verwandten Lehrerrinnen, die in Hamburg in Stadtteilen mit rund 65 % Bürgern mit Migrationshintergrund unterrichteten. Ihre Schüler/innen hatten nicht zu 65 %, sondern zu 98 % Migrationshintergrund. Während die Alt-Deutschen oft keine oder wenige Kinder bekommen, ist es bei den Migranten meistens umgekehrt. - Was soll das? – „Die Unterwerfung" wird rechnerisch kommen. Und die Zukunft – und das Grüne – wird abgeschafft.

Dazu hieß es allgemein auf 3SAT am 12. 12. 2018: „2050 werden mehr als zwei Drittel der Weltbevölkerung in Städten leben. Derzeit sind Städte für 80 Prozent des globalen CO2-Ausstoßes verantwortlich und verbrauchen 75 Prozent der Energie. Forscherinnen und Forscher weltweit machen sich Gedanken, wie die hochverdichteten Metropolen der Zukunft funktionieren können. Pflanzen sollen die Auswirkungen von Urbanisierung und Klimawandel mildern. Der österreichische Umweltmediziner Hans-Peter Hutter meint, dass für die Erholung der Stadtbewohner ein Netz an kleinen Grünoasen extrem wichtig ist. "Dadurch hat man mehrere Vorteile. Auf der einen Seite die ganze Problematik mit der Hitze. Auf der anderen Seite kann man dadurch Erholungsräume für die Bevölkerung schaffen", so Hutter.

Die Grünen wurden dagegen am 3. 1. 2017 in der gesamten Presse verlacht, weil eine Vorsitzende die Polizei-Abkürzung „Nafri" für Nordafrikanische Intensivtäter, die schon im Vorjahr und wieder zum Sylvester zu 2016/17 mit vielen Hundert Männern zum Kölner Hauptbahnhof kamen, als rassistisch bezeichnete. Nur zur Rheinverschmutzung mit Plastik sagte sie nichts. Als der deutsche Verkehrsminister Dobrindt dann den „Nafri"-Begriff im Zusammenhang mit dem Satz: „Die Menschen wollen klare Antworten auf die Frage, wie der Staat bestmöglich für ihre Sicherheit sorgt", zur Presse sagte, wurde er sogar im Bundestag von der Linken-Chefin Kipping als „ein rassistischer Hetzer" bezeichnet, und der SPD-Vize Stegner kritisierte ihn „mit aufgeladenen Begriffen zu zündeln, um Ressentiments zu schüren". (dpa/T-Online 5. 1. 2017) Also vielleicht auch ein

Trend zum Linkspopulismus, der besonders in Deutschland sichtbar wird, weil die grausame Nazi-Vergangenheit nicht wieder kommen soll. Dann vielleicht schon eher die DDR-Stasi-Vergangenheit durch Rot-Rot-Grün, denken vielleicht viele links Orientierte.

Doch von links wieder nach rechts: Die Deutsche Presse Agentur (dpa) meldete (14. 12. 17 T-Online): „Der Frühling der Populisten." Und beschrieb dann auch gleich die sogenannten Rechtspopulisten in Europa, obwohl ja „populär" volkstümlich, gemeinverständlich und beliebt bedeutet. Und dann wurden genannt: Trump ins Weiße Haus, Großbritannien aus der EU, Italien, Schweden, Ungarn, die Niederlande, Österreich und Finnland driften nach rechts. Abgebildet waren dazu Marine Le Pen und Geert Wilders, die in Frankreich und den Niederlanden zur jeweils stärksten Partei werden könnten. Vielleicht, weil sie volkstümlich und gemeinverständlich reden und dadurch beliebt werden? – Nicht wirtschaftliche Gründe, sondern kulturelle Veränderungen seien nach einer Havard-Studie für die Wähler populistischer Kandidaten maßgebend. Der Politologe Jan-Werner Müller hält in seinem Buch „What is populism?" Populismus für antiliberal und antidemokratisch - Allerdings sollte sich dies ja erst bei entsprechender Politikbeteiligung der sogenannten Populisten herausstellen. – Und ist es nicht noch populistischer, wenn Parteien eventuellen Wählern auf Schulden der Kinder immer mehr versprechen, obwohl es doch gilt, ihnen eine Zukunft zu ermöglichen.

Die Digitalisierung verändert das Leben mit Wirtschaft, Arbeit, Ausbildung und Freizeit grundlegend. Das iPhone wurde 2007 von Apple Chef Steve Jobs vorgestellt und veränderte seitdem global die Kommunikation und den Alltag. Allein 2015 wurden über 1,3 Milliarden Smartphones weltweit verkauft. Dafür hatten alle Geld. Rechts gegen Links – alle sehen auf ihr Smartphone, leben schon in einer anderen

Welt, anstatt zusammen zu arbeiten, um die Welt ihrer Kinder noch zu retten. Einige driften dabei sogar als sich so nennende „Reichsbürger" ganz in die Vergangenheit ab, um völlig der Gegenwart mit ihren Zukunftsproblemen zu entgehen. Die Zukunft bringt aber Probleme über Probleme, bei denen jede Parallelgesellschaft nur ihre Sicht sieht. Doch alle müssen gemeinsam diese Zukunftsprobleme lösen, zu denen neben der Umwelt- und damit Zukunftszerstörung auch eine Reformation oder Einordnung des Islam in eine solche Welt gehören.

Bei der deutschen Regierung schien sich nach vielen Jahren, später als in vielen anderen Ländern, aber etwas zu bewegen, wenn am 14. 6. 2016 die Mitteilung veröffentlicht wurde (AFP/t-online.de): Der deutsche Justizminister „Maas will Mehrfach-Ehen verbieten." Er sagte dazu der „Bild"- Zeitung: „Niemand der zu uns kommt, hat das Recht, seine kulturelle Verwurzelung oder seinen religiösern Glauben über unsere Gesetze zu stellen. Deshalb dürfen in Deutschland keine Mehrfach-Ehen anerkannt werden." Zusätzlich sollte zukünftig gegen Zwangsehen mit Minderjährigen vorgegangen werden.

„Niemand hat das Recht, seine kulturelle Verwurzelung oder seinen Glauben über unsere Gesetze zu stellen." Da dies fast für die ganze Welt gilt, bedeutet es auch, dass zumindest in fast allen muslimischen Ländern die zuvor immer wieder genannte Scharia gilt. In Deutschland und sicher auch in fast allen anderen noch nicht muslimischen Ländern gelten dann, zumindest nach der Aussage des zu dieser Zeit amtierenden Justizministers in Deutschland, die deutschen und europäischen Gesetze – und nicht die Scharia. Zumindest bis zur „Unterwerfung", wie das Theaterstück und Buch aus Frankreich und dem Hamburger Schauspielhaus.

Wenige Monate später wurden in einer westdeutschen Stadt die 7 Angehörigen einer sich so nennenden Scharia-Polizei vom Gericht nicht verurteilt. Sie forderten die Bewohner auf, gemäß Scharia auf Alkohol, Glückspiel, Drogen, Schweinefleisch und Konzerte zu verzichten. Dies können, zumindest beim Glücksspiel, den Drogen und dem Schweinefleisch, sicher auch die meisten Nichtmuslime unterstreichen. Bereits am Beginn meiner Neben-Heilpraktikerausbildung lernte ich Gesundheitsschädigendes über das Schweinefleisch. Ansonsten denken auch viele Muslime oft anders. So erwähnte ich schon früher, dass in Teheran das dortige Sinfonieorchester auch europäische klassische Musik spielt und dass dort Beethovens Neunte 7-mal ausverkauft war. Andererseits müssen die Frauen dort Kopftücher tragen, obwohl dies der Koran nicht verbindlich vorschreibt. In Europa tragen viele Frauen aus dem arabischen Raum und der Türkei gern trotzdem das Kopftuch, um ihren Glauben zu zeigen und vielleicht auch die Integration zu vermindern.

Wenn der syrische Lyriker Adonis im SPIEGEL-Gespräch meinte, dass nur die Trennung von Staat und Religion die Konflikte lösen könne, dann werden diese Konflikte in der arabischen Welt wohl nicht gelöst werden, denn das Gegenteil verbreitet sich stattdessen dort immer mehr, und wird oft auch noch vom Westen unterstützt. Selbst im NATO-Land Türkei wird dieser Weg immer schneller eingeschlagen. Eine freie Presse als Grundlage der Demokratie gibt es dort nicht oder wird abgeschafft. Und von dort oder von anderen arabischen Ländern, können oder sollen nach deren Willen die Konflikte dann sogar nach Europa getragen werden. Die sich vermehrenden muslimischen Parallelgesellschaften werden über ihre meistens aus muslimischen Ländern finanzierten Moscheen oft dazu angehalten, So hieß am 6. 1. 2017 die Hauptüberschrift im „Hamburger Abendblatt": „ Türkischer Verband (Ditib) macht Stimmung gegen christliche Kultur." Der Verband hatte „massiv Stimmung gegen das christliche Weihnachtsfest und gegen Sylvesterfeiern gemacht." Dazu wurde das Internet-Bild eines den Weihnachtsmann verprügelnden Muslims mit türkischer Beschriftung gezeigt. Kurz zuvor wurde an der von Deutschland finanzierten Schule in Istanbul die Weihnachtsfestbesprechung verboten.

Da man beim Islam ein- aber nicht austreten darf, da dort vieles anders als in den europäischen Verfassungen geregelt ist, gelten für immer mehr Zuwanderer und deren Nachkommen die europäischen Gesetze und die europäische Kultur nicht. Allein dies kann schon zu „2084. Das Ende der Welt", entsprechend dem Roman von Boualem Sansal führen. Sein „Land der Gläubigen lässt keinen Raum für Entwicklung, Evolution und Fortschritt. In „DER SPIEGEL" 21/2016 wurde seine „Abrechnung mit dem islamischen Extremismus" beschrieben, dessen Anfangsentwicklung er bis 2003 als Beamter im algerischen Industrieministerium selbst miterlebte. Am Schluss der Buchbesprechung war ein Foto von einer islamistischen Kundgebung: „Warten auf den Sieg" war zu sehen: Mit dem Plakat „ISLAM WILL DOMINATE THE WORLD".

Wenn die in Griechenland beginnende Demokratie und das dann kulturell und legislativ folgende Rom in Europa, Westasien und Nordafrika mit dem folgenden Christentum einschließlich der Reformation, der Aufklärung, der Kunst – wie Malerei, Bildhauerei, Bau- und Dichtkunst sowie Musik – die noch vorhandene Kultur schuf und erhielt, dann ist dies bald vorbei – wenn der Islam die Welt dominieren will - und Europa, die Kirchen, die USA, die Türkei und Saudi-Arabien dies noch fördern. Die Unterwerfung der westlichen Kultur unter den Mittelalter-Islam mit Tötung der Ungläubigen, die Einheit von Staat und Religion im Islam könnten dann also, wie gesagt, „2084" zum Ende der Welt führen.

Allerdings kann das Ende der Welt schon früher eintreten, weil die Haupt-Umweltprobleme, wegen der jeweils nächsten Wahlen, den Politikern und Bürger/innen unwichtiger sind. Eine Exklusiv-Umfrage für Deutschland (27. 12. 2017 HA) ergab, dass 30 % den Flüchtlingszustrom weiter begrenzen wollten, 25 % wollten sichere Renten, 17 % eine Eindämmung der Kriminalität, 15 % eine neue Euro-Krise abwenden und 8 % die Steuerlast der Bürger senken.

Am 12. 6. 2017 wurde von der G7-Umweltkonferenz aus Bologna berichtet (AFP, AP cwe auf T-Online.de), dass ein Klimaschutz-Gegner die US-Delegation leitet. Es hieß aber auch: „ Die Vereinigten Staaten werden weiter wichtige internationale Partner auf eine Art unterstützen, die mit unserer Innenpolitik vereinbar ist und sowohl eine starke Wirtschaft als auch eine gesunde Umwelt erhält." Heute wollen diese Länder nicht mehr - sondern weniger - von der Umwelt wissen.

G7 im Juni 2017 in Bologna und G20 im Juli 2017 in Hamburg: Immer sind Wachstum und Umwelt die Hauptprobleme. Die allerdings im Bereich Umwelt immer größer werden und am wenigsten gelöst werden, weil sie den Politikern, wie sie zumindest glauben, augenblicklich keine Wähler bringen. Das mag bei dem US-Präsidenten Trump bislang noch stimmen, aber in Deutschland erhalten die GRÜNEN als Umweltpartei immer mehr Stimmen. Da hieß beispielsweise im Mai 2019 schon die Überschrift „Grüne vor der SPD". Denn es tut sich nichts.

Es tut sich nichts, wenn beispielsweise beim Petersburger Klimadialog am 13. Mai 2019 die 35 teilnehmenden Staaten bis 2050 das Klima normalisieren wollten. In rund 30 Jahren sind fast alle Teilnehmer nicht mehr im Amt. Sie machen fast nichts und denken vielleicht: „Nach mir die Sintflut". Und das ist die Sünde, die vielleicht eine „Sündflut" bringt.

Kapitel 10:
„Eine Frage von Leben und Tod"

„ Weltweit sei der Klimawandel für viele Menschen, Regionen und auch ganze Staaten bereits eine ‚Frage von Leben und Tod' "

(UN-Generalsekretär Guterres bei der UN-Klimakonferenz.)

Am 3. 12. 2018 begann die 24. UN-Weltklimakonferenz im polnischen Kottowitz. Zum Auftakt ermahnte UN-Generalsekretär Guterres die knapp 200 Teilnehmerstaaten zu einem entschlossenen Kampf gegen die Erderhitzung. Er sagte u. a.: „Weltweit sei der Klimawandel für viele Menschen, Regionen und auch ganze Staaten bereits eine ‚Frage von Leben und Tod'. (t-online/dpa, 3. 12. 2018)

Guterres sah keine Zeit für endlose Verhandlungen. „Wenn wir versagen, werden die Arktis und Antarktis weiter schmelzen, die Korallen sterben, die Meeresspiegel steigen, mehr Menschen werden an Luftverschmutzung sterben und an Wasserknappheit – und die Kosten dieses Desasters werden durch die Decke schießen.."

Sodann warnte Guterres davor, dass die Welt wegen des Klimawandels in großen Schwierigkeiten stecke und die Dringlichkeit der Situation kaum überschätzt werden könne. ‚Es gehe darum, „ein globales Klima-Chaos" abzuwenden, sagte er. „Wir brauchen mehr Taten und mehr Ehrgeiz.'"

In Paris war 2015 beschlossen worden, die Erderwärmung auf unter 2 Grad, möglichst sogar auf 1,5 Grad zu begrenzen. ‚Die bisher weltweit zugesagten Maßnahmen zur Reduzierung klimaschädlicher Treibhausgase reichen dazu aber bei weitem nicht aus. Die Verbrennung von Kohle, Öl und

Gas, bei der Kohlendioxyd frei wird, steht dabei im Mittelpunkt.'

Bei diesem 24. Klimagipfel sagte Guterres sodann, ,dass die Zeit für endlose Verhandlungen fehle. Die Konzentration von Kohlendioxyd in der Atmosphäre sei so hoch wie seit drei Millionen Jahren nicht. „Trotzdem steigen die Emissionen weiter an."'

Warnend verwies Guterres darauf, dass der Treibhauseffekt längs im Gang sei. „Nach Berechnungen der Weltwetterorganisation seien die 20 wärmsten Jahre in den vergangenen 22 Jahren gewesen." (t-online/dpa, 3. 12. 2018).

Das waren wichtige Worte eines wichtigen Mannes. Am 30. Mai 2019 erhält der UN-Generalsekretär António Guterres den internationalen Karlspreis im Krönungssaal des Aachener Rathauses. In dem Bericht vom 30. 1. 2019 (HA/dpa) hieß es: „Der frühere portugiesische Ministerpräsident handele in der komplexen Welt auf Grundlage europäischer Werte, vor allem um Frieden, Freiheit und Demokratie umzusetzen."

Das war also am Montag, dem 3. 12. 2018. Und am Sonntag, dem 2. 12. 2018 ging in Argentinien der G20 Gipfel zu Ende, der Gipfel der größten Industrienationen, die wohl auch die Haupt-Schuldigen am Treibhauseffekt, aber auch an der Plastik-Verseuchung sind.

Die Presse-Überschriften hießen dazu (im Hamburger Abendblatt am 3. 12. 18): „USA und China einigen sich auf Burgfrieden. – Washington verzichtet auf neue Zölle, Peking will mehr US-Produkte kaufen..." - Zuletzt stand dort: „Und in der Schlusserklärung hieß es **„Beim Klimaschutz bleibt es beim US-Ausstieg aus dem Pariser Klimaabkommen. Die Front verlief 19 gegen einen (USA),**

134

wie bereits beim G20 Gipfel in Hamburg." Im Mai 2019 war dann der Burgfrieden USA und China schon wieder vorbei, und zusätzlich der mit dem Iran auch. – Die USA – die große Gefahr.

Für die Hauptschuldigen an der „Frage von Leben und Tod" ist also das Wirtschaftswachstum wichtig. Für die USA, als einem der Hauptverursacher, ist die Erderwärmung und CO_2-Erhöhung überhaupt nicht vorhanden, obwohl nach den Bränden in Kalifornien dann zur Zeit des G20-Gipfels riesige Regenfälle in Kalifornien das Land überschwemmten. Der US-Präsident Trump wollte nur Wirtschaftswachstum, das heute Wähler – und den Tod erst später herbeibringt.

Allerdings will auch die Weltbevölkerung oft das Wirtschaftswachstum. So stand am selben Tag, dem 3. 12. 2018, gleich neben dem vorigen Bericht: „Straßenschlachten bei Protesten der ‚Gelben Westen'. Krisensitzung der Regierung nach Krawallen in Paris." Und was wollen die Randalierer, die Läden plünderten, ganze Straßenzüge als Schlachtfeld hinterließen? – Sie wollen das Mehr. Keine Benzinerhöhung durch Steuern. Wirtschaftswachstum für sich.

Am Sonntag, dem 16. 12. 2018 brachte dann T-Online schon die Ergebnisse der UN-Klimakonferenz in Kattowitz. Da hieß es:

• „Konferenz-Präsident Michal Kurtyka verkündete am Samstagabend den Beschluss dieses klimapolitischen Meilensteins, im Plenum gab es Applaus und Jubelrufe. Das drei Jahre lang ausgehandelte **Regelbuch** ist eine wichtige Etappe in der internationalen Klimapolitik, weil es die konkrete Umsetzung des Paris-Abkommens festlegt und damit die Wirksamkeit der internationalen Vereinbarung."

- „Umwelt- und Entwicklungsorganisationen würdigten das Regelbuch als wichtiges Fundament für die internationale Klimapolitik, kritisierten die übrigen Konferenz-Ergebnisse angesichts der fortschreitenden Erderwärmung jedoch als enttäuschend." - „'Das ist ein historischer Moment', sagte Kurtyka, nachdem das Regelbuch endlich beschlossen war. Die Delegierten klatschten und jubelten, viele umarmten sich erleichtert.

Das drei Jahre lang ausgehandelte Regelbuch ist eine wichtige Etappe in der internationalen Klimapolitik, weil es die konkrete Umsetzung des Paris-Abkommens festlegt und damit über die Wirksamkeit der internationalen Vereinbarung mitentscheidet.

Bundesumweltministerin Svenja Schulze (SPD) erklärte in Kattowitz: "Wir haben erreicht, dass sich zum ersten Mal nicht nur die halbe, sondern die ganze Welt beim Klimaschutz in die Karten schauen lässt."

Und weiter wurde berichtet:

- „Auch der Umgang mit den Schäden und Verlusten durch den Klimawandel in den ärmsten Ländern war in Kattowitz hoch umstritten. Nachdem das Anliegen im Konferenztext zur Berichterstattung über die jeweilige nationale Klimapolitik zwischenzeitlich auf eine Fußnote beschränkt wurde, fand es schließlich aber Eingang in den Haupttext. Dies sei "ein wichtiger Schritt in Richtung Klimagerechtigkeit", erklärte die Klimaexpertin von **Brot für die Welt**, Sabine Minninger.
- Ein zentrales Diskussionsthema während der gesamten zweiwöchigen Konferenz war der 1,5-Grad-Bericht des Weltklimarats IPCC. Er legt dar, dass ei-

ne Erderwärmung um mehr als 1,5 Grad verheerende und voraussichtlich unumkehrbare Folgen hätte. Im Paris-Abkommen ist das 1,5-Grad-Maximum allerdings nur als Idealziel festgehalten, verbindlich wird lediglich eine Begrenzung der Erderwärmung auf deutlich unter zwei Grad im Vergleich zum vorindustriellen Zeitalter festgeschrieben.

- Neben Umweltschützern hatten die kleinen Inselstaaten und andere vom Klimawandel besonders betroffenen Länder in Kattowitz gefordert, den 1.5-Grad-Bericht zur Handlungsgrundlage der internationalen Klimapolitik zu machen. Öl-Förderländer wie die USA und Saudi-Arabien verhinderten aber ein entschiedenes Bekenntnis zu den IPCC-Befunden. Auch die geforderte verbindliche Zusage, die nationalen Klimaschutzpläne bis 2020 nachzubessern, fand keinen Eingang in den Abschlusstext.

„Zu den Knackpunkten in Kattowitz gehörten auch die Transparenzregeln: Dabei geht es unter anderem darum, wie die nationalen Klimaziele der einzelnen Länder künftig eingereicht und überprüft werden. Gerungen wurde auch um die Regeln für die Klima-Finanzhilfen der Industrieländer für die Entwicklungsländer.

- Zuletzt hatte ein Streit über den künftigen Umgang mit Marktmechanismen für den Klimaschutz, in dem sich Brasilien quer stellte, für stundenlange Verzögerungen gesorgt. Der Streit wurde schließlich auf die nächste UN-Klimakonferenz in Chile vertagt.

- Auch der Umgang mit den Schäden und Verlusten durch den Klimawandel in den ärmsten Ländern war in Kattowitz hoch umstritten. Nachdem das Anliegen im Konferenztext zur Berichterstattung über die jeweilige nationale Klimapolitik zwischenzeitlich auf eine Fußnote beschränkt wurde, fand es schließlich aber Eingang in den Haupttext. Dies sei " ein wichtiger Schritt in Richtung Klimagerechtigkeit", erklärte die Klimaexpertin von Brot für die Welt, Sabine Minninger.

Der Geschäftsführer von **Greenpeace Deutschland**, Martin Kaiser, kritisierte, die Unterhändler in Kattowitz hätten "dabei versagt, die drängendste Frage zu beantwortet: Wann fangen Regierungen endlich an, ihren Ausstoß an Treibhausgasen spürbar zu senken?" Der "einzige Lichtschimmer" dieser Klimakonferenz sei das Regelbuch, das "dem Pariser Abkommen einen Motor" einsetze. Das Regelbuch gilt ebenfalls als "eine solide technische Basis". Nun müssten alle Staaten aber auch "deutlich mehr politischen Willen zur zügigen Umsetzung des Pariser Abkommens zeigen". Der Vorsitzende **des Bunds für Umwelt und Naturschutz** Deutschland **(BUND),** Hubert Weiger, mahnte: ‚Um eine stetig schlimmer werdende Klimakrise zu verhindern, müssten die Länder ihre Klimaschutzziele entsprechend der 1.5-Grad-Grenze verbessern.' - So viel aus dem umfangreichen Bericht auf T-Online.de.

Und zuletzt zurück zum zu Beginn genannten UN-Generalsekretär Antonio Guterres. Er kündigte an, für ehrgeizigere Klimaziele zu kämpfen. In einer im Plenum verlesenen Botschaft erklärte er, seine fünf Prioritäten seien "Ambition, Ambition, Ambition, Ambition, Ambition." – Ambitionen, die auch die Umweltorganisationen (siehe Kapitel 19) verfolgen – und auch viele Privatpersonen.

Ein Beispiel wurde in dem vorgenannten T-Online-Bericht widergegeben: Die fünfzehnjährige Greta Thunberg sprach bereits am Mittwoch auf einer Plenarsitzung des UN-Klimagipfels. Sie ist die wohl berühmteste Schulschwänzerin der Welt, jede Woche geht sie freitags nicht zur Schule – um stattdessen vor dem schwedischen Parlament für einen stärkeren Kampf gegen den Klimawandel zu demonstrieren.

Und dann fuhr die noch junge Greta sogar nach Kattowitz. In ihrer Rede appellierte Greta eindringlich an die Gipfelbesucher: "Ich habe gelernt, dass man nie zu klein ist, um etwas zu erreichen." Und weiter: "Unsere Umwelt wird geopfert, damit reiche Menschen in Ländern wie meinem in Luxus leben können." Gretas Aufruf an die Weltgemeinschaft: "Ihr sagt, dass ihr eure Kinder über alles liebt. Und dennoch beraubt Ihr sie ihrer Zukunft."

Greta glaubt daran, dass die Folgen des Klimawandels nur durch einen radikalen demokratischen Umbruch erfolgen kann: "Wir sind nicht hier hergekommen, um die Spitzenpolitiker anzubetteln. Ihr habt uns in der Vergangenheit ignoriert, und ihr werdet uns wieder ignorieren. Euch gehen die Entschuldigungen aus."

Gretas Schlusswort: "Wir sind hier hergekommen, um euch wissen zu lassen, dass Veränderung kommen wird – ob ihr es mögt, oder nicht. Die wahre Macht liegt bei den Menschen." Im Kapitel 18 komme ich noch einmal auf „Grata Thunberg und die scheiternde Klimapolitik" zurück.

Am 15. 1. 2019 hießen dann die Überschriften im „Hamburger Abendblatt" (von Alene Paulina Schnell): „Schule schwänzen für das Klima. Immer mehr Jugendliche auf der ganzen Welt eifern der Schwedin Greta Thunberg nach und streiken freitags."

Als Ergebnis gibt es jetzt auch Schulstreiks für das Klima in Deutschland. Unter dem Motto „Fridays for Future" demonstrieren junge Menschen freitags in den Städten vor den Parlamenten, um für einen echten Klimaschutz zu kämpfen.

Ein Beispiel (19./20. 2018 im HA): „Nach Schätzungen des BUND versammelten sich rund 1500 junge Menschen vor dem Rathaus." Das war am 18. 1. vor dem Hamburger Rathaus. „Sie forderten mehr Einsatz für den Klimaschutz und ein Mitspracherecht. Immerhin betreffe der Klimawandel vor allem ihre Zukunft." - Unter dem Motto „**Fridays for Future**" finden freitags in vielen deutschen Städten Demos, aber auch im übrigen Europa, statt. Am Freitag, dem 25. 1.2019 meldete die Tagesschau dass fast 10.000 Schüler in Berlin für den Erhalt der Umwelt demonstrierten. Und am Freitag, dem 1. Februar 2019 demonstrierten Schüler mit dem Hauptplakat „**WARUM für die Zukunft lernen, wenn ihr sie ZERSTÖRT**" in einer schleswig-holsteinischen Kreisstadt. Am Freitag, dem 1. 3 2019 kam Greta Thunberg von Paris über Brüssel nach Hamburg zur Freitagsdemo (C. Kesseböhmer 2./3. HA). 10.000 Schüler und Studenten gingen nach Veranstalterangaben vor das Hamburger Rathaus. „**Wir lassen uns unsere Zukunft nicht stehlen. Wir werden weiterstreiken, bis die Politiker etwas unternehmen. Und wenn sie nichts machen, dann werden wir das tun.**" Sagte sie auf Englisch. Die Teilnehmer/innen skandierten: „**Wir sind hier, wir sind laut, weil Ihr uns unsere Zukunft klaut.**" **Der bekannte Klimaforscher Latif sagte in seiner Rede: „Wenn von unten kein Druck kommt, wird von oben nichts passieren.**" Und Luisa Neubauer sagte: „Als wir in Paris waren, hat Präsident Macron uns zu einem Gespräch eingeladen. Gerade im Vergleich dazu sind die Reaktionen aus der deutschen Politik eine Katastrophe." Die Mitorganisatorin Nele Brebeck sagte am Tag zuvor zu dem Schauspieler Liefers: „**Unser Haus brennt, und wir haben keine Zeit mehr, um über eine Lösung nachzudenken, wir brauchen sie jetzt.**" (hpck/HA) www.fridaysforfuture.de Nachsehen und evtl. mitmachen.

Doch einige Leserbriefe und Regierungschefs meinten auch, dass die Kinder und Jugendlichen am Freitag die Schule besuchen sollten. Sie könnten ja auch am Samstag demonstrieren. Dazu zitierte der Redakteur Hartmuth Sandtner: Mojib Latif, Meteorologe, Klimaforscher und Präsident der Deutschen Gesellschaft Club of Rome, sagte bei seiner Ansprache auf der Demonstration (Fridays for Future vor dem Hamburger Rathaus): „Wenn von unten kein Druck kommt, wird von oben nichts passieren." – Gerade durch den Freitags-Auftritt zur Schulzeit kam der Druck von unten. – So konnte es auch am 14. 3. 2019 (HA/epd) heißen: „Auch Bischöfin Fehrs begrüßt Schüler-Demo für Klimaschutz."

So viel zur wichtigen Klimakonferenz in Kattowitz Ende 2016, in der nur die allernotwendigsten Probleme bearbeitet wurden – und zu „Fridays for Future". - Der US-Trump leugnete nicht nur bei den einheimischen Waldbränden die Klimaveränderungen, sondern ließ auch nicht das 1,5 Grad Ziel durchgehen. Die USA, Saudi-Arabien, Kuwait und Russland wollten den jüngsten Bericht des Weltklimarates IPCC nur „zur Kenntnis nehmen." – Die USA verkaufen wohl lieber Waffen an Saudi-Arabien für Kriege im Jemen und fast überall im nahen Osten, deren Herstellung und Einsatz ja auch negativ für das Klima ist. Denn US-Unternehmen sind 2017 für 57 % aller Waffenverkäufe verantwortlich. Deutschland nur für 2,1 Prozent. (dpa/epd/11. 12. 2018 HA). Also: „Alles eine Frage von Leben und Tod."

Erst 2019 stellte man fest, dass das Geld dann fehlt. Die Grundsteuer soll dafür dann in Deutschland auch erhöht werden, weshalb die Deutschen dann entsprechend weniger haben. Aber das Rechnen und schreiben soll ja auch dafür, statt Digitalem, weniger gelernt werden. Deshalb werden für das Digitale mal eben 48 Milliarden Euro ausgegeben – und für die Umwelt fast nichts. Selbst das Plastik muss von Privaten aus dem Meer geholt werden – und die Wälder sollen ebenfalls von Privaten aufgeforstet werden, wie es das Kapitel 19 beschreibt.

Ein Beispiel als Auch+Haupt-Zufluchtsgrund nach Deutschland brachte am 8. 5. 2019 „BILD DEUTSCHLAND": Ein Syrer war mit 3 Frauen und 13 Kindern nach Deutschland gekommen. Er bekam monatlich 3.785 Euro + Miete, Heizung, Strom (kostet rund 1.215,- Euro) = rund 5.000,- im Monat = Euro 60.000,- pro Jahr. In 20 Jahren dann 1,2 Millionen Euro. In Syrien hätten alle nichts bekommen. So geht es bergab und die Mehrfachehe soll auch deshalb auch in Deutschland kommen.

Und die dort Flüchtenden kommen dann nach Europa, vor allem nach Deutschland. Die USA als durch Waffenverkäufe Hauptverursacher nehmen keine auf. Die Flüchtenden, vor deren Menge und Kosten in den Kapiteln 11 und 12 gewarnt wird, kommen zusätzlich aus einem weiteren Grund nach Deutschland: Es gibt in Deutschland laut BILD-Beispiel das meiste monatliche Geld. Für sie das Leben im Paradies.

Kapitel 11:
„Weihnachtsgrüße ohne Weihnachten."

„Gott verbietet den Mord. Das hat er Moses offenbart.
Aber auch im Koran steht ganz klar an mehreren Stellen,
dass man nicht töten darf."

(Ahmed al Tajib am 4. 2. 2019 in Abu Dhabi beim Treffen
mit dem Papst u. a..)

„Das hätte der Integrationsbeauftragten nicht passieren dürfen", schrieb zu den „Weihnachtsgrüßen ohne Weihnachten" Lamya Kaddar ihre Kolumne am 19. 12. 2018 auf t-
online.de. Und „Bild" schrieb am selben Tag als Hauptüberschrift „Die peinliche Weihnachts-Karte aus dem Kanzler-
amt. Integrationsbeauftragte drückt sich vor dem Wort
Weihnachten." - Auf der 2. Seite war u. a. zu lesen, "Stattdessen steht dort: „Egal woran Sie Glauben…wir wünschen
Ihnen eine besinnliche Zeit und einen guten Start ins neue
Jahr. – „Komisch" hieß es dann: „Zu Ramadan konnte die
CDU-Politikerin allen Musliminnen und Muslimen in
Deutschland auch eine gesegnete und besinnliche Fastenzeit
auf Twitter wünschen." - Ist dies nur ein Zeichen der schon
erwähnten „Unterwerfung" des französischen Autoren Hou-
ellebecq?

Denn auf derselben Seite stand noch ein anderes Beispiel
der Unterwerfung: „ACHTUNG BUSCHKOWSKI! Bin ich
der Nächste, der weg soll?" Der frühere Berliner Finanzsenator Sarrazin – und vielleicht der Einzige, der dort rechnen
konnte, da ja heute Berlin wieder das ärmste deutsche Bundesland ist, – Thilo Sarrazin hatte sein neues Buch „**Feindli-
che Übernahme**" herausgebracht. Und dazu war davor zu
lesen: „Zum dritten Mal macht sich der SPD-Vorstand auf

den Weg, um Thilo Sarrazin loszuwerden….Es ist ein Buch, dass mit dem Islam hart ins Gericht geht. Nach Thilo Sarrazin wird der Islam in zwei bis drei Generationen in Deutschland die Mehrheit der Bevölkerung stellen. Für Sarrazin stellt der Islam deshalb eine „reale Existenzbedrohung der westlichen Welt dar." Es wurde in der Zeitung „Bild" sogar die Frage gestellt: „Darf nur SPD-Mitglied sein, wer Fan des Islam ist?"

Zu Sarrazin schrieb am 19. 12. 2018 eine Frau in ihrem Leserbrief im Hamburger Abendblatt unter anderem: „Die SPD sollte lieber den Islam im Lichte unseres Grundgesetzes betrachten und sich überlegen, wie weit der Religionsparagraph des Grundgesetzes zur Würde der Frau und der Toleranz gegenüber Atheisten sowie anderen Religionen eingeschränkt werden müsste."

Und ein promovierter Leser schrieb unter anderem, ebenfalls im "Hamburger Abendblatt": „…Herr Sarrazin nimmt sein grundgesetzlich verbrieftes Recht auf freie Meinungsäußerung wahr. Seine Ansichten zum orthodoxen Islam sind überwiegend sachlich formuliert und zeugen von einer profunden und ernsthaften Auseinandersetzung mit der Problematik. Seine Sicht der Dinge wird übrigens von einer wachsenden Zahl von seriösen Autoren bestätigt, übrigens auch von etlichen liberalen Muslimen…"

Der stellvertretende Chefredakteur des Hamburger Abendblattes, Herr Iken schrieb sodann im Leitartikel am 18. 12. 2018 zur „Sarrazin-Austreibung" unter anderem: „Die SPD hat Probleme genug – jetzt schafft sie sich ohne Grund noch ein neues." Und dann verwies er zuerst auch auf den früheren Sarrazin-Bestseller „Deutschland schafft sich ab", den viele damals zerrissen hatten, ohne ihn überhaupt gelesen zu haben.

Nun konnte Sarrazin nicht nur als Berliner Finanzsenator rechnen, weshalb man ihn vielleicht deshalb auch dort loswerden wollte. Nein, er rechnete auch bei der Vermehrung der ISLAM-Migranten. Etwas, was bei einigen Parteispitzen wohl unbekannt ist. In Frankreich führte dies zum Schauspiel der „Unterwerfung" – und in Deutschland ist man wohl teilweise schon dabei. Und die Bevölkerung hat deshalb zum Teil Angst davor und wählt die AfD. - Wenn ich zu jemandem den Merkel-Ausspruch „Wir schaffen das!" sage, erhalte ich schon meistens die Antwort: „Wir schaffen das nicht." Dabei sind dann fast immer die Umwelt und die Moslem-Asylanten gemeint. Wer letztere betreute, weiß mehr darüber. Doch darüber später mehr.

Tatsächlich liest fast jeder alle paar Tage in der Presse etwas von Überfällen, Vergewaltigungen oder Islam-Terror durch Asylanten. Am 21. 12. 2018 brachte Dietmar Seher auf t-online.de als Haupttitel dazu einen Beweis:

Wie hoch ist die Terrorgefahr in Deutschland? – Und er berichtete dann:„Zwei Jahre nach dem Weihnachtsmarkt-Anschlag von Berlin mit 12 Todesopfern ist die Gefahrenlage offenbar ähnlich hoch. Das Bundeskriminalamt geht davon aus, dass in diesen 24 Monaten sechs islamistische Anschläge durch Sicherheitsbehörden vereitelt wurden. "Anschläge von Einzeltätern oder Kleingruppen beispielsweise mit Fahrzeugen, Schusswaffen oder Messern sind aber nach wie vor eine ernstzunehmende Bedrohung." Vor allem für "weiche Ziele" wie Menschengruppen. – Dann stellt er die Frage: „Welche vereitelten Terrorpläne waren die gefährlichsten?"

Der in Schwerin 2017 festgenommene Yamen A., ein 2015 eingereister Flüchtling aus Damaskus, wollte nach den Feststellungen des Oberlandesgerichts Hamburg bis zu 200 Menschen durch einen selbstgemixten Sprengsatz töten und hatte dafür die meisten Zutaten zusammen. Er wurde Ende November zu sechseinhalb Jahren Haft verurteilt. Außergewöhnlich und auf eine dreistellige Opferzahl angelegt war auch der Plan des IS-Sympathisanten Sief Allah H. in Köln. Er wollte Sprengsätze mit dem hochgiftigen Rizin, einer Bio-Waffe, bauen. Man fand eintausend Dosen dieses Giftes bei ihm. Für die Sicherstellung musste im Juni desselben Jahres ein ganzer Straßenzug abgesperrt werden. Es ist nicht ausgeschlossen, dass es im Kölner Fall eine Steuerung durch den IS gab." Und weiter hieß es in dem sehr genauen Bericht:

„Wie viele sogenannte Gefährder gibt es in Deutschland? Die Bundesländer nutzen teils unterschiedliche Definitionen für das, was einen Gefährder charakterisiert. Generell gilt: Gefährder sind noch nicht durch eine Straftat im Bereich des terroristischen Islamismus aufgefallen, aber zum Beispiel durch Drohungen, Äußerungen und Kontakte. Sie haben sich nicht strafbar gemacht. Polizei und Geheimdienste trauen diesen Personen aber zu, politisch motivierte Straftaten von erheblicher Bedeutung zu begehen. Insgesamt ist ihre Zahl parallel zur steigenden Aufmerksamkeit der Sicherheitsbehörden angestiegen. Das Bundeskriminalamt nennt aktuell die Zahl von 760 Gefährdern, von denen sich derzeit 440 in Deutschland aufhalten und 130 in Haft sind. 40 Prozent von ihnen gelten als Hochrisiko-Personen wie der Attentäter Anis Amri. Dazu kommen "relevante Personen", die Einfluss im islamistischen Sinn ausüben: Rund 475." – Und:

„Wo gibt es die meisten Gefährder? In den Stadtstaaten Berlin, Hamburg und Bremen und in Nordrhein-Westfalen und Hessen. In NRW sind laut dem Landesinnenministerium 272 Personen als Gefährder eingestuft, 112 von ihnen "aktionsfähig" und auf freiem Fuß.

Die NRW-Zahlen zeigten überdies, wie stark die Gefährder-Zahl seit einigen Jahren angewachsen ist. Ende 2014 waren es erst 72, 2016 dann schon 209. **Deutschlandweit haben sich die Gefährderzahlen seit 2013 verfünffacht und die der Ermittlungsverfahren wegen islamistischen Terrors verdreifacht.**" Im Kapitel 3 wurde bereits kurz über die Razzia gegen die Clans früherer Migranten berichtet. Und am 31. 1. 2019 hieß es (HA): „Iraker wollten bei Anschlag angeblich ‚möglichst viele Ungläubige' treffen." Sie wurden in einem kleinen Ort in Schleswig-Holstein unter Terrorverdacht festgenommen'.

Die wachsende Angst der Bevölkerung ist also auch nach diesen Berichten begründet. Sie ist auch, neben der Sarrazin-Untersuchung, wie schon erwähnt, ein Grund dafür, dass immer mehr zur Partei AfD überlaufen – und es Migranten teilweise schwer haben, sich zu integrieren und durch Arbeit am deutschen Leben teil zu haben. Zusätzlich schrieb der Bildungsforscher Professor Lindemann in der Zeitschrift „FOCUS" vom 17. 10. 2015: „Der Bildungsstandart der meisten Einwanderer aus Vorderasien und Afrika ist niedrig, ihre Fähigkeiten sind limitiert. Die Folgen werden bitter sein. – Ingenieure auf Realschulniveau."

Und es ändert sich nicht viel: Anfang Mai 2019 sagte der Bundespolizeipräsident Romann: „Wir müssen jederzeit mit Anschlägen rechnen." (HA 4./5. 5. 21019) – damit sich nicht viel ändert, wird an rund 800 deutschen Schulen zu 55.000 Schülern in Deutschland islamischer Religionsunterricht gelehrt. Der Lehrer-Chef ist über den Islam-Unterricht in Deutschland besorgt. In Afghanistan trägt laut Buchautor Constantin Schreiber (Kinder des Koran) deutsche Finanzhilfe zur Produktion und Verbreitung antisemitischer Inhalte an den Schulen bei. „Wo Intoleranz täglich auf dem Stundenplan steht" – So der Buchautor und der Artikel in „BILD DEUTSCHLAND" vom 3. 5. 2019. Im Religionsbuch steht auch gegen das Leben in westlichen Demokratien: „In letzter Instanz sind religiöse Gebote bindend, nicht weltliche Gesetze." – Wie soll da eine Integration gelingen, wenn außerdem die Türkei rund 900 Moscheen in Deutschland unterhält? Und wenn jeder, der versucht, die Asylsituation zu verbessern, als Fremdenfeind in die rechte Ecke gestellt wird, wie es lt. BILD" durch die Ebert-Stiftung geschah. Woran dann der Moderator Claus Kleber und der Politiker Sigmar Gabriel Kritik äußerten. Herr Kleber fragte: „Bin ich schon rechts, weil ich für Recht und Ordnung bin?" (28. u. 29. 4. 2019 in BILD) – So schwierig ist die Situation bei der Integration.

Ich kenne selbst bereits integrierte Personen aus jenen Ländern. Sie sind, wie ich meine, sicher nicht dümmer. Es fehlt dort nur an den guten Schulen – oder überhaupt an Schulen. Um dem abzuhelfen, gründete Ursula Nölle einst den Verein Afghanistan Schulen im Ort Oststeinbek bei Hamburg. Vor 15 Jahren übernahm dann Marga Fladers von ihr den Vereinsvorsitz. Sie reist deshalb zweimal jährlich nach Afghanistan. Der Verein setzt sich dort für Lehrerfortbildung und Schulen ein, baut neue Schulen, hat 2 Frauenzentren eingerichtet – und für ältere Mädchen und Frauen gibt es Förderkurse zur Vorbereitung auf den Schulbesuch. Zu Beginn des Jahres 2019 erhielt sie das Bundesverdienstkreuz 1. Klasse, vom Ministerpräsidenten Günther in Kiel überreicht. Unterstützung findet sie durch Helfer und Spender, das Auswärtige Amt sowie das Bundesministerium für wirtschaftliche Zusammenarbeit.

Vielleicht liegt es auch daran, dass es die Frauen aus diesen Ländern nicht in den politischen Parteien nach oben bringen. Denn am 21. 12. 2018 fragte die Kolumnistin Lamya Kaddor auf t-online.de: „Wie weit kann man es anno 2018 als Frau mit türkischem oder arabischem Migrationshintergrund oder islamischem Glauben in der deutschen Politik bringen?" Sie brachte dazu die Beispiele 2er Frauen: Von

Sawsan Chebli, die als Staatssekretärin für Bürgerschaftliches Engagement und Internationales tätig ist – und von Cemile Giousouf, die als stellvertretende Chefin der Bundeszentrale für politische Bildung im Gespräch war. Beide wurden immer wieder angefeindet. Letztere wegen ihrer angeblichen Nähe zu türkischen Nationalisten und Islamisten. – Was nicht stimmen sollte. Und dann beschrieb die Autorin noch viele weitere Beispiele von Frauen, die es wegen ihres Könnens bis nach oben brachten, aber oft unter Dauerbeschuss rechter Kreise standen.

Sie schrieb nicht, dass in muslimischen Ländern es die Frauen überhaupt nicht bis nach oben bringen dürfen – und Christen sowieso nicht. Sie werden dort oft noch verfolgt und getötet, wie es unter www.opendors.de beschrieben wird. Frauen dürfen in Saudi-Arabien erst seit kurzem mit dem Auto fahren. Und in den meisten muslimischen Ländern hat der Mann das Sagen. Auch in der Moschee sitzen die Männer nur im Hauptraum beim Prediger, dem Imam, auf dem Teppich zur Unterwerfung. Es gibt in islamischen Ländern keine Gleichberechtigung. Die Christenverfolgung beginnt aber bereits in Deutschland. Ein Beispiel: „Algerier soll Landsmann wegen seines Glaubens schwer verletzt haben." So die Überschrift am 22. 1. 2019 (HA). Der Landsmann war nur zum Christentum konvertiert. Diese Art der Verfolgung gab es davor aber schon öfter.

Wobei wir nicht vergessen sollten, dass auch in den heute noch christlichen Ländern die Gleichberechtigung erst durch Luther nach der Reformation begann. Und am 17. 1. 2019 war in allen Medien ein Hauptthema, dass vor 100 Jahren das Frauenwahlrecht eingeführt wurde. Die Männer hatten auch früher mehr Rechte als die Frauen. Bis vor rund 60 Jahren konnte der Ehemann den Job seiner Frau kündigen, ihr den Führerschein und große Anschaffungen verbieten –

und durfte die Frau erst ein eigenes Konto bei der Bank haben.

Und selbst bei der katholischen Kirche wurde die Gleichberechtigung noch nicht eingeführt. Auch dort wäre vielleicht eine Reformation notwendig, zu der die Zeitung „BILD" auf Grund von Missbrauchsfällen mit 12 Thesen am 26. 2. 2019 aufrief:

1. Öffnet die Akten und Archive! Ein Neuanfang beginnt mit Glaubwürdigkeit! Solange der Vatikan Ermittlungsbereichte zu tausenden Missbrauchsfällen der katholischen Kirche in Geheim-Archiven verschließt, ist dies nicht möglich, etc.
2. Kontrolle zulassen! Düstere Männerbünde, organisierte Kriminalität, obskure Kreise etc.
3. Null Toleranz wahr machen! Etc.
4. Glaubenskongregation abschaffen! Die Kirche duldet keinen Widerspruch, etc.
5. Ende der Scheinheiligkeit! Zölibat abschaffen etc.
6. Frauen zulassen! Rederecht etc. 7. Werdet bescheiden! 8. Mehr Demokratie wagen! Etc. 9. Kirche muss jünger werden! 10. Kindern gehört die Kirche! Etc. 11. In Argentinien aufklären und 12. Sprich, Benedikt!

Allerdings: „Sexueller Missbrauch wurde laut einer Studie in der DDR lange vertuscht." (HA/7. 3. 2019/vem)

Doch zurück zur schon früher genannten Lamya Kaddor. Sie wurde 1978 in Ahlen geboren. Sie ist Religionspädagogin und Islamwissenschaftlerin. Außerdem schrieb sie viele Bücher zum Thema der muslimischen Integration. Beispielsweise: „Muslimisch-weiblich-deutsch!". Eine mutige und persönliche Islamkritik, die wachrüttelt und einen wichtigen Beitrag zur Integrationsdebatte leistet. Lamya Kaddor gehört zu einer neuen Generation von deutschen Muslimen.

Frau Kaddor protestiert aber nicht dagegen, dass rund 900 Moscheen allein in Deutschland der Türkei noch gehören und deren Beschäftigte von dort bezahlt werden. Wenn von dort gepredigt wird, dass Deutschland muslimisch werden soll, indem Muslime entsprechend dem Sarrazin-Buch mehr Kinder bekommen, wie es früher auch im Kosovo passierte, dann würde sie vielleicht auch nichts dazu sagen. Sie möchte aber sicher gegen negative Ansichten über Asylanten, entsprechend der AfD sein. Und das ist sicher gut.

Am 5. 3. 2019 hieß es in der Glinder Zeitung-Sachsenwald (bei Hamburg): Die Mitglieder der islamischen Gemeinde Glinde (Kleinstadt nahe Hamburg) wollen mit Ihren Mitbürgern ins Gespräch kommen. Gehört der Islam zu Deutschland? „Ja" sagten sie. Und der bundesweite Tag der offenen Tür findet am 3. Oktober, dem Tag der deutschen Einheit statt. Alle können dort beten – auch Andersgläubige. Für Muslime entspricht der Freitag dem christlichen Sonntag und 5 Mal am Tage sollte gebetet werden. Doch viele jüngere kommen nicht mehr. Die Gläubigen werden, wie bei den Christen, weniger.

In den arabischen Länder ist es aber noch anders: Ein heutiges Beispiel der Frauenunterdrückung wurde dazu am 8. 1. 2019 im „Hamburger Abendblatt" von Martin Gehlen aus Bangkok berichtet: Rahaf Mohammed Alqunun floh aus Saudi-Arabien nach Thailand, weil sie Vater und Bruder verheiraten wollten. Ich will mit den UN reden und ich will Asyl", sagte sie dort. Sie ist aber kein Einzelfall. Als Beispiel wurde von Dina Ali Lasloom berichtet, die „zurück nach Saudi-Arabien gezwungen wurde. Seitdem ist sie verschwunden. Andere werden in Erziehungsheimen untergebracht oder erhalten Haftstrafen für ‚Ungehorsam gegenüber dem männlichen Vormund'". Geradezu Unglaubliches ist dort zu lesen. Wie von zwei Schwestern, die sich in New York das Leben nahmen, um nicht in ihre Heimat zurück zu müssen. „Denn in Saudi-Arabien herrscht ein patriarchalisches Schariarecht, was die Frauen bis ins kleinste Detail gängelt und entmündigt... „Eine 13-jährige kann zur Hochzeit mit einem dreimal so alten Mann gezwungen werden." Und Frauen, die sich für die Abschaffung der männlichen Vorherrschaft einsetzten sitzen seit Mai 2018 in Haft. „Nach Auskunft ihrer Angehörigen wurden sie gefoltert und sexuell misshandelt."

Zum Glück ist es in Europa noch anders, - und gerade die jüngeren Zuwanderer wollen es oft auch anders. Denn eine Umfrage der Adenauer-Stiftung zeigte bei den meisten Zuwanderern eine hohe Bereitschaft, sich an die deutsche Kultur anzupassen. (Quelle: dpa auf t-online.de 16. 12. 18/rtr). – **83 Prozent der Deutschen mit Migrationshintergrund...gaben an, Zuwanderer sollten ihr Verhalten der deutschen Kultur anpassen. Nahezu 100 % befürworteten den Erwerb der deutschen Sprache und ¾ sprechen auch zu Hause überwiegend Deutsch. 96 % der Deutschen mit Migrationshintergrund leben gerne in Deutschland.**

Und das ist wichtig: Drei Viertel der Muslime in Deutschland (74 %) können sich der Umfrage zufolge vorstellen eine christlich geprägte Partei zu wählen. Bei den Muslimen, die sich als schwach religiös einstufen waren es sogar 91 Prozent, bei den durchschnittlich religiösen 78 und bei den stark religiösen Muslimen 57 Prozent." Die Umfrage wurde 2015 unter 1004 Deutschen mit Migrationshintergrund und 1009 in Deutschland lebenden Ausländern durchgeführt.

Kanzleramtsminister Altmeier sagte dazu, dass Integration möglich sei, mehr als viele gedacht hätten. (16. 12. 20167rtr auf t-online.de)

Dann müssen die Deutschen aber auch für die deutsche und europäische Kultur, auch für das Christentum, eintreten. Selbst die Kirchen sind hier gefordert. Sie müssen versuchen, den außerhalb der europäischen Kultur Andersgläubigen die Vorteile des Christentums, auch für sie, zu vermitteln: „Liebe deinen Nächsten – wie dich selbst." Und Weihnachten wurde Jesus Christus als der Begründer der Nächstenliebe geboren. Ein Hauptgrund, weshalb die Asylanten in Europa aufgenommen wurden und werden. Dazu sollten die Kirchen nicht kirchliche Schulen und Kirchen schließen, sondern sogar für neue Christen werben. Denn immer mehr treten aus den Kirchen aus – und immer mehr Kirchen werden geschlossen. Wollen die Kirchen die abendländische Kultur auch noch erhalten? Dazu gehören auch Bach, Beethoven und Brahms – Klassik-Musik, um nur B zu nennen. Dazu gehört auch auf Saudi-Arabien hinzuwirken, in Mekka den Islam zu reformieren, anstatt in den USA Waffen zu kaufen. „Liebe Deinen Nächsten wie dich selbst", ist Christentum, dass hier aber bis 1945 auch nicht vorhanden war. Diktaturen wollen das nicht.

Die Wirklichkeit der Flüchtlingsbetreuung und Einbürgerung beschrieb Susi Petzold. - „Die Frau, die in ihrer Freizeit 25 Flüchtlinge betreut." So hieß die Überschrift am 18. 12. 2018 im „Hamburger Abendblatt" über ihr Wirken, dass sie in ihrem Buch „Protokoll" beschrieb. „Manchmal vergesse ich, dass ich ein Flüchtling bin", hieß sodann ihre Widergabe über die Einbürgerung der Flüchtlinge.

Diese Erfahrungen beginnen mit dem Treffen in einer Autowerkstatt: Der 21-jährige Belal macht dort eine Lehre als Kfz-Mechatroniker. Er war vor 3 Jahren mit seinem Bruder aus Afghanistan geflüchtet. Es wird dann über die Probleme gesprochen. Pünktlichkeit ist eines davon. Doch „Junge wie Belal lernen das aber schnell", sagte dazu der Ausbilder, „die sagen, wenn das hier so ist, dann mache ich das auch so." Anders ist es da oft bei den Älteren. So hatte der Ausbilder das Problem, dass ein Älterer keine Arbeit in der Küche machen wollte, weil das in der alten Heimat auch nicht üblich war. Küchenarbeit machten dort nur die Frauen. - Dabei fällt mir das schon früher genannte Gespräch mit einem gut integrierten Afghanen ein, der sagte, da müsse er erst seine Frau fragen. In Afghanistan hätte er das nicht gebraucht, aber in Deutschland sei das ja anders.

Die junge afghanische Raziye wurde, nachdem ihr Frau Petzold eine Mathematiklehrerin vermittelt hatte, wie folgt zitiert: „In den ersten Wochen der Fastenzeit bestanden meine Eltern darauf, wegen des Ramadan dort nicht hinzugehen." (*denn beim Fasten wird auch nicht gearbeitet und abends dann kräftig gegessen.*) Und weiter sagte sie: „Es war das erste und letzte Mal, dass ich hier in Deutschland wegen des Ramadan etwas verpasst oder anders gemacht habe. Es ist okay für mich, dass der Ramadan hier nicht akzeptiert wird. Ich halte mich strikt daran und besuche trotzdem die Schule."

Die ehrenamtlich tätige Frau Petzold sagte sodann: „Sehr viele werden hier bleiben und die Gesellschaft von morgen mitprägen." Und dann berichtet sie etwas, fast alias Sarrazin, über die Zukunft: **Wenn nicht engagierte Deutsche Zugang zu den Flüchtlingen bekommen, bekommen es andere. Sie schreibt über Geflüchtete, „die nichts auf die Reihe kriegen. Also machen sie halt in der Moschee oder bei irgendwelchen Leuten, die sie beruhigen. Dass sie aber bloß ausgenutzt werden, um etwas Schlechtes zu machen, merken sie nicht."**

Und sodann stand dort der Klartext zum Thema Scharia: „Ich glaube, die deutsche Regierung müsste mit dem Thema Religionsfreiheit strenger sein." Und der zu Beginn genannte Belal sagte zur Frage, was ihm nicht gefiele: „In der Schule haben einige überhaupt keinen Respekt vor den Lehrern. **Und es gibt hier Leute, die haben keine Lust zu arbeiten und bekommen dann auch noch Geld vom Staat. Das geht überhaupt nicht!**"

Fast alle Flüchtlinge kommen aus Ländern, die sich mit anderen bekriegen. Fast ähnlich, wie es vor rund 80 Jahren in Europa war. Durch die aus den USA kommende Weltwirtschaftskrise konnte ein Adolf Hitler hochkommen, bei dem es wirtschaftlich sehr bergauf ging. „Am deutschen Wesen soll die Welt genesen", war das Motto und die Grundlage der Kriege gegen alle. Ähnlich ist es zum Teil aber auch beim heutigen Islam, der oft Gegeneinander und später vielleicht gegen alle kämpft. Sunniten kämpfen indirekt gegen Schiiten. Der IS und die Taliban sind dabei die Spitze. Alle sollen gehorchen und dumm bleiben. Bei den Taliban noch nicht einmal Lesen und schreiben lernen. Alle kämpfen gegeneinander für ihre Islam-Glaubensart. Und die USA helfen dabei durch Waffenlieferungen mit, nehmen aber keine Flüchtlinge auf. Und dies bringen die Kriegsflüchtlinge nach ihrer Sarrazin-Vermehrung dann möglicherweise nach Europa.

Ähnlich legten die katholischen Priester ja früher auch die Bibel so aus, wie sie es für richtig hielten. Bis Luther die Bibel übersetzte, weshalb er von ihnen auch umgebracht werden sollte. Meistens spielt der Erhalt der Umwelt dabei keine Rolle. Allein deshalb muss es heißen: Integrieren oder zumindest sich an die Verfassung halten. – und keine größere Vermehrung dank Hartz-IV als bei den Deutschen.

Ein großer Dank gilt dabei denjenigen, die sich, wie Frau Petzold, um die Integration kümmern. Freunde von mir machten das auch: Von 5 Personen aus Syrien integrierten sich dabei drei: Einer arbeitete als Kraftfahrer, einer bei der Sparkasse und einer als Anwalt in der Verwaltung. Von einem der drei arbeitete die Ehefrau sodann für Biochemie im Labor. Voll integriert.

Am 4. 1. 2019 hieß die Nachricht (HA): „Mehr Patente von Forschern mit Migrationshintergrund". Fast jedes zehnte aus Deutschland angemeldete Patent sollte demnach lt. IW von „klugen Köpfen mit Migrationshintergrund stammen." - Aber die kamen dabei auch nicht von Migranten aus muslimischen Ländern, sondern aus Polen, Tschechien, Ungarn, Serbien oder Russland. Also aus Europa – dem Ursprung der westlichen Kultur. Dem Ursprung der klassischen Musik, der Malerei und Bildhauerei, der Wissenschaft überhaupt. Es kann nicht oft genug wiederholt werden.

Zur genannten Scharia sagte Friedrich Merz von der CDU: **„Kein Scharia-Recht auf deutschem Boden".** Nach www.wikipedia.org beschreibt die Scharia „die Gesamtheit aller religiösen und rechtlichen Normen, Mechanismen zur Normfindung und Interpretationsvorschriften des Islam (aus ‚Das Islamisches Recht' von M. Rohe, 2011). Die Scharia wird aber nur an einer einzigen Stelle im Koran in Sure 45, Vers 18 erwähnt: Wo er ursprünglich den Pfad in der Wüste zur Wasserquelle bezeichnet. Daraus wird im Islam der göttliche Ursprung abgeleitet." In vielen muslimischen Ländern entspricht die Scharia der Gesetzesgrundlage. Selbst in einigen westlichen Ländern wird sie teilweise anerkannt. (Siehe hierzu z. B. Wikipedia).

Aber wie hieß es zuvor über Geflüchtete, „die nichts auf die Reihe kriegen. - Also machen sie halt in der Moschee oder bei irgendwelchen Leuten, die sie beruhigen. Dass sie aber bloß ausgenutzt werden, um etwas Schlechtes zu machen, merken sie nicht."

Das Problem dabei ist zurzeit noch, dass die Moscheen größtenteils aus muslimischen Ländern finanziert werden. Dazu schrieb beispielsweise „Bild" am 29. 12. 2018: „Wie Terror-Geld Moscheen in Deutschland finanziert. Wie viel finsteres Geld aus dem Ausland finanziert die deutschen Moscheevereine?" Und dann werden Geldquellen für die geschätzt 2600 Moscheen aus dem Iran, der Türkei, Saudi-Arabien und Kuwait genannt. Am selben Tag hieß beispielsweise die Überschrift im „Hamburger Abendblatt": „Wer finanziert die Moscheen in Deutschland? – Die Auslandszuwendungen sind der Bundesregierung ein Dorn im Auge – auch aus Sicherheitsgründen. Außenminister Maas will die arabischen Staaten in die Pflicht nehmen." Allerdings gestattet Deutschland als einziges Land, dass die Türkei 900 Moscheen mit Personal bauen und unterhalten darf. Ja Anfang 2019 kam sogar die Idee auf, dass in den Schulen türkisch, statt der Weltsprache Englisch gelehrt werden sollte.

Der evangelische Pressedienst (epd) schrieb (HA 27. 12. 2018): „Die liberale Muslimin Sayran Ates und Politiker der großen Koalition fordern die Einführung einer Moschee-Steuer für Muslime. Mit einer solchen Abgabe sollten die Muslime die Finanzierung ihrer Gemeinden verstärkt selbst organisieren." – „Für Unions-Fraktionsvize Thorsten Frei (CDU) wäre das ein ‚wichtiger Schritt', um den Islam von ausländischen Einflüssen zu emanzipieren. – Ob das was wird? – Ich besuchte vor Jahren die größte Moschee in Berlin. Dazu hatte Saudi-Arabien mal eben 4 Millionen gegeben. Allerdings wird in Saudi-Arabien das Geld knapper, siehe „In Riad braut sich was zusammen", im Handelsblatt. Und die Türkei unterhält in Deutschland allein rund 900 Moscheen. Das gibt es sonst nicht.

Die „Unterwerfung" hat wohl teilweise bereits in Deutschland begonnen. Mit dem Ende der hiesigen Zivilisation als Ziel. Von der Umwelt ist dabei, wie schon gesagt, überhaupt keine Rede. Und am 7. 3. 2019 stand im „Hamburger Abendblatt (Muks)": „Der CDU/CSU-Fraktionsvorsitzende Ralph Brinkhaus kann sich einen Muslim als Bundeskanzler vorstellen." Auf der Vorseite stand, dass der AfD-Fraktionschef Höcke sich keinen muslimischen Bundeskanzler vorstellen könne.

Wenn die Christen daneben weniger werden, könnte wohl, wenn das neue Sarrazin-Buch Recht behält, eines Tages Weihnachten ohne Weihnachtsgrüße stattfinden - oder überhaupt nicht mehr. Und die Umwelt ist dann sowieso eingegangen. Gerade die Partei die „Grünen" wird ja wegen der Umweltangst von immer mehr Wählern gewählt. Aber die Deutsche Vereinigung für eine Christliche Kultur (DVCK) e. V. schrieb dazu am 4. 1. 2019, dass sich in Deutschland der Kinderschutz und Familienwerte in einem freien Fall befänden. Als Ursache wurde dabei auch das Erstarken der Grünen bei den letzten Wahlen genannt (z. B. Gender, Ehe und Familie, Schulpolitik). –

Wenn in Europa keine Kampf-Verhältnisse wie im nahen Islam-Osten eintreten sollen, dann müssen die westlichen Werte, auch des Christentums, wie schon gesagt, erhalten bleiben, für sie eingetreten werden, einschließlich des Erhalts der Umwelt, denn die USA – als der Hauptschuldige an Kriegen und Waffenlieferungen – nehmen, wie ebenfalls schon gesagt, keine Fremden auf. Darum auch die teure Mauer nach Mexiko. – Aber auch die Kirchen sind gefordert tätig zu werden, Moslems, aber auch Europäer, zu Christen zu machen - und auch für den Umwelterhalt zu kämpfen. Wo bleibt sonst der Missionsbefehl?

Doch „Rechtsradikalismus und Ausländerkriminalität sind Gift für die Integration – beide gehören bekämpft", schrieb Matthias Iken in seiner Kolumne am 5./6. 1. 2019 im „Hamburger Abendblatt. Und dann bringt er Beispiele, wie Rechte die Ausländerkriminalität und Linke die rechtsradikale Gewalt instrumentalisieren. „Selbst denken", statt Konsum-Denken, schrieb ich im Kapitel 9. Alle Probleme sind gemeinsam lösbar. Man muss es nur wollen. Zusammen denken, wie die Probleme gelöst werden können, anstatt beispielsweise Anschläge auf politisch tätige tätigen, wie beispielsweise im Januar 2019 auf einen AfD-Politiker in Bremen.

Diese Beachtung der Wirklichkeit muss auch von den Menschen und den Wählern in Europa von der Politik gefordert werden. Beispielsweise könnte die SPD stolz darauf sein, ihren früheren Berliner Senator Sarrazin noch als Mitglied zu haben. Er zählt immerhin zu der ersten in der „Liste der 500" der intellektuellen Elite des Magazins „Cicero".

Wenn am 13. 2. 2019 (HA/dpa) nach Untersuchung der Bertelsmann-Stiftung aus Berlin gemeldet wurde, dass der deutsche Arbeitsmarkt angesichts der alternden Bevölkerung jährlich 260.000 Zuwanderer benötigt, davon rund 114.000 aus dem EU-Ausland und 146.000 aus Drittstaaten (wie auch Asylanten), dann werden die Ausländer mehr und Sarrazin hätte recht. Allerdings nannte Matthias Iken die Bertelsmann-Studie: „Studien aus dem Phantasialand," weil eben vieles anders läuft. Er schrieb u. a., „dass Einwanderung in den Arbeitsmarkt für ein Land klüger ist als eine Migration in die Sozialsysteme – und eine gesteuerte Zuwanderung besser als offene Grenzen."

Soweit „Phantasialand", denn leider bekommen die Deutschen, anders als die Ausländer aus den Drittstaaten, auch deshalb immer weniger Kinder, weil Ehepaare meistens beide arbeiten müssen, um ihre 1.000 bis 1.500 € an Miete aufbringen zu können. Denn die Grundsteuer wird meistens parallel zu den zu versorgenden Asylanten mehr.

Helfen Sie, wie Frau Petzold, den Asylanten, aber verlangen Sie auch Frieden in den Kriegs-Regionen, deren Kriege zu den Asylanten führten – und verlangen Sie auch, dass sie nicht kommen, um Hartz-IV mit großer Familie zu kassieren. **Verlangen Sie von den Abgeordneten, die Probleme zu lösen.** (www.bundestag.de/abgeordnete). Aber die Umweltprobleme und der Umwelterhalt sind noch wichtiger. Die Abgeordneten müssen immer tätiger werden. Für die Zukunft in Demokratie und Erde kämpfen.

Ein Beispiel der schlimmen Flüchtlingsgründe brachte T-Online am 14. 3. 2019:
Achter Jahrestag des Syrien-Konflikts" - Alles, an was ich mich erinnere, ist der Krieg" (avr, t-online.de). **2011 begann der Krieg in Syrien. Hunderttausende Menschen starben, Millionen sind auf der Flucht. Vor allem die Kinder leiden in dem Konflikt. Das sind ihre Geschichten:**
Als der kleine Yahya und seine Familie aus Syrien flüchteten, war es dunkel. So dunkel, dass sie kaum die Straße sich sahen. Bei jedem Schritt mussten sie aufpassen, nicht auf Gegenstände zu treten, die andere Flüchtlinge weggeworfen hatten. "Ich musste meine Schulbücher, Stifte und Farben zurücklassen, weil meine Mutter es mir gesagt hatte", sagt Yahya. "Sie sagte, es würde nicht lange dauern, bis wir zurückkehren. Aber jetzt sind es schon sechs Jahre." Yahya ist ein syrisches Flüchtlingskind. Heute ist er 13 und lebt in Zaatari, einem Flüchtlingslager in Jordanien. Seine Geschichte veröffentlicht das Kinderhilfswerk Unicef. "Alles hat sich geändert: „Meine Schule, meine Heimat, meine Freunde", sagt Yahya."

Damit es besser wird: Kampf um letzte Terror-Bastion: Hunderte IS-Kämpfer haben sich im syrischen Baghus ergeben. (Quelle: Reuters). – Am 14. 3. 2019.

Und dann noch das Beispiel: **44.000 Kinder in einem Flüchtlingslager:** Zaatari wurde 2012 errichtet. Heute zählt es knapp 79.000 Einwohner, darunter mehr als 44.000 Kinder, schreibt die Unicef. Das Kinderhilfswerk unterstützt den Aufbau des Camps, unter anderem förderte es den Aufbau sogenannter Makani-Zentren. Hier finden Kinder und Jugendliche unter anderem Bildungs- und Freizeitmöglichkeiten, darunter Computerräume und Sportgeräte. 13 Makani-Zentren gibt es laut Unicef in Zaatari, mehr als 7.000 Kinder werden so versorgt. Doch solche Zustände wie in Zaatari sind nicht der Standard für viele Flüchtlinge. Ein Bericht der Unicef zeigt: Viele syrische Kinder leben noch in lebensgefährlichen Verhältnissen – in und außerhalb Syriens.

Ohne diese Kriege gäbe es überall in der Welt keine Asylanten – und dann auch keine Rechten - oder sogar Moslem-Mörder wie am 15. 3. 2019 in Neuseeland. Denn am Anfang diese Kapitels hieß es: „**Gott verbietet den Mord. Das hat er Moses offenbart. Aber auch im Koran steht ganz klar an mehreren Stellen, dass man nicht töten darf.**" (Ahmed al Tajib am 4. 2. 2019 in Abu Dhabi beim Treffen mit dem Papst u. a. – wie schon eingangs geschrieben.)

Zuletzt wurde in dem genannten Abendblatt-Bericht „Die Frau, die in ihrer Freizeit 25 Flüchtlinge betreut," die Autorin Susi Petzold aus ihrem Vorwort zum Buch „Protokoll" zitiert: **Es geht um so viel, um alles, den Erhalt unserer Gesellschaft, unserer Gemeinschaft, der Demokratie – um Deutschland, um Europa.**"

Kapitel 12:
Klimaerwärmung, Flüchtlinge + Warnungen.

„Da ist die Schicksalsfrage des Klimawandels, die der Steuerung und Ordnung der Migration, da ist der Kampf gegen den internationalen Terrorismus."

(Die deutsche Bundeskanzlerin Merkel in Ihrer Neujahrsansprache2019.)

Am 12. 2. hatte im INSA-Meinungstrend die CDU 29,5 %, die SPD 15,5 %, Grüne 18,5 % und die AfD wegen der Flüchtlingskrise immerhin 14 %. (lt. Bild). Der Leitartikel des Hamburger Abendblattes lautete: „Reden hilft. Die neue CDU-Chefin tut gut daran die Flüchtlingskrise von 2015 aufzuarbeiten." Und auf der nächsten Seite hieß es dann: „Die CDU kämpft gegen ihr Trauma. Parteichefin Annegret Kramp-Karrenbauer versucht, einen Schlussstrich unter die Flüchtlingspolitik der Bundeskanzlerin zu ziehen." – Allerdings wird auch die Klimaerwärmung immer mehr Flüchtlinge, auch aus Afrika, nach Europa bringen.

Schon 2015 analisierte *Generalmajor a.D. Gerd Schultze-Rhonhof die politische Wirklichkeit und Zukunft in einem Brief an die Bundeskanzlerin Merkel. Beachtet wurde davon nichts. (Genauso wenig, wie möglicherweise von den Inhalten der Kapitel 13, 14 und 15 heute beachtet wird.) **Fast alles trat, auch bei der Asylantenflut, entsprechend dem Brief ein.** (Vielleicht wurde der Kanzlerin der Brief aber nicht ausgehändigt)

Weil sich, wie fast immer, keiner in Regierungen um die Warner kümmert, werden Parteien wie die Alternative für Deutschland, von vielen Bürgern gewählt, die damit ja nicht alle rechts sind. Herr Schultze-Rhonhof ist u. a.

Autor des Buches "Der Krieg der viele Väter hatte", Olzon editions.

(Der Offene Brief wurde der Zeitung REINBEKER von Harald Erichsen überlassen, der der Redaktion seinen Brief an Bürgermeister Matthias Heidelberg zur Kenntnis gab, siehe DR vom 28.9.2015 »Wir haben Angst«.) Der Brief fasst die Probleme der Asylantenflut und deren Ergebnisse zusammen.

Aber zuvor noch der Hinweis, dass auch andere auf die Asylanten-Probleme rechtzeitig hinwiesen. **Beispielsweise hieß am 17. 10. 2015 die Überschrift der Zeitschrift „FOCUS": „Braucht Deutschland einen ZAUN? Warum das große Willkommen uns überfordert. Wie sich die Kanzlerin Merkel immer mehr Feinde schafft."** –

Andererseits wurden die Asylanten auf dem Münchner Bahnhof mit Bananen und Willkommen begrüßt. Damals machte die Kanzlerin auch das, was die Bevölkerung wollte. Helfen! Nur wurden die Probleme und Asylantenmengen dann immer mehr. Und Sie werden durch die Klimaerwärmung vielleicht noch mehr. – Doch nun zum Brief

von Gerd Schultze-Rhonhof an die Bundeskanzlerin Angela Merkel

Sehr geehrte Frau Bundeskanzlerin,

Ich möchte nicht als ausländerfeindlich gelten. Habe ein halbes Jahr lang einem Armutsflüchtling ohne Gegenleistung ein Zimmer mit Bad gestellt, ihn an den Mahlzeiten der Familie teilnehmen lassen, ein Fahrrad geschenkt und ihn unfallversichert. Trotzdem meine ich, dass die jetzige, in Deutschland gewährte grenzenlose Gastfreundschaft gegenüber Migranten sinnlos ist, unser Sozialsystem und unseren sozialen Frieden zerstört, das bisher noch vorhandene Vertrauen unserer Bevölkerung in die Funktionsfähigkeit von

Parlament, Demokratie und Kommission der Europäischen Union im allgemeinen und die Fähigkeiten der hier politisch handelnden Funktionsträger im besonderen schwer beschädigt, wenn nicht gar bei Teilen der Bevölkerung völlig zerstört. Rund 50% Nichtwähler unter den deutschen Wahlberechtigten zeigen, wie weit dieser Enttäuschungs- und Entfremdungsprozess jetzt schon ohne den neuen Einwanderungsdruck gediehen ist.

Wir erleben derzeit sehenden Auges einen Zustrom von mehrheitlich nicht integrierbaren Migranten und Flüchtlingen nach Deutschland und einigen anderen Ländern Europas, der unsere Gesellschaft sprengen, unsere Demokratie als handlungsunfähig vorführen, unsere Kommunen auf Dauer in die Zahlungsunfähigkeit treiben und unser eigenes Volk langfristig auf seinem Territorium zur Minderheit werden lässt. Wir sind die tatenlosen Zuschauer des Beginns einer Völkerwanderung, die Sie als solche offensichtlich nicht zur Kenntnis nehmen. Sie, verehrte Frau Bundeskanzlerin, werden es durch ihre bisherige Konzeptlosigkeit und Unentschlossenheit vor unseren Enkeln mit zu verantworten haben, dass wir in wenigen Jahren Rassenprobleme wie in den USA, Banlieues, wie in Frankreich und rechtlose Stadtteile wie in England haben, wenn Sie der jetzigen Entwicklung weiter konzeptlos und ohne wirksame Taten zusehen.

Ich bitte sie deshalb dringend, zu erwirken,

– dass die Anwendung des Asylrechts wieder auf den im GG festgeschriebenen Kern zurückgeführt wird,

– dass der Rechts-Instanzenweg im Asylverfahren abgeschafft wird,

– dass die Asylverfahren afrikanischer Migranten in Nordafrika oder in den Herkunftsländern der Migranten abgewickelt werden,

– dass die Einwanderung per Schiff über das Mittelmeer nach australischem Vorbild unterbunden wird,

– dass Angehörige von Nicht-EU-Balkanstaaten und aus asiatischen Unruhe- und Armutsgebieten ihre Asyl- oder Einwanderungsbegehren nur an deutschen Vertretungen in ihren Heimatländern vorbringen können, und dass Angehörige dieser Staaten und Gebieten ohne positive Asyl- oder Einwanderungsbescheide bei illegaler Einwanderung sofort repatriiert werden,

– dass nur Asyl- und Einwanderungsbegehrende aus Kriegsgebieten wie derzeit Syrien wie bisher behandelt werden und

– dass die Einwanderung generell nach kanadischem Vorbild und deutschem Interesse gesteuert wird.

(Einzelheiten zu diesen Vorschlägen lesen Sie bitte auf dem letzten Blatt.)

Zur Begründung meines Begehrens lesen Sie bitte Folgendes:

Falsche Prognosen:

Die Ströme von Migranten, die in diesem Jahr auf Deutschland zukommen, wurden erst auf 250.000, dann auf 450.000 und nun auf 800.000 prognostiziert. Wie wir alle „die Politik" kennen, wird jede unangenehme Entwicklung nur scheibchenweise zugegeben. Zum Jahresende ist eine Realität von einer Million Migranten nicht unwahrscheinlich. Und in den kommenden Jahren ist nicht mit einem Abnehmen des Migranten-Stroms zu rechnen, weil die Bevölkerungsexplosion in Afrika und die Entfesselung von Bürgerkriegen rund um Kerneuropa kein Ende nehmen, und weil das überwiegend herzliche Willkommen in Deutschland und in Österreich einen unwiderstehlichen Sog auf weitere Millionen „Migranten in Warteposition" ausüben. Unablässig verbreitet sich die frohe Kunde der erfolgreich Angekommenen per Handy in Windeseile innerhalb der Auswanderungsländer und setzt neue Wanderer in Marsch.

Anfang einer Völkerwanderung:

Der jetzige Strom an Zuwanderern ist kein einmaliges und mit unseren bisherigen Gewohnheiten und Mitteln zu lösendes europäisches Problem. Und die großzügigen Gesten der deutschen und der österreichischen Regierung, ein paar Tausend in Budapest „aufgestaute" Migranten ins Land zu lassen, um das dortige Elend zu beenden, sind nicht, wie einige deutsche Minister geäußert haben, ein einmaliger Akt. Es wird ein Drama mit immer neuen Szenen geben. Das jetzige Drama ist der Anfang eines stets weiter anschwellenden Problems, der Anfang einer Völkerwanderung. Außerdem ist diese Völkerwanderung aus der Migranten-Sicht nicht in erster Linie ein europäisches Problem, weil die meisten Migranten ganz bewusst Deutschland und Österreich wegen ihrer Sozialsysteme und ihrer Ausländerfreundlichkeit ansteuern. Trotzdem können sich unsere Politiker bisher nicht zu einer grundsätzlichen und nachhaltigen Lösung des Problems durchringen.

Armutsbekämpfung:

Im Jahr 1962 habe ich auf einem Seminar im Auswärtigen Amt gehört, dass Westdeutschland die Armut der Welt durch Entwicklungshilfe am Entstehungsort bekämpfen werde. Das hat in Fernost und in Südamerika da ganz und dort weitgehend funktioniert. In weiten Teilen Afrikas sind die Lebensumstände heute aber bedrückender als damals. Im Jahr 1990 hat der UNHCR prognostiziert, dass die Flüchtlingsströme auf 50 Millionen Menschen pro Jahr anschwellen werden. Ich habe damals auf einer Parteiveranstaltung gefragt, wie Deutschland darauf reagieren werde. Die Antwort war: „Wir bekämpfen die Armut am Ort ihres Entstehens." Was die Politiker-Worte von 1962 und 1990 und heute zu dieser Frage wert sind, sieht man. Auch die jetzige

Einlassung eines deutschen Parteivorsitzenden, man brauche einen neuen Marshall-Plan für bedürftige Staaten, lässt außer Acht, dass Deutschland die Marshall-Hilfe zurückzahlen musste. Der Herr Parteivorsitzende hat aber dem Anschein nach wieder nur an geschenktes Geld gedacht.

Drei Migranten-Ströme:

Wir werden jetzt von drei Migranten-Strömen überrollt, aus Afrika, aus Kriegsgebieten und aus den südlichen Balkanländern.

Afrika:

Afrika hat einen jährlichen Bevölkerungszuwachs von 30 Millionen Menschen. Ein erheblicher Anteil dieser Menschen wird Jahr für Jahr nach Europa drängen. Je mehr Europa davon aufnimmt und je komfortabler der zeitweilige oder dauerhafte Aufenthalt in Europa erlebt wird, desto größer wird der Anreiz für immer neuen Migranten. Inzwischen brauchen Migranten nur noch am Südufer des Mittelmeers in See zu stechen, dann werden sie von den NATO-Marinen abgeholt und auf die europäische Seite des Mittelmeers transportiert. Sie, die Politiker, die das veranlassen, machen unsere Marinesoldaten damit zu „Schleppern und Schleusern" entgegen deren guter Absicht. Außerdem muss zur Kenntnis genommen werden, dass die Systemwechsel-Politik der USA, Großbritanniens und Frankreichs in den Staaten des Süd- und des Ostrandes des Mittelmeers erst die Tore für die Migranten-Ströme aus dieser Richtung geöffnet hat.

Insbesondere der illegale und unnötige Sturz des Gaddafi-Regimes in Libyen hat das zuvor verschlossene Tor vor Afrika weit aufgerissen. Es ist bemerkenswert, dass sich unsere Verbündeten USA und Großbritannien an der Bewältigung des durch die Destabilisierung Libyens entstandenen Migranten-Stroms nicht bzw. kaum beteiligen.

Je mehr Migranten wir über das Mittelmeer aufnehmen, desto größer werden der Anreiz für weitere Migranten, der Gewinn der Schlepper und die Zahl der Ertrinkenden. Die australische Regierung hat das gleiche Drama auf den Seegebieten vor ihrer Nordküste auf wirksame Weise beendet. Sie hat 2013 in allen Herkunftsländern Zeitungs- und TV-Anzeigen geschaltet und verkündet, dass Asylanträge nur noch in den dortigen Konsulaten angenommen und Bootsflüchtlinge generell zurückschickt werden. Und die australische Marine nimmt Flüchtlingsboote seither „auf den Haken", in Seenot geratene Migranten an Bord und fährt sie an die nächste Küste auf dem Gegenufer zurück. Nach kurzer Zeit ist kein einziger Bootsflüchtling mehr vor Australiens Nordküste ertrunken. Ich fordere Sie auf, auf ein derartiges Vorgehen aller EU Staaten im Mittelmeerraum zu drängen, Schiffe der Bundesmarine unverzüglich in dieser Weise einzusetzen und den anderen EU Staaten so voranzugehen. Und ich fordere Sie auf, die Asylanträge der afrikanischen Migranten, wie bereits vom Innenminister vorgeschlagen, in deren Heimatländern prüfen zu lassen.

Kriegsgebiete:

Auch die Flüchtlinge aus Kriegsgebieten kommen derzeit aus Territorien, an deren Destabilisierung ein Teil unserer Verbündeten mit offenen Kriegshandlungen, Geheimdiensten, Söldnern und Geldzuwendungen einen wesentlichen Anteil hat. Kriegsflüchtlingen muss zwar zeitweise Schutz und Bleibe geboten werden, aber nach den Kriegen sollten sie ihre Länder wieder aufbauen und dazu repatriiert werden. Jahrelanges Verbleiben in Deutschland, Asylanträge mit oft jahrelangen Gerichtsverfahren durch den Instanzenweg hindurch und sogenannte Abschiebehindernisse führen dazu, dass das für die Kriegsdauer gewährte Gastrecht von vielen Flüchtlingen zu einem Anspruch auf Dauerverbleib und ein leichteres Leben in Deutschland ausgenutzt wird.

Deutschland besitzt keinen Steuerungsmechanismus zur Auswahl dieser Zuwanderer, und unsere Politiker auf Länder- und Bundesebene besitzen offensichtlich nicht die Weitsicht für die Folgen dieses Zustroms für unser Sozialsystem und unseren sozialen Frieden und nicht den Mut, die Repatriierungen durchzusetzen. Schon eine Bürgerinitiative wohlmeinender und mitfühlender Flüchtlingsnachbarn gegen eine Abschiebung versetzt fast jeden Politiker in „Wähler-Angst". So verbleiben bei etwa 97% der abgelehnten Asylanträge 85% der Antragsteller trotzdem in Deutschland. Sie werden entweder geduldet oder sie tauchen unverzüglich unter. So verbleiben im familiären Rand nicht repatriierter Bürgerkriegsflüchtlinge in Summa auch massenweise nicht integrierbare und sozialhilfeempfangende Ausländer in Deutschland.

Südliche Balkanländer:

Eine dritte Gruppe sind derzeit die Migranten aus den südlichen Balkanländern. Es sind in der Regel Menschen mit dem verständlichen Wunsch nach einem materiell besseren und sichereren Leben. Solange sie in geringen Zahlen kamen, konnte unser Volk sie materiell versorgen, und es bestand eine größere Chance, sie in unsere Gesellschaft zu integrieren. Der jetzt auf Deutschland zurollende, ungebremste Migranten-Strom aus dieser Region sprengt zusammen mit den zwei vorgenannten Migranten-Bewegungen auf Dauer unsere Staats- und Kommunalfinanzen, zerstört den Bürgerfrieden in kleinen Städten, Ortschaften und in vielen Stadtteilen großer Städte und überfordert die Kapazitäten der Kommunalverwaltungen, der karitativen Einrichtungen und der freiwilligen deutschen Helfer.

Verpflichtungen:

So verständlich es ist, dass Menschen aus Überbevölkerungsgebieten, Kriegsgebieten, Katastrophengebieten und Herrschaftsgebieten mit eingeschränkten Bürgerfreiheiten bei uns in Nordeuropa Schutz, Asyl und bessere Lebensbedingungen suchen, so sehr gehört es zur selben Realität, dass sie auf Dauer von uns ernährt, untergebracht und versorgt werden wollen. Wir, das deutsche Volk, sind aber genauso wenig moralisch oder anders verpflichtet, wie z. B. Dänen, Tschechen oder Polen, die Aufbau- und Lebensleistung von uns und unserer Vorfahren bis hin zur Selbstzerstörung unseres Gemeinwesens und seiner politischen Kultur den Hoffnungen der Migranten zu opfern. Wir sind nicht verpflichtet, unsere materielle und kulturelle Substanz und unsere auf numerischer Überlegenheit beruhende Selbstbestimmung im eigenen Land auf Dauer an fremdstämmige Migranten-Mehrheiten abzugeben. Dabei ist nicht nur an die direkte Zuwanderung zu denken. Im Haus neben mir z. B. wohnt eine Migranten-Familie (ohne Deutschkenntnisse). Das Familienoberhaupt hat 11 Kinder, und eine seiner Töchter hat bereits 12 Kinder. Fast alle jüngeren Migranten bekunden außerdem, dass sie ihre Familien nachzuholen gedenken.

Gegenseitige Forderungen und Ablenkungsmanöver:

Deutsche Politiker auf allen Ebenen vom Europäischen Parlament bis zu den Gemeinderäten sind offensichtlich unfähig, die angesprochenen Probleme grundsätzlich, durchgreifend und nachhaltig zu lösen. Sie verlangen gegenseitig voneinander die Lösung der Probleme oder Hilfen dazu: mal soll es eine EU-Lösung sein, mal sollen es die Kommunen richten, mal der Gesetzgeber, mal soll der Bund mehr Geld geben, mal soll die freiwillig helfende Bevölkerung mehr leisten. Offensichtlich ist unser System nicht mehr dazu tauglich, Probleme dieses Ausmaßes in den Griff zu bekommen. Politiker und Medien überbieten sich stattdessen im Nebelkerzen-Werfen und Ablenken. Sie verweisen auf die Nützlichkeit zuwandernder Arbeitskräfte.

Der Versuch in einer mitteldeutschen Großstadt, aus 300 „Asylbewerbern" Kräfte für den Arbeitsmarkt zu gewinnen,

ergab 6 vermittelbare Zuwanderer, und der dänische Arbeit-
geberverband hat in diesem Frühjahr eingestanden, dass die
Integration von Migranten in den Arbeitsmarkt auf ganzer
Linie gescheitert ist. Zahlreiche Medien überbieten sich gegenseitig mit der Darstellung erfolgreicher Integrations-
Initiativen und suggerieren damit eine falsche Wirklichkeit.
Tausend gelungene Integrationsbeispiele bei einer Millio-
nenzuwanderung betreffen nur ein Promille der Realität.
Diese Medien versuchen hiermit, die öffentliche Stimmung
zu manipulieren. Andere Politiker und Medien preisen die
multikulturelle Vielfalt. Sie wissen offensichtlich nichts von
„Multikulti" in Belgien, im alten Serbien, in der Ukraine
und in Syrien, geschweige denn von „Multikulti" in mehreren Stadtteilen deutscher Großstädte. Die Geschichts- und
Landeskenntnis der deutschen Durchschnittspolitiker reicht
diesem Anschein nach nur zur Wiederholung anderenorts
schon gemachter Fehler.

Falscher Vergleich:

Manche Politiker kommen uns mit falschen Vergleichen, so
z. B. mit der Aufnahme der ostdeutschen Vertriebenen 1945
und 1946. Die damaligen Vertriebenen wurden samt und
sonders von Polen, Tschechen und Sowjets mit roher Gewalt aus ihrer Heimat ausgetrieben, in der sie trotz aller
Kriegszerstörungen sonst gern geblieben wären. Die Vertriebenen flohen auch nicht in ein reiches, „gelobtes Land",
um besser zu leben. Sie flohen in einen ebenfalls verwüste-
ten, verarmten Teil ihres eigenen Landes. Ihre Perspektive
ergab sich aus ihrer Integrationsfähigkeit, aus ihrem Fleiß
und ihrer Fähigkeit, das zerstörte Westdeutschland wieder
mit aufzubauen. Alles das ist bei der übergroßen Mehrheit
der heutigen Migranten nicht vorhanden. Es handelte sich
damals einerseits um die Flucht innerhalb des eigenen Landes und andererseits um die Aufnahme von Landsleuten.
Vielen deutschen Politikern und Medienschaffenden ist aber

offensichtlich das Empfinden für die Besonderheit einer Solidarität unter Landsleuten abhanden gekommen.

Beschimpfungen und mangelhafte Berichterstattung:
Die Mehrheit der deutschen Politiker und Medienleute lenkt mit der Beschimpfung von Kritikern und den Klagen über Ausländerfeindlichkeit vom eigentlichen Problem, der außer Kontrolle geratenen Massen-Zuwanderung, ab. Ausländerfeindlichkeit ist hässlich, aber verglichen mit der derzeitigen Problem-Massierung nur ein sehr bedauerlicher „Kollateralschaden". Zuwanderungskritik ist etwas anderes. Es fehlt das Reflektieren der Bedenken der Einwanderungskritiker. Sie werden in die rechtsradikale Ecke gestellt, „aus der Front der Demokraten" exkommuniziert, als „dumpfes" Pegida-Volk und „empathieloses Pack" beschimpft, des Populismus und des Rassismus bezichtigt, ihnen werden unberechtigte Ängste und Angstmache unterstellt, ihre Bedenken werden als „ideologischer Müll" bezeichnet oder sie werden anderweit verunglimpft und gemobbt. Es fehlt dagegen jegliche Berichterstattung über die nachbarschaftlichen Unverträglichkeiten, die oft in der Nähe größerer Migranten-Ansiedlungen bestehen.

Es gibt in den Medien keine Berichterstattung über die wirklichen Schwierigkeiten der Einfügung in die deutsche Gesellschaft. Es wird nicht über die Fälle von Angriffen und Beschimpfungen auf und von Polizei und Anwohner berichtet und nicht von Fällen von Vermüllung von Unterkünften und Straßen. Es gibt stattdessen entweder Schuldzuweisungen gegen deutschstämmige Deutsche oder Berichte über lobenswerte Beispiele deutscher Integrationshilfen. Die Realitäten dazwischen werden unterschlagen. Weiterhin wird manchmal falsch, manchmal manipuliert und nach meiner bisherigen Kenntnis nie richtig und umfassend über die Kosten informiert, die ein Migrant (vor seiner Anerkennung als Asylant oder bis zu seiner Ausweisung) pro Monat durchschnittlich den Steuerzahler kostet: an Lebensunterhalt, Unterkunfts-Sanierung, Miete, laufender Reinigung der Unterkünfte, medizinischer Versorgung, Fahrrad, Handy, Wäsche, Taschengeld, Sprachunterricht, Gerichtskosten, Übersetzer-Kosten, Betreuer-Kosten, Polizei-Einsatzkosten, zusätzlichen Planstellen für zusätzliche Lehrer und die Bearbeiter von Registrierungen und Asylanträgen sowie die Rückführungen usw.. In einer demokratischen Gesellschaft mit einer freien Presse hätte das längst offengelegt werden müssen. Dass dies nicht geschieht, erweckt den Anschein, dass alle Politiker Angst haben, Ihre Wähler darüber zu informieren und dass die Medien zu gewissen Themen über die Presse- und Fernsehräte gelenkt werden.

Zuwanderungskritik:

Die durch Beschimpfungen und Mediendruck nicht mehr öffentlich geäußerte Zuwanderungskritik entzündet sich vordergründig an dem zur Schau gestellten Verhalten etlicher Migranten. Sie hat aber auch eine grundsätzliche Dimension. Die vordergründige Kritik entzündet sich am unangemessenen Verhalten einiger Asylanten und in Deutschland verbleibender oder geduldeter Migranten. Es mag nicht häufig vorkommen, aber es „verbreitet" sich schnell auf dem Erzählweg. Ich nenne aufdringliches Macho-Verhalten, Missachtung von deutschen Frauen, z. B. Verhöhnung von Helferinnen, die den Toilettendreck der Migranten entfernen, Drogenhandel, Rempeleien und Schlägereien, überzogene Anspruchshaltung bei Behörden und Ärzten, mangelhafte Hygiene in den Unterkünften, das Verdrängen anderer Ethnien bis hin zur Drangsalierung deutschstämmiger Kinder in mehrheitlich migrantenstämmigen Schulklassen u.a.m..

Die grundsätzliche Dimension ist dagegen bedeutender. Es geht um den Charakter unseres Landes, die Identität, die Sitten und die Rechtsordnung unseres Volkes, um unsere politische Kultur und um unsere Selbstbestimmung als Gastgeber im eigenen Land. Weite Teile unserer Bevölkerung, wahrscheinlich eine Mehrheit der deutschstämmigen Deutschen, wollen ihr Land, ihre Identität und das Sagen im eigenen Land behalten. Diese Mehrheit will keine Auflösung der deutschen Nation in einer europäisch-asiatisch-afrikanischen Mischbevölkerung und keine Auflösung unseres Staats in einem Europa-Staat.

Das haben wir Jahrzehnte lang so gesehen, und das ist uns genauso lang von unseren Spitzenpolitikern versichert worden. Es hieß lange Zeit, dass die Bundesrepublik ein föderatives Europa anstrebt; von einem europäischen Staatsvolk und einem Europa-Staat war nicht die Rede. Aber bereits 1990 gab Herr Lafontaine aus seiner damaligen Ablehnung der deutschen Wiedervereinigung und seiner Ablehnung der damit verbundenen Stärkung Deutschlands die Gegenrichtung vor. Er sagte in einem Vortrag: „Wir wollen die Vereinigten Staaten von Europa. Deshalb müssen wir uns von dem völkisch orientierten Nationenbegriff lösen." Dahingegen bekundete der Vizepräsident der EU Kommission Sir Leon Brittan im Oktober 1996: „Der deutsche Bundeskanzler Kohl hat uns zugesagt, dass er keine Vereinigten Staaten von Europa anstrebt, und dass die Nationen erhalten bleiben." Drei Jahre später Bundespräsident Rau: „Eine Europäische Föderation wäre nicht darauf angelegt, die Nationalstaaten verschwinden zu lassen." (4.11.1999). Innenminister Schönbohm (Brandenburg): „Ich glaube, die Nation ist ein ganz wichtiger Identifikationsrahmen in der Geschichte, Schicksalsgemeinschaft, Staatsvolk, Kultur und gemeinsame Zukunftsgestaltung." (26.3.1999)

Die seit ein paar Jahren betriebene Vergemeinschaftung innerhalb der EU zielt aber eindeutig auf einen gemeinsamen Staat und auf eine Mischung der Landesbevölkerungen bis zum Verschwinden ihrer nationalen Eigenschaften und Identitäten. Der 2014, wie von lenkender Hand gesteuert, einsetzende Migranten-Strom verändert nun auch das Staatsvolk Deutschlands in einer Geschwindigkeit, die keine

Integration und Assimilation der Neubürger mehr zulässt. Nach ungefähren UNHCR-Prognosen und einer genaueren des Prof. für Militärdemographie, Heinsohn, am NATO Defense College (Rom) kommen bis 2050 etwa 950 Millionen Migranten aus Afrika und aus dem Nahen Osten auf Europa zu. Wenn sich ein Drittel davon in Deutschland ansiedelt, verändert das unser Staatsvolk von Grund auf. Pikanterweise erinnert dieser Prozess an eines der amerikanischen Kriegsziele von 1945, „Der Abschaffung der Reinrassigkeit in Deutschland".

Sie, Frau Dr. Merkel, sagen heute: „Deutschland und Europa werden sich verändern". Sie sagten aber noch im November 2004: „Die multikulturelle Gesellschaft ist gescheitert" Ihre Anpassung in dieser Hinsicht zeugt von Resignation oder von Prinzipienlosigkeit. Bitte verstehen Sie, dass ein großer Teil der deutschstämmigen Deutschen Ihren Sinneswandel nicht mit vollziehen kann und will. Viele Bürger wollen, dass sie, ihre Kinder und Kindeskinder der dominierende Bevölkerungsteil im eigenen Lande bleiben. Sie sehen in der anrollenden Völkerwanderung eine kalte Eroberung. Viele sind überzeugt, dass die Worte unseres Altkanzlers Schmidt der nahenden Realität entsprechen: „Wir können nicht mehr Ausländer verdauen, das gibt Mord und Totschlag."

Es gibt keine Vertretung der konservativen, das Staatsvolk und die Rechtsordnung bewahrenden Deutschen mehr in den Volksparteien. Diese Wählergruppe ist heute ohne Stimme, und sie gehört inzwischen mehrheitlich zu den Wahlverweigerern. Die deutschen Politiker sollten diesen Umstand in ihrem Willkommens-Hype nicht übersehen, so wie die vielen Wiedervereinigungsgegner von vor 1998 und die Mehrzahl der Medien die tatsächliche Stimmung für eine Wiedervereinigung falsch eingeschätzt haben. (Ablehnend: Lafontaine, Schröder, Bahr, Hans Jochen Vogel, Brandt, Bölling, Glotz, Steinkühler, Joschka Fischer, Jürgen

Schmude u.a.m.) Bitte verkennen Sie auch nicht, dass die hässlichen Gewalttaten gegen Migranten-Wohnheime nur die unschöne Spitze eines unter Wasser großen Eisbergs seriöser Sorgen sind.

Belastungen contra Bereicherung:

Regierung und Medien bemühen sich, der deutschen Bevölkerung den Zuzug von Migranten in großer Zahl als kulturelle Bereicherung, als Hilfen für den Arbeitsmarkt und als Ausgleich für den derzeitigen Bevölkerungsschwund anzupreisen und eine „Veränderung Deutschlands und Europas" wie etwas Positives erscheinen zu lassen. Es wird verschwiegen, dass diese Vorteile nur begrenzt zutreffen, und es wird vor allem völlig unterschlagen, dass der Zuzug von Migranten in großen Zahlen auch erhebliche Nachteile für die deutsche Bevölkerung und den deutschen Staat mit sich bringt, dies vor allem, wenn der Migranten-Zulauf weiter unvermindert anhält.

Es seien erwähnt:

– die Missstimmung in einer großen Zahl anderer EU Staaten über Deutschlands Vorpreschen mit seiner Migranten-Aufnahme und über den von ihm ausgeübten Druck zur Übernahme von Migranten nach einer Quote,

– das Bilden weiterer Parallelgesellschaften durch nicht gelungene Integration (Hierauf hat Brandenburgs Innenminister Schönbohm schon 1999 hingewiesen.),

– das Abgleiten weiterer Stadtteile in Zonen außerhalb deutschen Rechts und deutscher Polizeigewalt,

– der überproportionale Zuzug von in den Arbeitsmarkt nicht vermittelbaren Migranten bei unterproportionalem Zuzug von arbeitsmarkttauglichen Migranten,

– dadurch die Zunahme der Armen und der Armut in Deutschland,

– das Absenken der durchschnittlichen Pisa-Vergleichs-Ergebnisse für die Kinder der Wohnbevölkerung in Deutschland,

– die anwachsenden Sozialkosten und Transferleistungen in nicht abschätzbarem Ausmaß,

– dadurch zunehmende Belastungen für die öffentlichen Haushalte und deren erneute Verschuldung,

– die weitere Desintegration der deutschen Bevölkerung,

– das „Einwandern" von Antisemitismus und von ethnischen und religiösen Konflikten aus den Herkunftsländern,

– die Überlastung des Schulwesens,

an Sozialarbeitern, Angestellten der Arbeitsämter und Sozialbehörden, Betreuern, Sonderlehrern, Kita-Mitarbeiterinnen, Gefängnispersonal usw.,

– das Bilden eines neuen Großstadtproletariats aus arbeits- und beschäftigungslosen, nicht integrierten Migranten und abgelehnten, abschiebebedrohten und untergetauchten Asylbewerbern, deren hohe Erwartungen an Deutschland sich trotz eines anfangs herzlichen Willkommens nicht erfüllt haben,

– die verdeckten und leichteren Einreisemöglichkeiten für Extremisten und Terroristen und

– die Abwanderung qualifizierter Fachkräfte und von Akademikern aus „armen" Staaten, die aus Sicht der Herkunftsländer dort zu Fortschritt und Lebensstandart beitragen müssten. Dies wirkt der deutschen Entwicklungshilfe entgegen.

Zu der hier kritisierten Darstellung der Zuwanderungsfolgen durch Regierung und Medien muss man bemerken, dass die ganze Lüge bei der halben Wahrheit anfängt.

Asyl:

Nach Artikel 16a des GG genießen „politisch Verfolgte" Asylrecht in Deutschland und für abgelehnte Asylsuchende gibt es in bestimmten Fällen Abschiebeverbote. Soweit ergänzende Ausführungsbestimmungen, Gesetze und Urteile den Kreis der „politisch Verfolgten" erweitert haben, können diese Gesetze und Bestimmungen geändert werden und ergangenen Urteilen, auch des Bundesverfassungsgerichts, können in einer neuen Lage neue Urteile nachfolgen. Auch bei früheren, anderen Änderungen der politischen „Großwetterlagen" hat das Bundesverfassungsgericht das GG neu interpretiert und der Bundestag in Grundsatzfragen Kehrtwendungen gemacht, z. B. zu den Bundeswehreinsätzen im Ausland.

Durch den 2015 einsetzenden Massen-Ansturm von Migranten ist wieder eine neue Großwetterlage für Deutschland entstanden. Die Zahl der Asylanträge ist sprunghaft angestiegen. Zwei Drittel der abgelehnten Antragsteller gehen mit Berufungen in den oft Jahre dauernden Gerichts-Instanzenweg. Deutsche Gerichte können sich wegen der Überlastung nur noch unzureichend mit den Rechtsverfahren deutscher Parteien befassen. Hohe Prozess- und Dolmetscherkosten belasten den deutschen Steuerzahler. Die verursachte jahrelange Dauer der Asylverfahren führt in der Regel anschließend zur Aufenthaltsduldung der Antragsteller oder diese tauchen mit großer Mehrheit unter, um einer Abschiebung zu entgehen. Abschiebehindernisse sind oft nicht zu überprüfen oder sie sind fragwürdig.

Warum z. B. dürfen junge Eritreer, die ihren langen Nationaldienst im Heimatland nicht leisten wollen, nur deshalb nicht abgeschoben werden, weil sie bei Rückkehr dafür bestraft würden. Internetportale geben Argumentationshilfen für Asylanträge. Angaben über Herkunftsstaaten sind oft nicht zu verifizieren. Syrische Pässe werden gehandelt. So ist eine Grauzone um ein edles Grundrecht entstanden, in der deutsche Dienststellen für Asylverfahren und Gerichte jetzt und vorhersehbar in Zukunft überfordert sind. Politiker-Aussagen wie, „Asyl hat keine Obergrenze" oder „Wir wollen Asylrecht nicht verschärfen." Wir wollen freiwillig zurückführen" sind angesichts der Lageentwicklung weltfremd. Das Asylrecht soll, wie im GG formuliert, Bestand haben, aber die deutsche Asyl- und Abschiebe-Praxis müssen der neuen Lage angepasst werden.

Ich bitte Sie, eine Änderung der Gesetze und Bestimmungen zu erwirken, die den Kreis der anerkannten Asylanten wieder auf wirklich „politisch Verfolgte" begrenzt, wie das GG es vorsieht, eine Änderung, die Abschiebeverbote auf drohende Lebensgefahr begrenzt und Berufungen und Revisionen zu den Verfahrens-Erstentscheidungen ausschließt.

Europäische Lösung:

Eine nachhaltige Lösung, die inzwischen nicht mehr beherrschbare Völkerwanderung nach Kern-Europa zu beenden, muss eine europäische Lösung sein. Ein „Europäischer Verteilerschlüssel" für Migranten ist aber keine Dauerlösung für das eigentliche Problem. Er ist außerdem ein illegitimer Eingriff in die Souveränität der europäischen Staaten. Auch die bisherige, nachgiebige deutsche Haltung gegenüber der Migranten-Wanderung ist unter den 28 EU Staaten, wie sich zeigt, nicht konsensfähig. So wie ein deutscher EU Abgeordneter gefordert hat, dass Deutschland ein Vorbild als Aufnahmeland geben soll „und den anderen anbieten soll, sich anzuschließen", so fordere ich, dass Deutschland mit einer zukunftsfähigen, stringenten Haltung ein Vorbild für ein Unterbinden der Völkerwanderung setzt, das die anderen EU Staaten zum Mitmachen anreizt. Die erkennbare Tendenz unter anderen EU Staaten ist dazu bei Großbritannien, Frankreich, Polen, Dänemark, Estland, Lettland, Litauen, Tschechien, Slowakei, Ungarn, Slowenien, Bulgarien, Griechenland, Italien und vermutlich weiterer Staaten vorhanden.

Der damalige Bundespräsident Johannes Rau hat 1999 in einer bedeutenden Rede gefordert, die deutsche Europa-Politik solle sich auch an den Vorstellungen unserer europäischen Nachbarn orientieren. Heute fordert ein Landes-Ministerpräsident: „Nicht wir müssen uns von Positionen verabschieden, sondern die anderen." Ich neige Altpräsident Rau zu. Viele andere Regierungen mit schwierigen Erfahrungen mit Massenzuwanderungen aus ihren früheren Kolonien oder mit großen ethnischen Minderheiten sehen die auf sie zukommenden Probleme, die eine neue Zuwanderung für ihre Länder mit sich bringt, realistischer und äußern sie ehrlicher als die Mehrheit der deutschen Politiker. Deutschen Politikern ist eine Klarsicht in der Migranten-Frage nach ihren vielen Fehlprognosen und nicht eingehaltenen Versprechungen vor der Wiedervereinigung, vor der Einführung des Euro und zu Beginn der Griechenland-Finanzkrise nicht mehr zuzutrauen. Auch insofern ist der Vorwurf des ungarischen Ministerpräsidenten nicht unberechtigt, die Massenzuwanderung sei ein deutsches Problem. Deutschland hat seit vielen Jahren weltweit signalisiert, dass Zuwanderer willkommen sind, und zwar unterschiedslos.

Der augenblickliche Beifall des amerikanischen Präsidenten und des englischen Ministerpräsidenten zur plötzlichen Grenzöffnung für die in Ungarn „aufgestaute" Migranten-Menge belegt nicht das Gegenteil. Beide Präsidenten haben ein Interesse an einer weiteren Durchmischung und Desintegration der deutschen Bevölkerung und damit an einer Schwächung Deutschlands gegenüber ihren eigenen Staaten. Deutschland muss in der EU eine Vorreiterrolle für ein Unterbinden der Völkerwanderung übernehmen und nicht weiter auf eine EU Entscheidung warten.

Unzulängliche und ungeeignete Vorschläge:

Die augenblicklichen Bemühungen der Kommunen, Länder, des Bundes und der EU richten sich auf die Bewältigung der derzeitigen Migranten-Zuwanderung. Obwohl erkennbar ist, dass der heutige Migranten-Strom der Beginn eines Dauer-zustands ist, ist nirgendwo in der Politik ein Ansatz zu einer nachhaltigen Lösung des Problems zu erkennen. So gut wie kein Politiker zeigt bisher die Weitsicht und die Courage, unser neues Dauerproblem anzusprechen und nachhaltige Lösungen zur Beendigung der neuen Völkerwanderung vor-zuschlagen und sie anzustreben. Die nachfolgenden Vor-schläge aus den Reihen deutscher Politiker und Parteien sind allesamt untaugliche Versuche, das eigentliche Problem zu lösen und der offensichtliche Versuch, von ihm abzulenken:

– Quoten für die 28 EU Staaten lösen das Mengenproblem einer Völkerwanderung nicht.

– Die deutsche Forderung nach europäischer Solidarität ist nur minimal erfolgversprechend.

– Legale Wege für Migranten schaffen zwar eine humane Erleichterung für die, die unterwegs sind, und stören den Schleppern die Geschäfte, aber auch sie lösen das Mengen-problem der Migration nicht, sie verstärken es stattdessen.

– Ein „Beschäftigungs- und Ausbildungs-Korridor" aus dem Balkan nach Deutschland befreit uns nicht vom Zuwande-rungsdruck. Selbst wenn deutsche Arbeitsämter in den Her-kommens-Ländern die für den deutschen Arbeitsmarkt ge-eigneten Bewerber auswählen würden, kämen andere wei-terhin auf „illegalen" Wegen.

– Seenotrettung im Mittelmeer ist eine humanitär unum-gängliche Maßnahme, aber auch sie löst das Mengenprob-lem einer Völkerwanderung nicht. Sie verstärkt es eher.

– Deutsche Unterstützung Griechenlands und Ungarns bei der Aufnahme und Registrierung lindert zwar die Not der dort wartenden Migranten, aber sie verstärkt eher den An-reiz für weitere Migranten, als dass sie bremst.

– Die Vorschläge, bessere Aufnahmeeinrichtungen bereitzu-stellen, unserer Willkommenskultur zu stärken und Wohnungen für Migranten zu bauen, nehmen zwar den Druck von den angekommenen Migranten, aber sie erzeugen nur Anreize für immer neue Migranten.

– Mit der „ganzen Härte des Gesetzes gegen rechtsradikale Gewalttäter vorzugehen". Das ist eine Selbstverständlichkeit, aber keine Lösung des Problems.

– Auch der Vorschlag eines Parteichefs „Der Bund muss dauerhaft mehr Kosten übernehmen." wirkt angesichts der Lage ziemlich hilflos.

– Der Vorschlag eines Zuwanderungsgesetzes ist mindestens 30 Jahre alt. Dass wir keines haben, zeugt davon, dass die Parteien sich nicht einigen können, was sie damit bezwecken wollen.

– Ein Vorschlag der EU Kommission, 1,8 Milliarden Euro für Projekte in Afrika zur Verfügung zu stellen, um dort Not zu lindern, verschließt die Augen vor der dortigen Bevölkerungsexplosion und der Wirkungslosigkeit der vielen schon bisher dorthin transferierten Milliarden.

Vorwurf und Bitte

Was wollen Sie der deutschen Bevölkerung noch alles zumuten? Reichen die verspielten Milliarden für die Griechenland-Finanzhilfen und die meiner Meinung nach damit begangene Konkursverschleppung nicht? Ist Ihnen die Verkaufszahl für das Sarrazin-Buch „Deutschland schafft sich ab" mit 1,5 Millionen Exemplaren in kürzester Zeit keine Warnung gewesen? Wollen Sie die nachfolgenden Generationen in unserem Land noch mit weiteren Transferleistungen und Sozialkosten belasten? Schrecken Sie die rund 50% Nichtwähler nicht, die Ihnen bei jeder Wahl den Rücken zeigen? Wollen Sie Ihre politische Legitimation durch einen weiteren Anstieg der Nichtwähler-Prozente weiter untergraben?

ich bitte Sie dringend, zu erwirken,

– dass der Rechts-Instanzenweg im Asylverfahren abgeschafft wird, (In der Schweiz sind Asylverfahren in der
Regel binnen 48 Stunden abgeschlossen.)

– dass die Asylverfahren afrikanischer Migranten in Nordafrika oder in den Herkunftsländern der Migranten abgewickelt werden,

– dass die Einwanderung per Schiff über das Mittelmeer
nach australischem Vorbild unterbunden wird, (Australiens
Regierung hat in allen Herkunftsländern Zeitungs- und TV-
Anzeigen geschaltet und bekannt gemacht, dass Asylanträge
nur noch in den dortigen Konsulaten angenommen und
Bootsflüchtlinge generell zurückschickt werden. Die australische Marine nimmt Flüchtlingsboote „auf den Haken“, in
Seenot geratene Migranten an Bord und fährt sie an die
nächste Küste auf dem Gegenufer zurück.)

– dass Angehörige von Nicht-EU-Balkanstaaten und aus
asiatischen Unruhe- und Armutsgebieten ihre Asyl- oder
Einwanderungsbegehren nur an deutschen Vertretungen in
ihren Heimatländern vorbringen können, und dass Angehörige aus diesen Staaten und Gebieten ohne positive Asyl-
oder Einwanderungsbescheide bei illegaler Einwanderung
sofort repatriiert werden, und dass dies in den Herkunftsländern bekannt gemacht wird,

– dass nur Asyl- und Einwanderungsbegehrende aus
Kriegsgebieten wie derzeit Syrien wie bisher behandelt
werden,

– dass die Einwanderung generell nach kanadischem Vorbild und deutschem Interesse gesteuert wird, (Auswahl
nach jährlichem deutschem Zuwanderungsbedarf, deutschen
Sprachkenntnissen, Berufserfahrung und Bedarf am Beruf in
Deutschland, Bildungsstand und Alter. Australien und Dänemark haben ähnliche Aufnahmekriterien) und

– dass Sozialleistungen, außer Witwen- und Waisenrenten, für die im Heimatland der Migranten und Asylanten verbliebenen Familienangehörigen gestrichen werden.

Bitte schieben Sie das Problem nicht in Erwartung einer EU-einheitlichen Lösung vor sich her. Gehen Sie voran. Sie können sicher sein, dass sich viele EU Staaten schnell der vorgeschlagenen Regelung anschließen werden, und dass die sehr umstrittene europäische Quotenregelung damit bald obsolet sein wird.

Sie sind eine deutsche Politikerin und zuerst dem Wohle des deutschen Volks verpflichtet, und Sie sollten nicht versuchen, mit dem Drängen auf eine Quotenregelung schon wieder den „EU-Schwarzen Peter" in die Hand zu nehmen.

Mit freundlichem Gruß

Ihr

Gerd Schultze-Rhonhof

Kapitel 13:
Krank werdend in die Zukunft. Warum?

Durchsetzen: „Stopp 5 G"
(dies aus Freiburg, d. 9. 12. 2018, von Dr. med. Wolf Bergmann.)

Tabakwaren werden nur mit der Aufschrift **„Rauchen ist tödlich"** verkauft. Sie werden zusätzlich mit hohen Steuern belegt und immer ist in den Medien zu lesen, dass sie rund 10 Lebensjahre kosten. Trotzdem rauchen sehr viele Menschen – obwohl es in Apotheken Mittel dagegen gibt. Und zusätzlich sagte Prof. Stefan W. Schneider, der Direktor der UKE-Klinik für Dermatologie in Hamburg (Marc Hasse in HA 17. 1. 2019): „Rauchen wirkt für die Hautalterung wie ein Turbo." Nebenbei gesagt ist es auch für die Kinder schädlich, wenn die Eltern rauchen. Dazu am 15. 1. 2019 (HA/dpa) die Meldung: „Auch seltenes Passivrauchen ist schädlich für Kinder." Das ergab eine Langzeitstudie aus Finnland, „bei der 26 Jahre lang knapp 2500 Kinder rauchender Eltern auf Herz- und Gefäßschäden hin untersucht wurden. Kinder rauchender Eltern hatten ein viermal höheres Risiko, später an einer Verengung der Halsschlagader zu erkranken."

Zwei Professoren klärten bei Vorträgen in Hamburg sodann über **Demenz und Alzheimer** auf. Nach Prof. Gallinat sind 14 Prozent aller Alzheimer Erkrankungen auf das Rauchen zurückzuführen. Sodann wird zum Gehirntraining geraten (Verzicht auf das Navi) und zur maßvollen Ernährung „mit Gemüse, Früchten, Pflanzenölen, Fisch, Geflügel, Vollkorn und Milchprodukten." (Marc Hasse, 12. 2. 2019 HA) - Wegen der Schädlichkeit ist das Rauchen, wie fast jeder weiß, ja auch in fast allen öffentlichen Verkehrsmitteln und Lokalen nicht erlaubt.

Und außerdem: „Ein Zehntel des Mülls an der Ostsee sind Zigarettenkippen". So die Überschrift (HA/tki) der Meldung aus Berlin. „Weggeworfene Zigaretten vermüllen die Meere, Schaden Tieren und könnten in den Nahrungskreislauf gelangen. ..Während der Tabak unproblematisch ist, seien die Giftgemische in den Filtern umweltschädlich." Der Abbau dauert 2-3 Jahre. Die Zigaretten können über das Grundwasser in die Nahrungskette gelangen. Nach EU-Studie machen Zigaretten mit 19 % den größten Anteil von Kunststoffen in Meeren, wie der Ostsee, aus.

Und so geht es mit dem Spaß machenden krank werden weiter: Am 14. 2. 2019 schrieb Juliane Wellisch auf T-Online/W: „Gefährlich wie Zigaretten – Deshalb brauchen wir Schockbilder auf Süßigkeiten." Und dann schrieb sie, dass Zucker schlecht für unseren Körper sein soll, zumindest in den Massen, in denen er in Lebensmitteln und Getränken täglich auf dem Speiseplan steht. Diabetes, Herz-Kreislauf-Erkrankungen, ein erhöhtes Krebsrisiko nennt sie als erste Beispiele. – Also: fast kein Zucker mehr, weshalb es auch in England eine Zuckersteuer auf Softdrinks geben soll.

Am 13. 3. 2019 (HA/*lary*) hieß es dann sogar: „Dreckige Luft gefährlicher als Rauchen". Darunter war ein Auto-Abgasfoto mit der Unterschrift: „Luftschadstoffe lösen Atemwegserkrankungen aus." Das Max-Plank-Institut für Chemie und die Uni Mainz brachten eine neue Studie heraus, die das Risiko von Luftverschmutzung neu bewertete. Die Lebenserwartung wurde besonders durch Feinstaub um 2 Jahre gesenkt. Während die WHO nur 10 Mikrogramm Feinstaub als Höchstwert empfiehlt, ist der EU-Grenzwert 25 Mikrogramm. Darum gibt es hier auch 133 vorzeitige Todesfälle pro 100.000 Einwohner. Also, wie beim Rauchen, saubere Luft anstreben. – Wie im Kapitel 7 schon beschrieben.

Am 19. 1. 2019 brachte die Zeitung „BILD" auf der Hauptseite 3 große Fotos der Landwirtschaftsministerin Julia Klöckner, wie sie auf der „Grünen Woche" in Berlin als Foto des Tages Alkohol trank. „Prost". – **Leider kann auch Alkohol zur Sucht werden** und darf vom Autofahrer zuvor nicht getrunken werden. Denn auch zu viel Alkohol ist schädlich. Jeder 10te Beschäftigte hat ein Alkoholproblem (13. 5. 19HA). Aber viele denken: „Ein bisschen Spaß muss sein, dann ist die Welt voll Sonnenschein."

Es geht weiter mit den zu vermeidenden Schädlichkeiten. Das „Bille-Wochenblatt" brachte am 23. 1. 2019: **„Schimmelpilze in Räumen können für Menschen zu einer gesundheitlichen Belastung werden",** sagte Judith Meider, die Leiterin des auf Schimmelpilz spezialisierten Labors „Urbanus". „Sporen und Bestandteile der Pilze fliegen in Räumen herum und werden permanent eingeatmet. Bei erhöhter Raumkonzentration können Allergien die Folge sein." ‚Manchmal treten sogar Vergiftungserscheinungen oder pilzverursachte Infektionen auf.' - Schimmel gefährdet also die Gesundheit erheblich. Zwecks baulicher Zuvor-Vermeidung schrieb ich auch die E-Books: „HausWärmedämmung" und „Gesund wohnen, bauen und sanieren." Sowie das Portal: www.Bau-Information.de . Zum Entfernen siehe auch www.isotec.de .

Und weiter geht es mit anderen Umwelterkrankungen: Nach einer Studie, von der Prof. Jos Lelieveld, der am 17. 1. 19 (Lt. HA) dem ARD-Fernsehen berichtete **„sei der Feinstaub** (über den schon im Kapitel 7 berichtet wurde) **für etwa ebenso viele vorzeitige Todesfälle verantwortlich wie das Rauchen."** – „Als Hauptverursacher des Feinstaubs machen die Forscher des MPIC die Landwirtschaft aus, insbesondere die Massentierhaltung. Weltweit verursacht Feinstaub laut Studie rund 9 Millionen vorzeitige Todesfälle. Aus Gülle entweicht Ammoniak, das sich zu Feinstaub entwickelt." Der Präsident des Bauernverbandes hielt allerdings die „Todesfall Statistik" für „hochgradig unseriös". Also: Weniger Fleisch ist weniger Massentierhaltung und damit weniger Feinstaub. Zumindest aber weniger Klimaerwärmung, wie es z. B. im Kapitel 8 bezüglich Rindfleisch bewiesen wurde.

Die Menschen arbeiten also sehr oft an ihrem eigenen Untergang. Von den vielen Kriegen gar nicht zu reden. Im Kapitel 8 schrieb ich bereits von der Meldung über eine Studie der Oxford Martin-School (HA): „Weniger Rindfleisch, weniger Tote." **Ein Umstieg von Rindfleisch auf andere Eiweißquellen könnte die Zahl der ernährungsbedingten Todesfälle um bis zu 5 Prozent senken.** 2010 war allein die Rindfleischproduktion für rund 25 % aller Treibhausemissionen (ohne die Abholzung der Wälder etc.) verantwortlich. Und mit Wald für 40 Prozent.

Also: Ernähren Sie sich gesund. Darüber sprechen immer wieder viele Ärzte. So beispielsweise Prof. Lohse am 28. 1. 2019 (HA) in seinem „Vortrag - Ballaststoffe besonders wichtig für eine ausgewogene Kost. Auf XXL-Portionen verzichten." Die Ballaststoffe kommen überwiegend in pflanzlichen Lebensmitteln vor. Viele sind in Hülsenfrüchten, Möhren, Paprika, rote Beete und Kohl enthalten, in Gurken und Tomaten weniger, wegen des Wassers darin. Bei Getreideprodukten Vollkorn wählen.

Und weiter geht es jetzt mit dem ungesunden Spaß. **„Studie: Schon zwei Joints verändern das Gehirn."** War am 15. 1. 2019 eine Hauptüberschrift im „Hamburger Abendblatt". Und dann war zu lesen: „Bei jungen Cannabis-Nutzern können offenbar selbst kleine Mengen Einfluss auf

Denkvermögen oder Geschicklichkeit haben." Und „in den letzten 12 Monaten konsumierten knapp 7 Prozent der 12- bis 17-Jährigen Cannabis." Dabei können „offenbar selbst kleine Mengen Einfluss auf Denkvermögen oder Geschicklichkeit haben." Und es zeigte sich, „dass bereits ein oder zwei Konsumanlässe innerhalb der Pubertät zu Veränderungen im Bereich des zentralen Nervensystems führen können." – Also: Suchtmittel wie Cannabis auch nicht probieren.

Aber **„Shisha – Besuch mit Risiken und Nebenwirkungen. Die Bars und Lounges verbreiten sich mit rasender Geschwindigkeit. Sie locken auch kriminelles Milieu an und schaden der Gesundheit."** So die Überschriften am 1./2. 12. 2018 im „HamburgerAbendblatt". (von Christoph Heinemann und André Zand-Vakili). „In den Bars mischen sich Abiturienten und Kriminelle." Ein Beispiel wird dazu genannt: „Am vergangenen Sonntag stürmten Polizisten und Zöllner die Shisha-Lounge … Der Rauch steht dicht im Raum. Es sind rund 80 Personen anwesend, darunter 16 Jugendliche. Wenig später wird die gesamte Bar evakuiert. Messungen ergaben, dass die erlaubte Konzentration des giftigen Kohlenmonoxids mehrfach überschritten war. – Laut Experten hat der Besuch in Shisha-Bars gleich ein vierfaches Risiko. ‚Es hat zunächst alle unzähligen Schäden für die Gesundheit zur Folge wie normale Zigaretten', sagte Dr. Jan Löhler, Vorsitzender der HNO-Ärzte Schleswig-Holseins. „Hinzu kommt die Kohlenmonoxid-Konzentration im Raum. Zuletzt könne der Besuch in Shisha-Bars junge Menschen schnell verführen, dauerhaft zu Rauchern zu werden." – Und gleich unter dem großen Bericht über die heutigen Bars stand dann der Bericht über

„Das große illegale Geschäft. Immer mehr Banden produzieren in Kellern, Wohnungen und Lagerhallen – Millionenschaden für den Fiskus." Von den Herren Dinger,

Niewerth und Unger. Mit einem Foto (DPA) So sieht der Tabak aus, der (in Shisha-Bars) auf die Wasserpfeife gelegt wird. „Im Fokus der Fahnder mehrere Beschuldigte, unter ihnen auch Flüchtlinge aus Syrien und den Palästinensergebieten." ...In Cafés sitzen Studenten, junge Frauen und Männer, manchmal fas nur Männer aus türkischen oder arabischen Familien."

Der Leitartikel dazu vom gleichen Tage vom Redakteur Heinemann hieß: **„Kein bloßer Jugendtreff. Der Boom der Shisha-Bars wirft Fragen auf – auch zu Kriminalität und Integration."**

Vor dem nächsten Suchtmittel noch eine neue Lebensmittelwarnung: Aber am 9. 4. 2019 brachte die Zeitung „DIE WELT": **„Milch ist ein hochbrisanter Cocktail." Und darunter stand dann: „Weiß wie die Unschuld? Von wegen. Die Milch hat dunkle Seiten. Neuere Forschungen belegen, dass sie schwere Krankheiten wie Krebs auslöst."** Professor Bodo Melnik lehrt an der Universität Osnabrück Ernährungswissenschaft, Allergologie und Dermatologie sagte dazu im Interview (mit Elke Bodderas):

„Das Risiko hängt von der Dosis ab und von der Lebensphase, in der man Milch trinkt. ...Milch enthält Stammzellen, jede Menge Eiweiß und Botenstoffe, die das Zell- und Körperwachstum anregen." ...Milch kann „abhängig vom Alter des Konsumenten segensreich oder gefährlich sein.. **Wer Milch trinkt, dopt seinen Körper und regt ihn zum Wachstum am....Für Säuglinge ist Wachstum lebenswichtig. Bei Erwachsenen dagegen sind Substanzen, die Zellen zur Vermehrung anregen, mit Vorsicht zu genießen. Bei Männern ist der Zusammenhang von Milchkonsum und einem erhöhten Risiko für Prostatakrebs erwiesen. Bei Frauen wird ein erhöhtes Risiko für Brust-**

krebs vermutet. Außerdem wurden Inhaltsstoffe der Milch mit der Entstehung von B-Zell-Lyphomen in Verbindung gebracht, das sind aggressive Tumore des Lymphsystems. Umgekehrt scheint Milch das Risiko für Darmkrebs zu mindern. **An ungünstigen Nebenwirkungen kommen aber noch Akne, Fettsucht, Diabetes und Osteoporose hinzu, die mit Milchverzehr in Verbindung gebracht werden."**

Milch „enthält unter anderem Exosomen, das sind winzige Transportbläschen in Virusgröße, die von der Natur dafür geschaffen wurden, ihren Inhalt in verschiedene Regionen des Körpers zu transportieren, sogar bis ins Gehirn. Die Exosomen enthalten Mikro-RNA, das sind winzige Gensequenzen, die bestimmte Gene im Körper des Säuglings (oder des Kälbchens) regulieren - und unter anderem tumorunterdrückende Gene abschalten."

Auf die Frage: **„Es heißt, das Kalzium der Milch stärkt die Knochen. Gilt das etwa nicht mehr?" Die Antwort: „Beim Säugling schon. Milch ist extrem wichtig für das Skelettwachstum. Die Milch steuert den Knochenaufbau durch ein kompliziertes Wechselspiel von ...aufbauenden und abbauenden Zellen.**

Beim Erwachsenen verschiebt die Milch das Gleichgewicht ausgerechnet in die falsche Richtung und verstärkt die Bildung von knochenfressenden Zellen. Höchstwahrscheinlich bewirkt Milch deshalb genau das Gegenteil. Die Knochen werden brüchig, Osteoporose entsteht. Als Kalziumquellen eignen sich deshalb Joghurt, Käse, oder grünes Gemüse viel besser als Frischmilch.

Im Gespräch ergab sich weiter: Biomilch ist für Erwachsene gesünder, weil die Milch weniger Mikro-RNA enthält. Und dann schlägt der Professor vor: **„Milch gehört erhitzt oder gefiltert. Das ist zwingend zu empfehlen....Über 100**

Grad erhitzte Milch, wie die H-Milch, enthält keine wirksamen Mikro-RNA und Exosomen mehr.“

„Pharmaforscher übrigens sind von deren Effektivität (des Mikro-RNA) geradezu begeistert. Das Unternehmen Roche benutzt Milch-Exosomen, um Krebsmedikamente an verschiedene Regionen des Körpers zu bringen.“

Der Wissenschaftler sagte abschließend auf die Frage, ob er noch Milch trinkt, dass er keine Frischmilch mehr trinkt (sondern H-Milch wurde zuvor empfohlen). Er isst auch Käse oder Milchreis (zuvor wurde noch Yoghurt genannt) – Kleine Kinder also noch unabgekochte Bio-Milch. Und Erwachsene hoch erhitzte Milch, H-Milch – oder die Milch abkochen – alles in Bio.

Und nun wieder zu den heutigen Suchtmitteln:
Ein Hauptsuchtmittel ist heute das Smartphone oder das Handy. **„Schüler schlafen zwei Stunden zu wenig“** war dazu am 16. 1. 2019 eine Hauptüberschrift im „Hamburger Abendblatt“ (dpa). **„Eine Folge ist laut Studie gesteigerter Stress. Schuld am Schlafmangel sind oft Handys.“** Nach der DAK-Studie „fühlt sich die Hälfte der älteren Schüler infolge von Schlafmangel tagsüber erschöpft und müde.“ „Neunt- und Zehntklässler schlafen demnach mehrheitlich erst nach 23 Uhr ein.“ – Viele weitere Probleme werden noch aufgezählt. – Also: **Meistens ohne Handy oder Smartphone gesünder leben.**

Schon 1888 konnte Heinrich Hertz sehr schnelle elektromagnetische Schwingungen entdecken. Sie entstehen durch Entladungsströme, die in elektrischen Schwingungskreisen schnell hin- und herpendeln. Damit haben wir die elektromagnetischen Schwingungen. Die Veränderung der Schwingungsgeschwindigkeit wird nach dem Entdecker weltweit in Hertz gemessen. Der größte Teil dieser Schwingungen entstand durch die nachfolgende technische Entwicklung und Forschung des – im Vergleich zur Evolution - unglaublich kurzen Zeitraums der letzten 100 Jahre. Darum konnten sich die Lebewesen auch weitgehend an die geänderten Strahlungen noch nicht gewöhnen. Bezüglich ihrer Schädlichkeit gehen die Meinungen der offiziellen Wissenschaft mangels Erfahrung und objektiver Untersuchungen noch weit auseinander.

Die Leugnung oder Unwissenheit der Strahlungsschädlichkeit bringt immer mehr Kranke und Tote, wie im nachfolgenden Kapitel Ärzte an Beispielen berichten, und wie es auch der nachfolgende Bericht zeigt: So ergab die Auswertung der Krankenakten von 99 Radartechnikern der Bundeswehr, dass 69 von ihnen verschiedene Krebse entwickelt hatten (F. Ilse HA 7. 2. 01), weil sie vermutlich nicht ausreichend auf die Gefahren dieser Strahlung hingewiesen wurden. Anfang März 2004 (ap/HA 6. 3. 04) wurde von einem Prozess vor dem Bonner Landgericht gegen die Bundesrepublik Deutschland berichtet. Der Klägeranwalt Geulen schätzte in dem Bericht die Zahl der Radaropfer auf etwa 1000 und dazu einige 100 bei der NVA der früheren DDR.

Schon 1987 brachte die „Funkschau" in Heft 20 einen Bericht mit vielen Quellenangaben über die biologische Wirkung von Mikrowellen. Der Bericht begann mit dem Hinweis, dass menschliche Gehirnzellen mit sich veränderndem Kalzium-Ausstoß reagieren, wenn sie einer elektrischen Feldstärke von nur 1,94 mV/ ausgesetzt werden (von W. Bise 1978). Anfang 1991 bestätigte eine australische Untersuchung (SAD/HA 9. 2. 91), dass elektromagnetische Felder in der Nähe von Hochspannungsleitungen das Krebsrisiko von Kindern verdoppeln würden.

Am 26./27. 1. 2019 schrieb über die Kinder Frau Deutsch in der gleichen Zeitung: **„Wie man richtig lernt und behält."**

Und darin stand dann auch: **Wer ausgeschlafen ist, behält 40 Prozent mehr als andere.** Bei den genannten 7 wichtigen Regeln zum Lernen, wie immer wiederholen, lieber täglich 5 Vokabeln als einmal 25 lernen, stand dort etwas sehr wichtiges: „**Entferne dein Handy und ähnliche Geräte während der Lernzeit aus deinem Zimmer.**" Das wäre dann auch in der Schule beim Lernen wichtig. - In den Schulen wird heute dagegen meistens das Gegenteil angestrebt. Im Ausland wurde dies oft schon wieder abgeschafft.

Am 22. 2. 2019 wurde gemeldet (HA/mit/dpa): „Nach monatelangem Streit darf der Bund den Ländern 5 Milliarden Euro für die Digitalisierung der Schulen zahlen." Umgerechnet auf 11 Millionen Schülerinnen und Schüler sollen das rund 500 € pro Schüler sein. „Das Geld soll für die Ausstattung von Schulen mit schnellem Internet, WLan, elektronischen Tafeln (Whiteboards) Online-Lernplattformen, Lehrer-Fortbildung und Schüler-Workshops ausgegeben werden."

Also: Alle sollen krank und dumm werden, wie aus dem Inhalt des nachfolgenden Schreibens eines Mediziners zu lesen ist:

Der Mediziner Wolf Bergmann aus Freiburg schrieb zu diesem Thema **COMPUTER AN GRUNDSCHULE** am 4. 1. 2019 in „Badische Zeitung" zur Ratssitzung in March vom 28. 12. 2018 unter anderem:

„Es wäre schön, wenn wir an der Grundschule ohne Computer auskämen – das brachten eine Lehrerin und Räte laut BZ zum Ausdruck. Aus ärztlicher, neurobiologischer und erziehungswissenschaftlicher Sicht, wäre dies nicht nur ,schön', sondern dringend erforderlich.. Dafür gibt es wissenschaftlich unbestreitbare Gründe: Die mit der Digitalisierung der Schulen verbundene massive Dauerbestrahlung mit künstlichen gepulsten Mikrowellen (hier vor allem W-Lan) führt zu fortgesetzter Schädigung der natürlichen biologischen Regelkreise. Kinder sind dem besonders ausgeliefert: Zellschädigung durch oxidaktiven Stress, Immunschwäche, Brüche in der Erbsubstanz, Konzentrationsverlust, Verhaltensstörungen, Gedächtnisschwäche, Bahnung aller bekannten und unbekannten Krankheiten sind weltweit immer wieder wissenschaftlich bewiesene Folgen.

Für die gesunde Entwicklung des kindlichen Gehirns in den ersten Lebensjahren ist eine zunehmende Differenzierung der Nervennetze im Kortex lebensnotwendig, wodurch immer feiner werdende Verschaltungen in den Rindenfeldern des Gehirns angelegt werden. Voraussetzung für die Entwicklung von Eigenständigkeit, Denken, Planen und Problemlösungen, für Empathie und soziale und intellektuelle Kompetenz.

Wenn Computer in der Grundschulzeit das Lernen prägen, erleiden die reifenden Nervennetze durch Falsch- und Überstimulierung eine Notreife. Mit der Folge, dass alle oben genannten erhofften und für ein reifes und verantwortungsvolles Leben notwendigen Fähigkeiten genau nicht entwickelt werden können. Die dadurch entstehende Leere erzeugt ein unauslöschliches Verlangen nach mehr, verankert im Schaltkreis des sogenannten Belohnungssystems. Hirnphysiologisch eine opiumartige Sucht. Warum stimmen Eltern und Lehrer dann zu? Lernen geschieht durch Bewegung, Nachahmung, Erfahrung, Üben mit lebendigen Wesen, durch Vorbilder zum ,Anfassen'. Ich wünsche den Kindern in March – und allen Kindern – Eltern und Lehrern, die sich als Vorbild für die Zukunft der Kinder einsetzen und Zivilcourage zeigen, sich für eine humane Bildung einsetzen – und sich der ,Digitalen Bildungsoffensive`, widersetzten, (viel Erfolg)."

195

Und damit komme ich zur immer weiter ausgebauten und auszubauenden Strahlung für einen angeblich besseren Empfang, Darüber schrieb ich bereits im E-Book „Mobilfunk und W-Lan" mit vielen Ärzte-Zitaten. Im nächsten Kapitel dieses Buches nenne ich auch ein Fachinstitut, von dem ich über den nachfolgenden Fachartikel in „Der Tagesspiegel" vom Sonntag, dem 13. 1. 2019: **„Strahlendes Versprechen."** – informiert wurde. Der Bericht von Harald Schumann und Elisa Simantke und INVESTIGATE EUROPE beginnt mit: **„Die neue Generation des Mobilfunks soll bis zu 1000-mal mehr Datenvolumen übertragen. Doch hinter den großen Versprechen lauert möglicherweise erhöhte Krebsgefahr. Und die europäischen Regierungen wollen davon nichts wissen."**

Im Gegenteil: „Steinmeier (der deutsche Bundespräsident) forderte schnelles Internet auch auf dem Land. Der neue Mobilfunkstandart 5G soll bundesweit allen Bürgern zur Verfügung stehen." So die Überschrift vom 24. 1. 2019 (HA/dpa).

Am 13. 1. 2019 hieß es in der Sonntagszeitung von DER TAGESSPIEGEL aus Berlin außerdem auf der 1. Seite: **„Zweifel an 5G-Mobilfunk. - Der geplante europaweite Ausbau des Mobilfunknetzes der 5. Generation (5G) birgt große ökonomische und technische Risiken und stößt in einigen EU-Ländern auf erheblichen Widerstand.** Das Journalistenteam Investigate Europe berichtet, dass zudem eine wachsende Zahl wissenschaftlicher Studien darauf hindeute, die für den Mobilfunk genutzte elektromagnetische Hochfrequenzstrahlung könne die Gesundheit schädigen…." Diese Körperverletzung wird dann von Ärzten im Kapitel 15 beschrieben.

Die Frage **„was macht uns süchtig"**, beantworteten am 13./14. 4, im „HamburgerAbendblatt die Professoren Dr.

med. Thomasius und Dr. Tobias Effertz. Da hieß es: Es gibt viele Schulen an denen gedealt wird, auch die Cannabisprävention ist grottenschlecht. Es droht zudem, dass diese Substanz legalisiert werden könnte." Wegen ihrer Computersucht kommen Jugendliche in stationäre Behandlung. Den Eltern wird geraten 1 Tag offline und um 22 Uhr W-LAN abschalten. Sodann wird ein zunehmendes Suchtproblem auch bei Erwachsenen festgestellt. In Deutschland haben immer mehr Rehabilationskliniken für Menschen mit pathologischem Internetgebrauch eröffnet.

Wenn also alle tagsüber auf das Smartphone sehen, kann das schon pathologisch sein. Alle werden unnötig krank. Zusätzlich werden sie durch die Strahlung der immer stärker werdenden Mobilfunktechnologie noch kranker. Die folgenden Kapitel beweisen dies. Und am 26. 3. 2019 hieß die Überschrift (HA): „Zwischen 2007 und 2017 hat sich die Zahl der Krankschreibungen wegen psychischer Probleme mehr als verdoppelt."

„Süchtig nach Smartphone" beschrieb Susanne Gaschke am 8. 4. 2019 in „DIE WELT" aus Berlin aus dem Vortrag des Professors für molekulare Psychologie: Markett: „Die ‚sozialen Medien' üben eine extrem starke, neuroanatomisch nachweisbare Wirkung auf das Belohnungszentrum des menschlichen Gehirns aus. Dieses ...heißt *Nucleus accumbens* und ist indirekt auch für unsere Motivation, unseren Ehrgeiz und unseren Antrieb verantwortlich. Bei Menschen, die Facebook und WhatsApp exzessiv nutzen, wird dieses Gehirnteil intensiv stimuliert – und ist gleichzeitig signifikant kleiner als bei Gelegenheits-Smartphonisten. Man weiß noch nicht, ob die Leute Facebook abhängig werden, weil ihr Belohnungszentrum besonders klein ist, oder ob es schrumpft, weil sie andauernd sozialmedial bestrahlt werden. Für ihre Motivation verheißen allerdings beide Varianten nichts Gutes." – Im Mai 2019 wurde aus Augsburg gemeldet: „Vor allem den jüngeren Beschäftigten setzt Digitalstress zu."

Wenn der Professor den Probanden für einige Stunden das Gerät wegnahm, reagierten diese ähnlich Alkoholsüchtigen, auch mit einer erhöhten Konzentration des Stresshormons Cortisol. Die Softwarehersteller wissen von dem Suchtportal der ‚Nutzer" und setzen darauf, diese am Gerät zu halten um noch mehr Daten von ihnen abgreifen zu können. Und dann kommt ein wichtiges Ergebnis: „Das ist ethisch absolut fragwürdig. Und angesichts der Tatsache, dass in Deutschland fast 60 Millionen ein Smartphone benutzen, dass Studierende im Schnitt 100 Mal am Tag auf ihr Gerät schauen und es 50 Mal entsperren, dass der Durchschnittsnutzer zweieinhalb Stunden und der Jugendliche viereinhalb Stunden pro Tag (also 2-3 Arbeitstage pro Woche) mit einer Suchtmaschine verbringt, ist das Ganze eine hochpolitische Angelegenheit. Wie erhält man freien Menschen ihre Freiheit, wenn sie sich freiwillig in Gefangenschaft begeben….Der sogenannte Digitalpakt der Bundesregierung mit den Ländern, der bisher nur eine diffuse, industriefreundliche Fortschrittshuldigung ist, könnte hier eine echte Aufgabe finden."

Professor Dr. D. Manfred Spitzer leitet die psychiatrische Universitätsklinik und das Transferzentrum für Neurowissenschaften und Lernen in Ulm. Er muss es also wissen, die „Digitale Demenz", wie sein Buch heißt – oder sein Buch: „Die Smartphone Epidemie" mit „Gefahren für Gesundheit, Bildung und Gesellschaft".

Das Negative und gesundheitsschädliche, die „Gefahren für Gesundheit, Bildung und Gesellschaft", des Mobilfunks sind so umfangreich, dass ich dies in den folgenden Kapiteln beschreiben und zitieren will. Ärzte und andere Fachleute warnen darin auch die Verantwortlichen und den Bundestag eindringlich vor dem weiteren Ausbau mit G5, dabei wird auch vor der Verminderung der Demokratie gewarnt. Dies ist aber vielleicht gewollt – oder: „Nur noch Kopfschütteln über DIE DA IN BERLIN" schrieb der Chefkolumnist der Berliner BZ am 15. 4. 2019 in der Zeitung „BILD DEUTSCHLAND".

Am 17. 4. 209 fragte dazu der Kolumnist Hajo Schumacher im „HamburgerAbendblatt": **„Stirbt die Demokratie digital?"** – „Die schöne neue Welt kann in China besichtigt werden: Dort wird das ganze Leben zum Punktesammelspiel per Smartphone." Er schrieb, dass digitale Kommunikation Gräben eher zu vertiefen scheint und Emotionen über Fakten siegen. „Hat der digitale Fortschritt gar die Kraft, unser demokratisches System auszuhebeln, und zwar nicht, weil eine böse Macht unseren mühsam eingeübten Parlamentarismus unterwandert, sondern weil wir uns eines Tages womöglich freiwillig dafür entscheiden." – Soweit die Tatsachen.

Und am 24. 4. 2019 fragte der Kolumnist Hajo Schumacher in der gleichen Zeitung: „Macht das Internet klüger? Glücklicher, Attraktiver? Eher nicht, sagt einer, der es wissen muss". Und das war dann Professor Gigerenzer. Positiv sei nur: „In den USA sei die Zahl minderjähriger Mütter deutlich zurückgegangen." Digitales Treffen macht eben nicht schwanger. Schlafmangel, düstere Gedanken und schlechtlaunig vermehren sich in der Jugend. Nur Negatives wird vom „Kick mit dem Klick" berichtet.

Doch vor dem nächsten Kapitel noch die Gesundheitswarnung eines Medizin-Professors:

Prof. Karl Hechts Broschüre: **„Gesundheitsschädigende Effekte der Strahlung von Smartphone, Radar, 5G und WLAN"** ist die eindringliche Warnung eines Arztes vor den

Todsünden der digitalisierten Menschheit. Auf 82 äußerst lesenswerten Seiten wird jedem Leser unmissverständlich aufgezeigt, welche Gefahren wir mit der kritiklosen Anwendung der mobilen Kommunikation eingehen!

Die Broschüre von Prof. Hecht kann bei der Kompetenzinitiative herunter geladen werden: http://kompetenzinitiative.net/KIT/KIT/gesundheitsschaedigende-effekte-der-strahlenbelastung/.

Wenn sich die Regierenden und die Bevölkerung (bei den Wahlen) nicht um den Einhalt der Mikrowellenvermehrung bemühen, sind sie Schuld am Untergang des Lebens, denn auch dies ist „eine Frage von Leben und Tod". Stattdessen sagte der EU-Kommissar Günther Oettinger: Der Mobilfunkstandart 5G soll bis 2024 in Europa ausgebaut werden.

Wer nun neu baut, sollte vielleicht gleich sein Haus abgeschirmt bauen. Dazu kann er zur Beratung – evtl. über die Dr. Moldan Umweltanalytik, Am Henkelsee 13, 97346 Iphofen www.drmoldan.de, Baubiologen befragen und messen lassen. Außerdem W-Lan durch Leitungen ersetzen. Auch die Telekom macht dies.

Als Architekt habe ich früher die Häuser abgeschirmt gebaut. Aber viele wollen heute vor allem einen guten Empfang haben. Deshalb stellt z. B. die Firma Bauer, wegen der fehlenden Nachfrage, ihre E-Protekt Abschirmprodukte nicht mehr her. Aber Knauf macht noch die Gipskartonplatte La Vita für innen (Tel.: 01805/31-10 00 www.knauf.de), Linzmeier macht noch die LINITHERM PAL Wärmedämmung (Tel.: 07371/18060 www.linitherm.de) und KS protect macht auf besondere Bestellung abschirmende Kalksandsteine (Tel.: 09092/221 www.ks-protect.de).Siehe sodann auch unter www.forum-elektrosmog.de – www.bfs.de.de - www.handywerte.de . Nach Studie der

Universität der Bundeswehr in Neubiberg ist die Abschirmwirkung von Wärmeschutzgläsern und Aluminium sehr hoch.

In den folgenden Kapiteln 14 und 15 wird von den fast unglaublichen Schädigungen durch die Strahlung von Sendemasten, W-LAN und anderen Strahlungsgebern – wie zukünftig wohl auch besonders 5G – berichtet.

Allerdings soll sich, laut dem Bundesamt für Strahlenschutz (bfs), bei 5G die Reichweite verringern und die Strahlung dann auch. Sie soll nicht mehr so tief in den Körper eindringen. – So war es zumindest geplant.

Aber Freudenstadt soll lt. der dortigen Bürgerinitiative zum Testfels für 5 G werden. Hierzu schrieb (gem. Schr. der Bürgerinitiative Mobilfunk v. 29. 4. 2019 a. d. Bürgermeister): „Die Präsidentin des Bundesamtes für Strahlenschutz Dr. Inge Paulini zu 5G: ‚Hier haben wir noch wenige Erkenntnisse und werden mittelfristig weitere Forschung betreiben.‘ “ – „Nach dem Bericht sollen im Campus Freudenstadt Experimente mit der 5G Mikrowellenstrahlung durchgeführt werden.“

Auf Arte-Fernsehen gab es einen Bericht über Esmog und Elektrosensibilität:
www.diagnose-funk.org/publikationen/artikel/detail&news=1403

Kapitel 14:
Kommt das „Siechen im Mikrowellenofen"?

Negatives zu erfahren ist dann positiv, wenn man dadurch dieses Negative für sich und andere verhindern oder in Positives verändern kann.
(Hans-Jürgen Kiene 2019)

5G würde, nach nachfolgender Zusammenfassung, die Bürger und die Umwelt krank machen. – Schädlich ist nach Inhalt der später beschriebenen Ärztewarnung auch eine Digitaloffensive an Schulen. Dies alles ist aber gemäß Umweltverträglichkeitsgesetz gesetzlich unzulässig. Im nächsten Kapitel sollen dazu auch Möglichkeiten des Widerstandes aufgezeigt werden.

Meine umfassenden Informationen zu diesem Thema erhielt ich zum Teil von der schon genannten Dr. Moldan Umweltanalytik aus Iphofen in Süddeutschland. www.drmoldan.de . – Er schrieb z. B. auf seiner Website als Beispiel zu Beginn ein Beispiel aus der heutigen Zeit:

Als ich vor einigen Jahren zu einer großen, international tätigen Bank gerufen wurde, waren bei den Mitarbeitern in einem Gebäudetrakt Kopfschmerzen, Bluthochdruck und ständiges Unruhegefühl sowie überdurchschnittliche Krankheitstage vorhanden. Schon eine Schnell-Analyse zeigte eine unnötig starke Hochfrequenzbelastung, die anschließend eindeutig als Ursache identifiziert werden konnte. Die Lösung: Umstellen der Computer und Drucker von WLAN auf LAN (Netzwerkkabel) und Minimierung der Sendeleistung der Repeater für schnurlose DECT-Telefone.

Wir messen die IST-Situation, bewerten die Ergebnisse, suchen nach den Verursachern für ggf. erhöhte Belastungen und zeigen Ihnen Wege zur Reduzierung oder Vermeidung auf.

Die Ursachen für mangelnde Konzentration, reduziertes Leistungsvermögen oder häufige Krankheitstage sind immer wieder in den nicht sichtbaren Belastungen durch elektromagnetische Felder zu finden.

Typische Quellen sind: elektrische Wechselfelder an Schreibtischen mit Metallgestellen und Stromleitungen, dauersendende Schnurlostelefone und W-LAN-Router, magnetische Wechselfelder durch Trafostationen und Stromversorgungsleitungen.

Weitere Einflüsse können durch **Luftschadstoffe** und Ausdünstungen aus Baumaterialien sowie Bürogeräten entstehen.

Störender **Lärm** kann mannigfache Ursachen haben.

Wussten Sie schon, dass Arbeitsplatzuntersuchungen preiswerter sind als ein Krankheitstag eines Mitarbeiters?

Meine Philosophie lautet: Nicht zurück in die Steinzeit, sondern ein bewusster Umgang mit der Technologie!

Ich bin Sachkundiger zur Bewertung elektromagnetischer Felder an Arbeitsplätzen nach DGUV Vorschrift 15 (bisher BGV B11). Soweit die Praxis von Dr. Moldan.

Doch nun will ich zum Thema mit dem „Leben und Siechen im globalen Mikrowellenofen" aus einer Rede von Peter Hensinger vom 15. 10 2018 mit einer Zusammenfassung aller angeblichen Mängel von 5G zitierend beginnen (siehe auch www.oekologiepolitik.de):

Es beginnt mit 5G: Die 5. Generation des Mobilfunks. Das große Versprechen: endlich unvorstellbare Datenmengen in Sekundenbruchteile jederzeit und überall verfügbar. Alles ist mit allem vernetzt: Smartphone, Garagentor, Heizung, Kühlschrank, Auto, Kinder- und Schlafzimmer, Überwachungskameras, Wasserzähler Polizeistation, Werbeagentur, Ämter....Das Internet der unbegrenzten Möglichkeiten. Digitalisierung als Lösung aller Probleme

5G: Was es dazu braucht: Hunderttausende neuer Funkmasten (alle 100 m), Milliarden neuer funkender Endgeräte, Tausende neue Satelliten, extrem hohe Sendeleistung, Strahlenintensität aller Masten und Endgeräte, gepulste Mikrowellen.

Und was es u. a. bedeutet:

- **Vollständige Durchstrahlung der gesamten Atmosphäre und des gesamten Lebensraumes innen und außen mit extrem lebensfeindlicher gepulster technischer Mikrowellenstrahlung hoher Intensität. Verlust an Lebensenergie und Siechtum für alles Leben auf dem Planeten.** (Menschen, Tiere, Insekten, Bäume....) Es gibt kein Entrinnen. *(Siehe auch Internationaler Wissenschaftlicher- und Ärzte-Appell: „Stopp von 5G auf der Erde und im Weltraum. An die Vereinten Nationen, die Weltgesundheitsorganisation, die Europäische Union, den Europarat und die Regierungen aller Nationen."* https://www.5gspaceappeal.org/)
- **Rasante Beschleunigung der Erderwärmung und Klimaveränderung durch großen Hitze- und CO2-Ausstoß der Superrechner** (Schon heute in Polarnähe aufgestellt wegen der Wärmeentwicklung mit katastrophalen Klimafolgen.) Klimaveränderung durch Veränderung der elektrischen Ladung der Atmosphäre.
- **Sprunghafter Anstieg des Energieverbrauchs. Schluckt alle Einsparbemühungen. Schon heute übersteigt der Energieverbrauch der Mobilfunktechnologie die gesamte regenerativ erzeugte Energie.**

- Vollständige Erfassung von persönlichkeitsbezogenen Merkmalen. Erstellung von Bewegungsprofilen, Erfassen der Konsumgewohnheiten, Interessen, politischen und sonstigen Betätigungen. Big Data für die Konzerne, Polizei und Geheimdienste.
- Vollständige Überwachung und Manipulierbarkeit.

Und aus Freiburg kommen am 9. 12. 2018 von Dr. med. Wolf Bergmann noch folgende Wahrheiten:

- Mit der weiteren Digitalisierung Verstärkung von Verbindungsverlust, Kompetenzverlust sozial, emotional und intellektuell. Sucht und Abhängigkeit für alle Altersgruppen.
- Besonders dramatisch: die Digitalisierung des Bildungswesens von Kindergärten und Schulen. Wissenschaftlich immer wieder erwiesen und uralte Lebenserfahrung. Kinder brauchen für eine gesunde Entwicklung Kontakt, Bewegung, Spielräume.
- Die frühe „Erziehung" mit digitalen Medien führt zu Notreife des Gehirns, sinkenden IQ, Verlust von Mitgefühl und sozialer und intellektueller Kompetenz. *(Siehe Prof. Teuchert-Noodf (Neurobiologe, Hirnforschung). Die Digitalisierung verbaut unseren Kindern die Zukunft.)* www.aufwach-s-en.de .
- Ressourcenverbrauch von Unmengen von „seltenen Erden" (Koltan u. a.). Noch mehr Kriege, noch mehr Umweltzerstörung, noch mehr Anhäufung von giftigem Schrott.

Und dann hieß es: Die langfristige Schädigung des Lebens durch die künstliche Mikrowellenstrahlung unterscheidet sich nicht von der Wirkung künstlicher radioaktiver Strahlung.

Wir müssen uns entscheiden – Aufstehen für eine zukunftsfähige Welt.

Zum Zukunfts- + Gesundheitserhalt: „Stopp 5 G"
Dazu siehe Kapitel 17: Für den Zukunfts- und Gesundheitserhalt.

Überall sollen dann 5G-Antennen errichtet werden.
Aber bereits heute sind so viele Strahlungen vorhanden.
Mit den Ergebnissen:

- **Je näher am Mast, umso mehr Neurologische Erkrankungen, Leukämie, Krebs.** – Internationaler Appell „Stopp 5G…"

- **Insektensterben:** In den letzten 30 Jahren sind 75-80 % der Insekten verschwunden. Insekten reagieren besonders empfindlich auf Änderungen des elektromagnetischen Feldes. Ulrich Warke: „Bienen, Vögel, Menschen – Die Zerstörung der Natur durch Elektrosmog. Heft 1. der „Kompetenzinitiative zum Schutz von Mensch, Umwelt und Demokratie." (www.kompetenzinitiative.net). Dazu hieß es am 14. 3. 2019 (HA/dpa):

- **„Drei Viertel der Deutschen beobachten Insektenrückgang."** „79 % der Bevölkerung fordern verbindliche Regelungen zum Schutz der Insekten. Knapp drei Viertel (72 %) geben an, dass sie in ihrer Region einen Rückgang der Tiere beobachteten. Das ergab eine Umfrage im Auftrag des BUND. Der forderte schnelle Fortschritte beim Insektenschutz.

- **WLAN-Studienrecherche 2018-1**: Isabel Wilke: „Biologische und pathologische Wirkungen der Strahlung von 2,45 GHz auf Zellen, Fruchtbarkeit,

Gehirn und Verhalten." In „umelt-
medizingesellschaft" Heft 1/2018.

- **SmartCity**: Überwachung, Klimakiller, Elektrosmog. „kompakt" Nr. 03/2018 www.diagnose-
funk.org .

- **Ärzte fordern WLAN-Verbot in Kindertagesstät-
ten und Schulen.** „kompakt" 01/2018.

- **Smartphones & Tablets schädigen Hoden, Sper-
mien und Embryos.** „brennpunkt Febr. 2016
www.diagnose-funk.org

- **Baumschäden durch Mobilfunkstrahlung erkennen.** „kompakt" 04/2017 (In meinem E-Book „Mobilfunk und W-Lan habe ich das dargestellt und fo-
tografiert.)

**Überall wird gegen 5G opponiert. Doch kümmert dies
vielleicht viele genauso wenig, wie der Brief im Kapitel
12, deren Nichtbefolgung erst den Zuspruch für die AfD
ermöglichte.**

Einige Links zu Widerständen gegen 5G:

- **Internationaler Appell: Stop von 5G auf der Erde
und im Weltraum:** www.raum-und-zeit-com/r-z-
online/top-aktuell.html .

- **Die neue Technik: extreme Strahlenbelastung direkt in Menschennähe ohne Entrinnen:** Schwei-
zer-Fernsehen:
https://www.youtube.com/watch?v=o13-1Us-Scl

- **Britischer Geheimdienstexperte:** 5G wird die
Menschheit (Menschlichkeit, Humanität) verwüsten.
But Those Behind it Are Above The Law! -
https://www.youtube.com/watch?v=MnArQm2Bxo4

- **Totalkontrolle + Überwachung bereits heute:** Indien und China.

- **Die Digitalisierung verbaut unseren Kindern die Zukunft.** Prof. Teuchert-Noodt.
  http://www.aufwach-s-en.de/wp-content/uploads

In einem nachfolgenden Brief kommen von dem um die Zukunft und Gesundheit besorgten Dr. med. Bergmann noch Mitteilungen, die ich nachfolgend z. T. wiedergeben möchte:

Mit der ungeheuren Propagandawelle zu 5G und zur heilsbringenden Digitalisierung wächst auch die Wachheit für die Gefahren:

Nach unermüdlicher Aufklärungsarbeit 2er Frauen in Michelbach an der Bilz hat der Gemeinderat es abgelehnt, der Telekom für einen neuen Mast Gelände zur Verfügung zu stellen. In der Beschlussvorlage des Bürgermeisters war die gesundheitliche Gefährdung ausschlaggebend für die Ablehnungsempfehlung. Zugleich wurden alle Bürger aufgefordert, der Telekom kein Privatgrundstück zur Verfügung zu stellen.

Weitere Nachrichten dazu bei <www.diagnose-funk.de> im aktuellen Newsblog. Daraus z.B. diese beiden Nachrichten:

In Pfullendorf ist ein Mobilfunkmast nicht erwünscht: "Eine klare Absage hat der Gemeinderat in seiner Sitzung am Dienstag dem Aufbau von Mobilfunkstationen durch die Deutsche Telekom erteilt."
s. https://www.schwaebische.de/landkreis/landkreis-sigmaringen/pfullendorf_artikel,-mobilfunkmasten-sind-in-der-gemeinde-nicht-erw%C3%BCnscht-_arid,10997467.html

Dr. med. Bergmann schrieb: Am Samstag, d. 26.1. (2019) hat der Südwestrundfunk (SWR 4) ein Interview mit mir zu 5G ausgestrahlt. Ich finde es selbst sehr gelungen. Hier kann der Mitschnitt gehört werden: http://www.wolfbergmann.de/IntWolfBergmannSWR_4.MP3

Auf dem 3tägigen Landesärztekongress Stuttgart in der vorigen Woche mit sehr großer Ausstellung hat Diagnose-Funk einen attraktiven Stand gehabt. Viele gute Gespräche haben gezeigt, dass zumindest unterschwellig ein großes Unbehagen besteht gegenüber 5G und den damit verbundenen Eingriffen in das gesamte Leben und viele dankbar waren für Aufklärung und weitere Aktivitäten.

Die beste Nachricht für mich wäre, wenn sich alle Kräfte auf ein gemeinsames Vorgehen für die Durchsetzung "Stopp 5G" zusammenschließen würden und für eine groß angelegte konzertierte Aktion dazu alle Kräfte mobilisieren würden. Dazu kann ja schon mal jeder ein großes kreatives Brainstorming beginnen!

Ganz herzliche Grüße aus Freiburg von Dr. med. Wolf Bergmann
www.wolfbergmann.de

Nicht verschweigen will ich „STRAHLENDE INFORMATIONEN" der Wiener Ärztekammer von bereits 2015. Ich will daraus etwas verkürzt die 10 medizinischen Regeln (Handy = auch Smartphone) übermitteln:

So wenig und so kurz wie möglich telefonieren. Unter 16 Jahren möglichst überhaupt nicht. - Abstand halten. Freisprecheinrichtung oder Headset nutzen - Handys nicht am Körper positionieren, vor allem Schwangere nicht. Männer nicht in der Hosentasche. Bei elektronischen Implantaten wie Herzschrittmacher äußere Rocktasche, Rucksack oder

Handtasche. - Nicht in Fahrzeugen telefonieren. Ohne Außenantenne ist die Strahlung im Fahrzeug höher. - Beim fahren nicht SMS oder Handy verwenden: Gefahr und verboten. - Möglichst über Festnetz telefonieren. Internet und alles über Kabel. Schnurlostelefone vermeiden. Öfter offline gehen. - Weniger Apps=weniger Strahlung. - Benutzung an Orten mit schlechtem Empfang (Keller, Aufzug) vermeiden. - Das Handy steigert die Sendeleistung und Strahlung. Lieber dann Headset verwenden. - Beim Kauf auf möglichst geringen SAR-Wert, sowie einen externen Antennenanschluss achten. – Soweit die Warnungen der Wiener Ärzte.

Das Bundesamt für Strahlenschutz www.bfS.de warnt aber auch vor Strahlenschutz bei Mobiltelefonen. Als Vorsorge werden auch die Spezifischen Absorptionsraten (SAR) von Handys angegeben. Vor allem in der Medizin und in Berufen wird vor Strahlung gewarnt. Dazu gibt es ein Strahlenschutzregister. Dazu gibt es auch noch den: www.service.bund.de/Content/DE/DEBehörden/B/BfS/Bund

Und nun wieder zu 5G:

Ideen mit viel Strahlung zur Verwirklichung von 5G werden nachfolgend kurz beschrieben:

Der Hersteller von Outdoor-Gehäusen Berthold Sichert will 5G-Antennen in Festnetz-Multifunktionsgehäuse aus Polycarbonat integrieren, die Funkstrahlung nicht abschirmen. Das berichtet die Wirtschaftswoche unter Berufung auf die Unternehmensführung. *"Wir bringen 5G auf die Straße"*, sagte Geschäftsführer Julian Graf von Hardenberg der Wirtschaftswoche.

Die Verwendung der Multifunktionsschränke als Kleinzellenstandort ist keine neue Idee. Hier lassen sich die Kleinzellen aller Frequenzen verbauen, üblicherweise ab 1.800 MHz, 2.100 MHz, 2.600 MHz und 3.x GHz bis zum C-Band. *"Dreieinhalb Jahre haben wir daran gebastelt, jetzt ist die Serienproduktion angelaufen. Wir haben erfolgreiche Testläufe mit Ericsson gemacht"*, sagte von Hardenberg Golem.de. Grundsätzlich könnten Antennen von jedem Ausrüster eingesetzt werden, man sei hier neutral.

"Mit unseren Netzbetreiber-Partnern denken wir Infrastruktur neu und unsere traditionellen Stadtmöbel bieten heute Lösungen für die Smart City, wie W-LAN und 5G-Hotspots", erläutert von Hardenberg in einer Selbstdarstellung beim VATM (Verband für Telekommunikation und Mehrwertdienste).

Genug Gehäuse sind vorhanden: Die Vetoring-Ausbaupläne der Deutschen Telekom sehen vor, dass die Zahl der Multifunktionsgehäuse bis zum Jahr 2020 auf 200.000 steigt.

"Multifunktionsschränke sind eine gute Ergänzung im Rahmen unseres Mobilfunkausbaus", erklärte die Telekom der Wirtschaftswoche. *"Sie ersetzen aber keine anderen Varianten wie zum Beispiel den kontinuierlichen Ausbau der großen Sende-Standorte."*

Die Bochumer Telekommunikation Mittleres Ruhrgebiet (TMR) baut kommunales Glasfasernetz für bislang unterversorgte Stadtgebiete auf. Hier kommen Verteilerschränke von Sichert zum Einsatz. Die ersten 100 Standorte seien so ausgewählt, dass sie sich auch für 5G-Antennen eignen. *"Sie bieten genug Platz, um die Antennen mehrerer Mobilfunkbetreiber einbauen zu können"*, sagte ein TMR-Sprecher der Wirtschaftswoche. Das Unternehmen gehört den Stadtwerken und Sparkassen.

Quelle: https://www.golem.de/news/berthold-sichert-5g-fuer-die-telekom-aus-dem-berliner-multifunktionsgehaeuse-1901-138907.html?utm_source=nl.2019-01-23.html&utm_medium=e-mail&utm_campaign=golem.de-newsletter

Da China bereits führend bei 5G zwecks Überwachung aller ist, wollen China-Firmen auch in Europa mit die ersten sein:

Nachfolgend dazu meine Info von claus.scheingraber@kabelmail.de Gesendet: Samstag, 26. Januar 2019 - 14:38. **Die Zukunft mit 5G:**

Der chinesische Weltmarktführer Huawei für Mobilfunk prognostiziert folgende technische Möglichkeiten für 5G. Die jüngsten Äußerungen des CEO Ken Hu vom 21.11.2018:

Stuttgart soll zur Modellregion für den 5G-Ausbau, der fünften Generation des Mobilfunks, werden. Das hat zur Konsequenz, dass in der Großregion Stuttgart tausende neue Sendeanlagen gebaut werden sollen, in ganz Deutschland sollen es nach Schätzungen des IT-Portals Golem 600.000 neue Mobilfunkstandorte sein (https://www.golem.de/news/huawei-wie-5g-aufbau-mit-weniger-neuen-antennen-funktionieren-soll-1811-137840.html). Der Aufbau der 5G-Infrastruktur für die SmartCity, das Internet der Dinge und das autonome Fahren geschieht ohne Technikfolgenabschätzung und ohne Berücksichtigung der Studienlage zu den Risiken der Strahlung von 5G für Mensch, Tiere und die Natur. Deshalb hat sich die Bürgerinitiative Stuttgart West an den Oberbürgermeister Fritz Kuhn und die StadträtInnen mit einem Offenen Brief gewandt mit der Aufforderung, vor einer Entscheidung unsere Fragen zu den Risiken von 5G, sowohl über den Energieverbrauch, das Überwachungspotential und die Elektrosmog-Verseuchung zu beantworten. Solche Anfragen, mit denen die Gemeinderätinnen und Gemeinderäte auch gleichzeitig über die Problematik informiert werden, sollten in jeder Kommune gestellt werden. Der Brief steht auch auf der Homepage der BI zum Download: http://mobilfunkstuttgart.de/fragen-an-ob-kuhn-zum-ausbauvon-5g-mobilfunk-in-der-region-stuttgart/

5G ist gebrauchsfertig und wird tiefgreifende Veränderungen verursachen. Aber es gibt noch Hemmnisse, gegen die Regierungen etwas tun müssen, meint Huawei CEO Ken Hu...

Ken Hu prognostiziert 5 grundlegende Änderungen, die 5G bringen wird:

1. 5G wird die Konnektivität in eine Plattform verwandeln. 5G erlaubt allgegenwärtige, nahtlose und unbegrenzte Konnektivität für alle Menschen und alle Dinge.
2. Alles wird online gehen. Im Moment sind die meisten Dinge standardmäßig offline, und die meisten elektronischen Geräte sind nicht verbunden. Mit 5G wird online und verbunden zu sein zum Standard für alles.
3. Die Welt wird in die Cloud gehen. Die mit 5G aufgeladene Cloud bietet eine enorme Rechenleistung mit blitzschnellen Übertragungsgeschwindigkeiten und nahezu Null Verzögerung. Damit ist Intelligenz auf Abruf (Intelligence on Demand) für jeden und überall verfügbar.
4. Geräte werden neu definiert. Mit KI-Unterstützung für Geräte, Netzwerk und die Cloud werden Geräte von Plug and Play zu Plug and Think übergehen. Sie werden Benutzer besser verstehen und in der Lage sein, unsere Bedürfnisse aktiv vorherzusagen, nicht nur passiv. Sie werden auf Befehle reagieren und mit uns auf natürlichere Weise interagieren.
5. Das Erlebnis wird nahtlos verlaufen. Bei bestehenden Netzwerken ist unsere Online-Erfahrung von einem Szenario zum anderen fragmentiert. Wenn alle Dinge online und Cloud-basiert sind, fließen Erlebnis und Inhalte nahtlos durch Zeit, Raum und Geräte – für ein wirklich ganzheitliches Erlebnis über alle Szenarien hinweg.
https://www.searchnetworking.de/news/252452938/5G-

Aber stimmen die Verheißungen überhaupt? Und welche Risiken sind damit verbunden? Diesen Fragen ist das Journalisten-Team Investigate Europe nachgegangen und auf erstaunliche Widersprüche gestoßen. Nicht nur ist völlig unklar, ob sich die geplanten Milliarden-Investitionen jemals rentieren werden. Zudem birgt das Vorhaben ein enormes Risiko, das die Verantwortlichen totschweigen, während es immer drängender wird: Eine wachsende Zahl von Studien deutet darauf hin, dass die für den Mobilfunk genutzte elektromagnetische Hochfrequenzstrahlung die menschliche Gesundheit schädigen kann, indem sie etwa Krebs erzeugt oder den männlichen Samen schädigt.

Die zuständigen Institutionen von der Weltgesundheitsorganisation über die EU-Kommission bis zum deutschen Bundesamt für Strahlenschutz überlassen es jedoch einem kleinen Kreis von Insidern, die Grenzwerte zum Schutz der Bevölkerung festzulegen. Doch dessen Mitglieder blenden viele unbequeme neue Erkenntnisse aus.

Für den flächendeckenden Ausbau braucht es zigtausende Sendeanlagen. 5G würde den „Elektrosmog", wie ihn Kritiker nennen, noch erheblich verstärken. Weil die neue Technik mit sehr hohen Frequenzen operiert, ist deren Reichweite deutlich geringer als bei den bisherigen Antennen. Für die Füllung der oft beklagten Funklöcher taugt sie nicht. Aber sie vervielfacht die Zahl der nötigen Funkzellen. Darum errichtet etwa die Telekom allein im fünf Kilometer langen Teststreifen in Berlin-Schöneberg derzeit gleich 71 neue Sendemasten. Kommt es zum flächendeckenden Ausbau, wird das zigtausende zusätzliche Sendeanlagen erfordern.

Mit „der Implementierung von 5G drohen ernste, irreversible Konsequenzen für den Menschen", warnen mehr als 400

214

Mediziner und Naturwissenschaftler in einem jüngst veröffentlichten Appell für einen Ausbaustopp der 5G-Technik, darunter auch der langjährige deutsche Umweltpolitiker und Biologe Ernst-Ulrich von Weizsäcker. „Wir wissen nicht sicher, ob die mobile Datenübertragungstechnik gesundheitliche Risiken mit sich bringt, aber wir können es auch noch nicht ausschließen", erklärt er.

Daher müsse die Politik „darauf bestehen, dass die Gesundheitsrisiken, die mit der allgegenwärtigen Hochfrequenzstrahlung für mobile Geräte verbunden sind, untersucht werden, bevor wir die gesamte Bevölkerung immer höheren Werten der elektromagnetischen Felder aus dieser Technologie aussetzen".

In den USA gibt es die dort registrierte „Bioinitiative". Auch deren 29 Professoren und medizinische Forscher aus elf Ländern repräsentieren alle benötigten Disziplinen wie die Krebsforschung, Molekularbiologie und Epidemiologie, und sie veröffentlichten einen Gegenbericht zur einer gegenteiligen ICNIRP-Position:

„Die biologischen Effekte der Mobilfunkstrahlung verhindern, dass der Körper geschädigte DNA heilt und führen zu einer geringeren Widerstandsfähigkeit gegen Krankheiten", schreiben die Autoren unter Berufung auf mehr als 1000 wissenschaftliche Veröffentlichungen. Das könne die Stoffwechsel- und Fortpflanzungsfunktionen tiefgreifend beeinträchtigen. Nach Meinung des schwedischen Onkologen Lenart Hardell, einem der Leitautoren, haben Studien mit mehreren tausend befragten Handynutzern zudem „bewiesen, dass die elektromagnetische Hochfrequenzstrahlung das Risiko für Hirntumore erhöht".

Also: Heißluftballons oder undurchdachte Schnellschüsse von den Regierenden. Und fast alle Tiere und Menschen werden krank. Bei Hitler rief die Mehrheit „Heil

Hitler!" Und heute ruft vielleicht noch die Mehrheit: „Digital, 5G" gleich Strahlung überall.

In DER TAGESSPIEGEL vom 13. 1. 2019 wurden unter dem Bericht: „Strahlendes Versprechen" Frequenzen von Strahlungen aufgeführt, zu denen ich noch einige hinzufüge. Die Frequenzen werden in Hertz (dem Erfinder) gemessen: 1 Hz = 1 Schwingung/Sekunde.

Zuerst Niederfrequenz in Hertz (Hz): UV-Licht (von der Sonne) 3 Petaherz. - Sichtbares Lampenlicht 425 – 750 Terahertz. - Hochspannungsleitung +Netzspannung 50 Hertz (Hz). - Energiesparlampen 50 Hertz bis 1 Megahertz. - Laptops 2 Megahertz (MHz) -

Dann Hochfrequenz: Mobilfunk 20– 60 Megahertz - 5 G Mobilfunk 100 Megahertz - UKW-Radio 88 – 108 Megahertz. - TV-Sender 54 – 700 Megaherz - Mobilphone 800 Megahertz –2600 MHz(2,6 GHz) - W-Lan, Mikrowelle 2 Gigahertz (GHz) -Internet (WIFI) 2,4 und 5 Gigahertz - 5G – Smart-Technologie 3,4 – 3,8 und 22 – 25 Gigahertz - W-Lan 5 Gigahertz - Radar 1 – 100 Gigahertz - Röntgenstrahlung 300 Petahertz (ionisierend –radioaktiv) - Radioaktive Strahlung 30 Exahertz (ionisierend – radioaktiv).

Unter den verschiedenen Frequenzen wird dann in Feldstärke gestrahlt. Z. B. in V/m. Ich habe mich daraufhin auf den Weg gemacht. Draußen waren es 0-5, nahe Sendemast 45, im Bus 0-5, im U-Bahnhof 6, in der U-Bahn 8-300 und in der Innenstadt 6-200 mV/m. Also große Schwankungen. In den öffentlichen Verkehrsmitteln sendeten dann 5 bis 20 mit ihrem Handy. –

Soweit, doch wieder nicht so gut, denn wenn dann der Mobilfunk-Normal neben dem 5G-Mobilfunk, neben dem TV-Sender, neben dem Mobilphone, neben W-Lan und das Internet zusammen kommen, dann sind dies auf Dauer bald so viel wie die ionisierende Röntgenstrahlung, um viele krank zu machen, schon die Kinder in den Schulen sollen dies werden – und auf dem Kreuzfahrtschiff sollte man sich nicht neben dem Radar aufhalten. Also: Spaß ist oft ungesund, wie schon das Vorkapitel aufzeigte.

Kapitel 15:
Körperverletzung durch Verantwortliche?

*§ 223 StGB (1) Wer eine andere Person körperlich miss-
handelt oder an der Gesundheit schädigt, wird mit Freiheitsstrafe bis zu fünf Jahren oder mit Geldstrafe bestraft.
(2) Der Versuch ist strafbar.*

(So das deutsche Strafgesetzbuch (StGB) zur Körperverletzung)

**Dr. Spaarmann schrieb in einem Brief an die Bundes-
tagsabgeordneten die schlimme Situation der heutigen
Kommunikation. der deshalb Licht als Alternative zu
den gesundheitsschädlichen Mikrowellen beschrieb.**

Daraus zunächst ein Auszug. Es beginnt mit:

Die Situation.
Wir sind heute wie nie zuvor von einem Chaos technischer
elektromagnetischer Wellen umgeben, das keiner mehr im
Griff hat. Am wenigsten die Verantwortlichen. Inzwischen
reagieren mehrere Prozent der Bevölkerung (mit steigender
Tendenz) darauf mit körperlichen Allergien (EHS Elektrohypersensibilität); 30 % der Bevölkerung sind zumindest
beunruhigt – und das mit Recht. Aber verzichten möchte
keiner auf die Bequemlichkeiten der Technik, im Gegenteil,
es ist eine Sucht nach mobiler Kommunikation entstanden –
für die Industrie ein willkommenes Goldeselstreck-Dich-
Szenario, eine Neuheit jagt die andere. Die Regierungen
wissen nicht, was sie tun sollen...." (Das war alles im Online-Flyer vom 23. 2. 2019 der NRZ.)

**Und dann der offene Brief an die Mitglieder des Deut-
schen Bundestages:**

Dazu schrieb zunächst die Zeitung:

Liebe NRhZ-Leser/innen,

Sie können Ihrerseits, wenn Dr. Spaarmanns Beitrag Sie überzeugt hat, seinen offenen Brief gern ebenfalls – mit Ihrer Adresse als Absender – an Ihre lokalen Bundestagsabgeordneten bzw. an die Fraktionen im Bundestag senden.

Ihre NRhZ-Redaktion – Und dann kamen die Adressen der Fraktionen:

CDU/CSU – fraktion@cducsu.de , **SPD** – buergerservice@spdfraktion.de **Grüne** – info@gruene-bundestag.de , **FDP** – fraktion@fdp.bundestag.de , Die LINKE – fraktion@linksfraktion.de

Dr. Stefan Spaarmann

Sehr geehrte Damen und Herren,
ich wende mich an Sie wegen der Folgen des gegenwärtig äußerst fahrlässigen Umgangs mit Mikrowellen, aber auch anderer technischer Funkstrahlung und elektromagnetischer Felder für die Volksgesundheit und die Umwelt, und wegen der damit verbundenen horrenden Energieverschwendung. Die heute praktizierte, angeblich moderne Technik der mobilen Kommunikation in all ihren Schattierungen erfüllt zwar die induzierten Wünsche der Konsumenten, aber sie ist genau so wie die „digitale Dividende" entgegen anderslautender Beteuerungen veraltet, weil die Art der physikalischen Signal-Übertragung Mensch und Umwelt generationenübergreifend schadet. Das zeigt die Praxis, und das zu ignorieren oder zu verdrängen ist kurzsichtig.

Ich wende mich deshalb an Sie zweitens wegen der ungenügenden Förderung des einzigen Ausweges aus diesem Dilemma, der Nutzung der optischen Nachrichtentechnik für die mobile Nachrichtenkommunikation. Licht ist als Datenträger leistungsfähiger und unser alle unverzichtbares Lebenselixier. Technische Funkwellen sind unseren Sinnen weitgehend unzugänglich, es gibt keine rechtzeitigen Warnsignale. Technisch steht diese Technik am Ende ihres Entwicklungszyklus wie dereinst die Dampfmaschine.. Sie genügt nicht den künftigen Anforderungen. Wireless Optics ist ein technisch unverzichtbarer und gesundheitspolitisch vernünftiger smogfreier „grüner" Ausweg für die Kommunikation. Hier bahnt sich ein revolutionärer Wandel an.

Absprachen, eine wissenschaftlich überholte Gesetzgebung und gefällige Auftrags-Wertungen von Wissenschaftlern, die ihre Hausaufgaben in Quantenphysik nicht gemacht haben, blockieren noch den Paradigmenwechsel im Umgang mit nichtionisierender Strahlung. Dadurch fehlen geschäftlich Anreize für innovative Aktivitäten des unternehmerischen Mittelstandes. Die 26. Bundesimmissionsschutzverordnung muss völlig novelliert werden, sie ist wegen der unwissenschaftlichen Grenzwertfestsetzung eine Innovationsbremse. Sie wurde auf Grund vermeintlicher wirtschaftlicher Interessen und einer Physik des 19. Jahrhunderts formuliert und passt nicht mehr in unsere Zeit. Sind die Bremsklötze entfernt, wird es weltweit einen derart starken Aufschwung der allumfassenden Kommunikation geben, dass man das nur als technische Revolution bezeichnen kann.

Länder wie Korea, Japan, Vereinigte Staaten, England sind uns bereits weit voraus, wenn es um eine landesweite Glasfaserinfrastruktur bis hin zum Kunden geht. In diesen Ländern treiben große Firmenkonsortien die Entwicklung der mobilen Kommunikation mit Licht voran. Wo aber bleicht Deutschland, das im universitären Bereich gute Voraussetzungen hat? Hier müssen wir einen Sprung nach vorn machen und endlich mitmischen. Es bieten sich einmalige Chancen im Hightech-Wettbewerb der Nationen an, die nicht zu nutzen äußerst unklug wäre. Wollen wir uns im internationalen Wettbewerb weiter auf ein wenig Standartisierungsaufgaben beschränken und ansonsten auf den Reimport dieser Zukunftstechnologie warten, oder wollen wir unsere Vorteile wahren und voran gehen?

Ich bitte Sie, widmen Sie diesem Thema Aufmerksamkeit und fordern Sie von der Regierung Rechenschaft. Neben der ökologischen Wende zur Energieerzeugung steht heute die ökologische Wende der Kommunikation auf der Tagesordnung. Hören Sie sich bitte nicht nur die Argumente der Lobby der konservativen Industrie an, sonder auch die der Lobby von Gesundheit und Umwelt. Bitte unterschätzen Sie nicht länger dieses verstreute und brachliegende Humankapital und den dort versteckten Ideenreichtum.

Gez. Dr. Stefan Spaarmann.

Soweit der großartige Brief:
Licht – unser unverzichtbares Lebenselixier, - und die Schädlichkeit der Mikrowellenkommunikation. Weil nämlich zukünftig alles auch mit dem völlig unschädlichen Licht gemacht werden könnte. Und einige Länder das schon fast erforscht haben.

Stattdessen werden in Deutschland immer mehr Menschen, Bienen und Insekten am weiteren Ausbau der Mikrowellen gemäß der Kapitel 13 und 14, evtl. sogar mit 5G, krank werden oder auch sterben.

Und am 19. 3. 2019 hieß eine Zeitungsüberschrift: „Alle Klassen in Hamburg erhalten schnelles W-LAN. Digitaloffensive: Schulsenator will 13.200 Unterrichtsräume schon bis Ende 2020 mit drahtlosem Internet ausstatten."

Ein Ergebnis des Gesundheitsverbrauchs durch die Digitalisierung war am selben Tag in derselben Zeitung zu lesen: „Schikane durch Cyber-Mobbing betrifft immer mehr Jugendliche. – Fast jeder vierte Jugendliche wird im Netz schikaniert" - das www.buendnis-gegen-cybermobbing.de listet Beratungsstellen in der Nähe (gegliedert nach Postleitzahlen) auf. Dies alles gegen die im Vorkapitel gebrachten Warnungen dagegen.

Nun noch eine Mitteilung aus der Schweiz: Erstellt: Donnerstag, 31. Januar 2019:

UN-Generalsekretär Antonio Guterres gibt sich unwissend über Funkstrahlung (EMF - elektromagnetische Felder) und deren gesundheitliche Risiken. Tatsächliches Nichtwissen oder bloß vorgespielte Ahnungslosigkeit?

Eine seiner Mitarbeiterinnen wies aber ausführlich auf die Problematik hin und forderte ihren Chef auf, alles in seiner Macht Stehende zu unternehmen, um die Einführung der nächsten Mobilfunkgeneration (5G) zu stoppen und die bereits krankmachenden WLAN- und Mobilfunksender in den Gebäuden der UNO wieder zu entfernen.

Allerdings sagen die nicht in Universitäten, sondern beim Staat oben beschäftigten immer wieder: „Die meiste Strahlung erhalten wir vom Handy." So die Überschrift vom 24. 4. 2019 im „Hamburger Abendblatt." Wie es die Strahlenschutz-Präsidentin Inge Paulini über möglich Risiken beim Mobilfunk im Interview sagte. Dazu sagte sie dann: „Das Handy sollte nicht über längere Zeit sehr nah am Körper gehalten werden, wenn es sendet. Beim Telefonieren sollte man ein Headset benutzen….Sowohl beim Kauf als auch bei der Benutzung sollte daher auf die spezifische Absorptionsrate, kurz SAR, geachtet werden. Je niedriger die SAR-

Werte sind, desto weniger Strahlung geht von dem Handy aus." (0,5 bis 2,0 SAR – Werte auch im Internet. Das Handy strahlt nur, wenn es sendet.) Soweit die Fachfrau. Sie sagte aber auch: „Eltern sollten möglichst die Zeit begrenzen, in der die Kinder telefonieren oder das Handy am Ohr haben." – Übrigens: Handy = ca. Smartphone.

Die vielen Arztberichte werden beim Bundesamt für Strahlenschutz wohl nicht gelesen. Wohl auch nicht die folgende Petition an den Bundestag.

An den Deutschen Bundestag wurde zusätzlich zum 5. April 2019 von unglaublich vielen besorgten Bürgern eine Petition geschrieben:

Mitzeichnen der Petition 88260

Strahlenschutz - Verfahrensaussetzung zur Vergabe von 5G-Mobilfunklizenzen/Keine Einführung des 5G-Mobilfunkstandards ohne Unbedenklichkeitsnachweis vom 05.12.2018

Text der Petition

Der Deutsche Bundestag möge beschließen, Verfahren zur Vergabe von 5G-Mobilfunklizenzen auszusetzen und die Einführung des 5G-Mobilfunkstandards zu unterbinden, solange wissenschaftlich begründete Zweifel über die Unbedenklichkeit dieser Technologie bestehen.

Begründung

Hunderte unterzeichnende Wissenschaftler und Ärzte aus duzenden Ländern warnen vor einem flächendeckenden 5G-Mobilfunkstandard. Zahlreiche kürzlich erschienene wissenschaftliche Publikationen, die den aktuellen Forschungsstand dokumentieren zeigen, dass hochfrequente elektromagnetische Felder (HF-EMF) lebende Organismen weit unterhalb der meisten international und national geltenden Grenzwerte schädigen. Es ist erwiesen, dass HF-EMF für Menschen, Tiere und Pflanzen schädlich sind, so auch die Exposition von elektromagnetischen Feldern, die bereits für die Telekommunikation genutzt werden (GSM, UMTS, LTE, WLAN).

Bei dem neuen 5G-Standard werden Millimeterwellen bis zu 200 GHz genutzt. Diese Strahlung wird von der menschlichen Haut absorbiert oder von Pflanzenblättern aufgenommen. Der 5G-Mobilfunkstandard wird nicht zuletzt mit der dafür erforderlichen Antennendichte, die Exposition von elektromagnetischen Feldern im Hochfrequenzbereich in einem unvorstellbaren Ausmaß erhöhen.

Die zu befürchtenden Wirkungen umfassen ein erhöhtes Krebsrisiko, zellulären Stress, einen Anstieg gesundheitlicher freier Radikale, unkalkulierbare genetische Veränderungen, Änderungen der Strukturen und Funktionen im Reproduktivsystem, Defizite beim Lernen und Erinnern, neurologische Störungen und negative Auswirkungen auf das allgemeine Wohlbefinden. Die Risiken des globalen 5G-Standards reichen weit über die Menschheit hinaus, zumal sich auch Hinweise zu unerwünschten Auswirkungen auf die Pflanzen- und Tierwelt erhärten und zunehmen.

Die nach dem aktuellen Forschungsstand erwiesen, schädigenden Auswirkungen von HF-EMF-Strahlung und der akkumulierenden Wirkung des 5G-Mobilfunkstandards können irreversible, unermessliche menschliche Katastrophen nach sich ziehen, neben nicht mehr quantifizierbaren monetären Schäden. Das Leben und die Gesundheit der Menschen sind nicht verhandelbar.

Dies wurde dann verkürzt. Die Mitzeichnungsfrist war 07.03.2019 - 04.04.2019 – Ich habe auch unterschrieben.

Und nun noch ein Brief zur möglichen Körperverletzung durch die Verantwortlichen:

Die Fachärztin für Allgemein- und Umweltmedizin, Frau Barbara Dohmen schieb aus Freiburg **am 17. 3. 2019 einen offenen Brief:**

An den Präsidenten der Bundesnetzagentur Herrn Jochen Homann in Bonn:

Sehr geehrter Herr Homann,

da Sie am kommenden Dienstag, den 19. 3. 2019 als Präsident der Bundesnetzagentur den Vorsitz bei der Versteigerung der 5. Mobilfunkgeneration, 5G, innehaben, wende ich mich an Sie mit der eindringlichen Bitte, sich mit nachfolgender Schilderung zu den Ihnen wahrscheinlich unbekannten Auswirkungen der Mobilfunktechnologie im Gesundheitswesen Kenntnis zu verschaffen. Es handelt sich um eine beunruhigende Morbiditätszunahme, die wir umweltmedizinisch ausgebildeten Ärzte in unserem beruflichen Alltag seit Beginn des Ausbaus der drahtlosen Kommunikationstechnologie 2G, 3G, 4G beobachten.

In meiner Funktion als seit 1993 niedergelassene Allgemeinärztin mit Schwerpunkt für Umweltmedizin sehe ich eine immer stärker zunehmende neue Patientengruppe in meine Praxis drängen. Es sind dies Menschen, die unter dem sogenannten Mikrowellensyndrom, - auch Elektrohypersensibilität genannt – leiden, d. h. sie reagieren sofort oder verzögert auf Hochfrequenz emittierende Anlagen mit dauerhaften gesundheitsträchtigen Funktionsstörungen je nach individueller Organanfälligkeit. Schlafstörungen, allgemeine

Erschöpftheit, Kopfschmerzen oder Schmerzzustände in anderen Körperbereichen, Sehstörungen, Schwindel, Brechreiz, Benommenheit, Denk-, Konzentrations-, Lern- und Gedächtnisstörungen, Ohrenschmerzen und Ohrgeräusche, Bluthochdruck, plötzliche Beschleunigung der Darmperistaltik; Herzrhythmusstörungen, Verspannung, Nervosität, Gereiztheit oder depressive Verstimmung und Angst bis hin zu Panikattacken, um nur die am häufigsten auftretenden Leiden zu nennen. Mit der weiterhin zunehmenden, ubiquitären Strahlungsintensität zeigen die Beeinträchtigungen meiner Patienten eine immer ausgeprägtere Tendenz, für Schwerst-Betroffene wird es mittlerweile lebensbedrohlich.. Die Liste der durch Hochfrequenz mitverursachten ernsthaften Erkrankungen ist zudem erschreckend lang, in unserer umweltmedizinischen Betreuung beobachten wir vermehrt neurodegenerative Erkrankungen und Epilepsien, und in unseren Fachorganen häufen sich die Artikel zu Burn out, vorzeitiger Demenz, Schlaganfällen bei immer jüngeren Patienten und zu einem erheblichen Anstieg von Krebserkrankungen.

Die Funksensiblen unterscheiden sich im Vergleich zu anderen, mich aufsuchenden Umweltkranken darin, dass bei diesen bisher gesunden und meist jungen Patienten –(viele im Alter zwischen 20 und 40 Jahren)- durch Funkeinwirkungen ganz plötzlich oder langsam zunehmend oben genannte Krankheitsbilder auftraten, die sie schließlich wegen der Schwere der Symptome dazu zwangen, ihren Beruf aufzugeben, in dem sie gern und gut gearbeitet hatten. Viele leben mittlerweile von Hartz IV und haben in der Regel große Mühe, Behörden und den medizinischen Dienst davon zu überzeugen, dass sie nicht arbeitsscheu, sondern krank sind. Sie versuchen mit dem Mut des Verzweifelten sich mit diesem bisher nicht gekannten Leben am Existenzminimum zu arrangieren und in ländlichen, strahlenarmen Bereichen einen Funkarmen Platz zu finden, wo sich ihre Beschwerden noch auf ein halbwegs erträgliches Maß reduzieren lassen.

Fast überall in der Gesellschaft stoßen Funkkranke auf Ungläubigkeit, Unverständnis und Ablehnung, besonders dann,

- wenn sie sich in ihrer Not anderen zumuten müssen und wegen ihrer einsetzenden Beschwerden z. B. darum bitten, doch das Handy auf Flugmodus bzw. ganz auszuschalten oder weiter entfernt zu benutzen
- oder wenn sie ihren Wohnungsnachbarn darum bitten, gemeinsam eine funkfreie Lösung für dessen Smartphone, Schnurlostelefon, W-LAN-Router, Bluetooth oder Babyphone zu finden
- oder wenn sie eine Krankenhauseinweisung verweigern müssen, da alle stationären Einrichtungen inzwischen mit W-LAN ausgerüstet sind oder zusätzlich auf dem Krankenhausdach ein Funkmast steht. Oft sind diese funksensiblen Patienten, die zu mit kommen, sehr tief gefallen: So mussten sie einschneidende Veränderungen in ihrem Lebensbereich in Kauf nehmen, um ihre Beschwerden abzumildern:

Oft sind diese funksensiblen Patienten, die zu mit kommen, sehr tief gefallen: So mussten sie einschneidende Veränderungen in ihrem Lebensbereich in Kauf nehmen, um ihre Beschwerden abzumildern:

- Der Schlafbereich wird vom letzten Geld abgeschirmt oder an einen funkärmeren Ort, oftmals in den Keller, verlegt.
- Der Schlaf ist nur noch im Gartenhaus, im Auto oder Wohnwagen an einer funkarmen Stelle im Wald möglich.
- Viele meiner Patienten sind unzählige Male umgezogen, weil sie die Funkbelastung immer wieder einholte.

Diejenigen, welche die häusliche Funkbelastung nicht verringern können, halten sich die meiste Zeit – auch tagsüber
– unter ihrem Baldachin auf (wohlgemerkt innerhalb 2
Quadratmetern!) oder sie flüchten in die meist noch weniger
belastete Natur, fernab von jeder Zivilisation, um sich dort
für kurze Zeit so zu spüren, wie es für sie einmal selbstver-
ständlich war. Diese Strahlensensieblen leben isoliert und
ausgegrenzt vom üblichen gesellschaftlichen Leben. Eine
Teilhabe am gesellschaftlichen Leben und jeder Gang für
alltägliche Besorgungen muss von den Funksensiblen genau
geplant werden, um die Krankheitsauswirkungen durch den
unvermeidlichen Kontakt mit Handystrahlen durch Mitmen-
schen, mit W-LAN to go oder durch Funkmasten so gering
wie möglich zu halten.

Dies ist ein unhaltbarer Zustand, denn in unserer Verfassung
stehen Grundrechte jedem Bundesbürger zu: Artikel 2: Das
Recht auf Leben und körperliche Unversehrtheit, Artikel 3:
Niemand darf wegen seiner Behinderung benachteiligt werden, Artikel 13: Unverletzlichkeit der Wohnung. Viele meiner Patienten äußern sich daher sehr verzweifelt, sie sind
nicht nur arbeitslos und verarmt, viel bedrohlicher wirkt auf
sie, dass sie weiterhin von Politik und einer Mobilfunk-
gesteuerten Gesellschaft nicht ernst genommen werden..
Zusätzlich verlässt sie angesichts der wachsenden Hochfrequenzbelastung und der ministerialen Ankündigung alle
Funklöcher zu schließen bei zunehmenden Krankheitssymp-
tomen aller Mut und jede Zuversicht, jemals wieder ein qua-
litativ gutes Leben führen zu können.

Etliche geben zu, schon daran gedacht zu haben, ihr armse-
liges Leben zu beenden. Zwei meiner verzweifelten Patienten haben den Suizid bereits vollzogen, eine Patientin über-
goss sich mit Benzin, eine weitere vergiftete sich mit Koh-
lenmonoxid, eine Dritte konnte in letzter Minute noch gerettet werden. Es ist nicht leicht, als begleitende Ärztin all die-

ses Leid ohne Möglichkeit einer therapeutischen Hilfestellung seit über 20 Jahren auszuhalten.

Bei einer in gesundheitlicher Hinsicht bereits absolut an der Obergrenze belasteten Bevölkerung bedeutet die geplante ubiquitäre Einführung von 5G mit Millionen neuen Sendeeinrichtungen und tausenden von Satelliten zudem mit den völlig unerforschten neuen Millimeterfrequenzen eine ungeheure Ausweitung der bereits jetzt enormen Hochfrequenzbelastung. Diese aggressive Strahlung durchdringt nicht nur Häuserwände, sondern ebenso alle lebenden Organismen! **All den Elektrosensiblen, die mittlerweile zahlenmäßig die Größenordnung aller an Diabetes Erkrankten in Deutschland erreicht haben und deren Anzahl stetig im Steigen begriffen ist, nehmen Sie mit diesen bevorstehenden Aktionen die letzte Zuflucht, womit ihre Überlebenschancen noch weiter gemindert werden!**

Sehr geehrter Herr Homann, sind Sie sich ihrer Verantwortung bewusst? Haben Sie gründlich darüber nachgedacht, was Sie morgen mit dem Beginn einer ganzen Reihe von Frequenz-Versteigerungen an die vier bietenden Mobilfunkbetreiber zur Installation der 5G Technologie lostreten?

Damit werden nicht nur wir Menschen, sondern alle Lebewesen, die ganze Natur als unsere Lebensgrundlage, ganz zuvorderst die Bäume-, unsere Ressourcen, unsere Atmosphäre, unser Wetter mit dem bereits kränkelnden Klima, unsere schon jetzt im Sinkflug befindliche Demokratie und nicht zuletzt unser verbrieftes Recht auf Privatsphäre einer in der Menschheitsgeschichte in diesem Ausmaß noch nie dagewesenen lebensverachtenden Zerstörungskraft ausgesetzt.

Damit wird die Mobilfunktechnologie und ihr jetziger blindlings abgesegneter weiterer Ausbau zu größten je von Menschen erzeugten Gefährdung für alles Leben auf diesem Planeten.

Als Ärztin ist es mir vollkommen unbegreiflich, dass die oberste Priorität einer Bundesbehörde nicht der Gesunderhaltung aller Bürger, insbesondere der nächsten Generation gilt, sonder auf Prestige und Profit ausgerichtet ist. Ich bitte Sie daher sehr eindringlich, eine andere Sichtweise einzunehmen, die Leben und Gesundheit der Ihnen anvertrauten Menschen und Umwelt als das absolut Wertvollste hochhält!

Wenn Sie hingegen den verhängnisvollen Auswirkungen dieser krankmachenden Kommunikationstechnologie morgen Tor und Tür öffnen, indem Sie unseren Äther an eine alles Durchdringende Technologie verscherbeln, wird das Leiden von Mensch und Natur zukünftig gewaltige Ausmaße annehmen und sich auf unsere gesamte Mitwelt und auf alle nachfolgenden Generationen dramatisch auswirken!

In der Hoffnung, dass Sie sich der hohen Verantwortung Ihres Handelns bewusst werden angesichts der nicht nur von mir, sonderten ebenso von hunderten von Wissenschaftlern weltweit angemahnten immensen Gefahren grüßt Sie mit großer Besorgnis.

Barbara Dohmen

www.5gspaceappeal.org/the-appeal)

Soweit Briefe zur gesundheitlichen Schädigung vieler Personen, vielleicht sogar von Millionen allein in Deutschland durch die besprochene künstliche Strahlung.

Damit die Kinder auch in der Schule bestrahlt werden, hieß es am 11./12. 5. 2019 (HA) von der deutschen Bundesbildungsministerin Karliczek: „Fördergeld aus dem Digitalpakt kann jetzt fließen" Und das waren dann mal eben 40.000 Schulen mal 120.000 € pro Schule. Für jeden Schüler seien das dann 500 Euro. Am selben Tag stand in BILD DEUTSCHLAND, dass 10 Mrd. im Haushalt fehlten – aber ohne die geplanten Gesetzesänderungen, denn dann sollten es 120 Milliarden sein. – Nur von der Umwelt war keine Rede. Und die 40.000 Schulen verbrauchen natürlich auch zusätzlich große Elektro-Energiemengen. Alles ist „eine Frage von Leben und Tod" für das Leben auf der Erde. „Fridays for Future" kommen also weiter: Siehe Kapitel 18.

Zuletzt zur Körperverletzung: Wenn der Radfahrer einen Fußgänger auf dem Fußweg umfährt und der verletzt ist, so ist dies Körperverletzung.

Dazu sagt der § 223 StGB (1) Wer eine andere Person körperlich misshandelt oder an der Gesundheit schädigt, wird mit Freiheitsstrafe bis zu fünf Jahren oder mit Geldstrafe bestraft. (2) Der Versuch ist strafbar.

Gilt dies auch hier? Gilt dies nicht auch bei der durch Ärzte und weitere Fachleute genannten Körperverletzung?

Kapitel 16:

Wasserstoff- und Gas- statt E-Mobilität

„Der geht gut ab"
(sagte der parteilose Hamburger Wirtschaftssenator Westernhagen von seinem zunächst für 3 Monate geleasten Mercedes GLC (mit Wasserstoff)..

Und zuletzt kommt die E-Mobilität: Ich will auch deshalb darüber berichten, weil an fast jeder Tankstelle Autogas zu weniger als der Hälfte des Benzinpreises angeboten wird und genügend Gas vorhanden ist, das dann weniger CO_2 + NO_2 als Benzin und Diesel abgibt. Am Kapitelschluss komme ich noch einmal auf das Autogas und das neuerdings auch verwandte Erdgas zurück. Aber zuvor kommt die neue Alternative zum Gas, die noch umweltfreundlicher sein soll, nämlich Wasserstoff:

Dazu mit der Praxis beginnend: Der zuvor genannte Hamburger Wirtschaftssenator betonte die volkswirtschaftlichen Chancen des Wasserstoffs. Im März 2019 gab es 4 Tankstellen in Hamburg dafür, die nächsten sollten folgen. (HA 7. 3. 2019 Heiner Schmidt). Im Leitartikel schrieb dazu Georg J. Schulz, der Ressortleiter Auto und Mobilität: „Schon vor 181 Jahren entdeckte Christian Friedrich Schönbein, dass sich Wasserstoff und Sauerstoff in elektrische Energie verwandeln lassen." Zuletzt meinte er: „Bitte noch weiter testen und tüfteln, auch wenn sich alles zurzeit auf Lithium-Ionen-Akkus fokussiert." - Dazu auch nachfolgend aus der Information vom 14. 1. 2019 von „Professor Jörg **Wellnitz** von der Technischen Hochschule **Ingolstadt** (THI) und Inhaber einer Professur in Melbourne, er hat sich akribisch mit allen Aspekten der E-Mobilität auseinandergesetzt.

Doch zuvor: Oben fing ich mit Hamburg an. Und südlich liegt Niedersachsen. Auch dort kündigte der Umweltminister Lies eine „Wasserstoff-Strategie" an. „Wir werden die Energiewende nicht erfolgreich bewältigen, wenn wir nur auf Strom setzen," sagte Lies. - Vielleicht sollte er dies auch zu VW sagen, denn lt. **Professor Wellnitz heißt es zur E-Mobilität: „Sie kann und wird nie so kommen, wie von Industrie und Politik prognostiziert. In der Volksmeinung ist E-Mobilität eine tolle Sache", sagt der Professor, „aber sie macht überhaupt keinen Sinn, wenn man sich alle Aspekte des Themas einmal vor Augen führt."** – Auch diese Info erhielt ich von der Dr. Moldan Umwelttechnik, zusammen mit dem Vorspann: „Mal ein Blick zur Elektromobilität und der Unmöglichkeit, E-Autos in Massen zu produzieren." –

Und nun zu Professor Wellnitz: „Für gerade einmal 16 % des klimaschädlichen Kohlendioxidausstoßes ist der Autoverkehr verantwortlich. „Belastender ist da ja schon die Massentierhaltung und die landwirtschaftliche Monostruktur", so Wellnitz. Von den großen Containerschiffen auf den Weltmeeren ganz zu schweigen. 330 dieser Schiffe gebe es aktuell. 15 von ihnen produzierten so viel CO_2 wie alle 750 Millionen Autos zusammen. Vom Flugverkehr und den großen Kreuzfahrtschiffen mal ganz zu schweigen.

„Bis eine Batterie für einen Tesla gebaut ist, kann man 8 Jahre lang mit einem Verbrennungsmotor fahren (bzw. 200.000 km), um die gleiche Umweltbelastung zu erzielen", so Wellnitz. Denn seiner Meinung nach ist es nur noch eine Frage der Zeit, bis der Strom zum Aufladen der Batterien – der zudem in der Hauptsache alles andere als sauber produziert wird – ebenso besteuert wird wie Benzin oder Diesel. Und dann lägen die Kosten für ein Elektroauto bei rund 800 Euro pro Monat.
Und der hat aufgrund der möglichen Ladezyklen eines Ak-

kus in 8 Jahren fast nur noch Schrottwert. Und das weiß die Autoindustrie nicht?

„Alle wissen es", sagt Jörg Wellnitz, „aber es geht weder um die Umwelt, noch um die Kunden." Warum Hersteller wie Audi, BMW und andere derzeit Milliarden in die neue Technologie investieren, liege ganz wo anders. „Zum einen lassen sich Milliarden an EU-Fördergeldern kassieren. Daneben bewahren E-Autos die großen Hersteller vor Strafzahlungen wegen Nichterreichens der europäischen Klimavorgaben, da sie mit angeblichen Zero-Emissionsmodellen den Flottenmix nach unten drücken. „Es geht selbstredend auch um das Markenimage, um ein grünes Mäntelchen und um Technologiekontrolle." Man baue die E-Autos im Wissen, dass sie alles andere als die automobile Zukunft seien. „Es zu machen ist billiger, als es nicht zu machen", hat mir mal ein Automanager gesagt! „Es ist sinnlos, aber es kostet weniger." Und – so ganz nebenbei – geht es natürlich auch darum, noch mehr Autos zu verkaufen. 1,6 Milliarden Fahrzeuge gibt es heute bereits. 80 Mio. sollen aber noch produziert werden

Die E-Autos sind für die Hersteller kein Ersatz für Verbrenner, sondern ein Zusatzgeschäft, um als Zweit-oder Drittfahrzeug noch mehr Autos an den Mann zu bringen. Doch dieses Zusatzgeschäft stößt an seine Grenzen, wenn es um die benötigen Rohstoffe für den Bau von Akkus geht, deren Abbau in Chile (Lithium) und Zentralafrika (Kobalt) nicht nur extrem umweltunverträglich ist und in weiten Teilen mit unvertretbarer Kinderarbeit einhergeht. „Würde Audi den A4 in großer Serie rein elektrisch bauen, müssten sie den halben Weltmarkt an Kobalt leer kaufen."
Bei VW – so Wellnitz– habe man so eine Rechnung schon mal aufgemacht und sei zu dem Ergebnis gekommen, dass der Konzern für seine Produktion von E-Autos rund 130.000 Tonnen Kobalt benötigen würde.

Die Weltproduktion jedoch liegt derzeit bei 123.000 Tonnen! Und die meisten Schürfrechte liegen in China, was, wie Professor Fritz Indra sagt, der auch mal bei Audi beschäftigt war, „einen veritablen Wirtschaftskrieg auslösen kann".

„Die Chinesen haben sich in Afrika weitgehende Schürfrechte gesichert. Kobalt wird zum Beispiel im Kongo teils unter brutalsten Bedingungen von Kindern aus dem Boden gekratzt", so Indra. „Man braucht zudem Graphit, Mangan und Lithium. Bei all diesen Themen begeben wir uns voll in eine chinesische Abhängigkeit, wir müssen das alles von den Chinesen kaufen."

Wie für Professor Jörg Wellnitz liefert auch für „Verbrennerpapst" Indra das Elektroauto „in einer gesamtheitlichen Betrachtung" keinen Beitrag zum Klimaschutz. Wellnitz, für den der Dieselmotor nach wie vor der sauberste und umweltfreundlichste Antrieb ist, macht noch eine andere bemerkenswerte Rechnung auf: Ein Auto-Akku liefert 100 Wattstunden Leistung pro kg Gewicht, ein Benziner 12.000 Wattstunden und Wasserstoff (für Wellnitz der Treibstoff der Zukunft) 33.000 Wattstunden Leistung pro kg Gewicht. – So **Professor Jörg Wellnitz.**

Dazu möchte ich den Inhalt eines Leserbriefes vom 18. 2. 2019 wiedergeben, weil es am 14 2. 2019 (HA) noch hieß: „Hamburg schafft seine Wasserstoffbusse ab. Allerdings schaffte Hamburg sie im Monat darauf dann doch nicht mehr ab, als es dann, wie zuvor beschrieben, hieß: „Wasserstoff – der Wirtschaftssenator fährt voran." (HA 7. 3. 2019) Doch nun zum Leserbrief: „Dass in gut 15 Jahren Testphase kein Hersteller gefunden werden konnte, der Wasserstoffbusse in Serie produzieren kann, offenbart die beschämende Rückständigkeit der deutschen Autoindustrie. In einer Sendung im Deutschlandfunk empfahl der

Leiter des Instituts für elektrotechnische Verfahrenstechnik, Prof. Detlef Stolten, deshalb diese Busse schlicht bei der Konkurrenz in Japan oder Südkorea einzukaufen, wie es beispielsweise einige Kommunen in Frankreich tun, um die deutschen Autohersteller zum Handeln zu zwingen. Ebenso ist nicht nachzuvollziehen, warum Hamburg nur noch auf die teuren Elektrobusse setzt. Die Stadt Augsburg fährt seit 2011 flächendeckend mit kostengünstigen, klimaneutralen Biogas-Bussen, die mit Agrarabfällen betrieben werden und bereit mit diversen Umweltpreisen prämiert wurden. Seit Anfang des Jahres werden in Augsburg sogar Biogas-Elektro-Hybrid Busse eingesetzt, mit denen noch einmal 8,5 Prozent Energie eingespart werden können. Vielleicht würde sich Hamburg einmal dort informieren – der Steuerzahler und die Umwelt würden sich freuen.

So viel über falsch geplante moderne Zeiten und Motore. Der nachfolgende Autor setzte, genau wie der Professor, seinen Verstand ein und kam zum gleichen Ergebnis:

Am 21. 2. 2019 wurde im Hamburger Abendblatt ein Gastbeitrag von „Frank Böttcher über alternative Antriebe und die Grenzen der Elektromobilität", veröffentlicht. Die Überschrift dazu hieß: „Wasserstoff wird der Antrieb der Zukunft." Ich möchte daraus etwas verkürzt und ergänzend berichten:

Zunächst rechnete der Autor vor, dass es in Deutschland 63,7 Millionen zugelassene Fahrzeuge gibt. Ein Akku für einen Elektro-Pkw verfügt über 40 Kg Lithium. Würden alle Fahrzeuge auf Elektroantrieb umgestellt, bräuchten wir dafür 2,5 Millionen Lithium. Die weltweite Förderung betrug aber 2018 nur 250.000 Tonnen. (Man müsste also nur für Deutschland das Zehnfache fördern. Würden 10 weitere Länder deutsche Autos fahren, das Hundertfache.)

Doch zusätzlich stecken noch 11 kg. Kobalt in einem PKW-Akku. 2017 wurden weltweit davon 110.000 Tonnen gefördert. Aber allein für die deutschen Autos wären ja fast 800.000 Tonnen nötig. Der Autor gab zusätzlich zu bedenken, dass einmal im Kongo Kobalt von tausenden Kindern in Minen ausgebuddelt würde. Sodann aber China zur Hälfte Weltmarktführer sei – und umweltunverträglich den Abbau unter dem Meer vorantreiben will.

„Spätestens an dieser Stelle sollten wir die Vernunft zu Worte kommen lassen." Heißt es sodann. Und dann kommt: **„Wasserstoff hat als Antrieb in fachkundigen Kreisen längst die Nase vorn.** Das Gas wird einer Brennstoffzelle zugeführt, die für den Antrieb sorgt. Kleine Akkus, die in der Beschleunigungsphase der Brennstoffzelle helfen, werden beim Fahren und Bremsvorgang wieder aufgeladen. Japan setzt längs zum Überholmanöver an." Und dann liest man, wie klug man dort ist: 2020: 6.000 Autos mit Wasserstoffantrieb und allein in Tokio 35 Tankstellen dafür.

."Das erscheint klug." Ist am Schluss zu lesen. Und: „Seien wir nicht länger stolz auf die Zahl der gebauten Elektroladestationen."

Doch es kommt noch besser. Dr. Stefan Spaarmann veröffentlichte im Aktuellen Online-Flyer vom 23. 2. 2019 über die „Neue Rheinische Zeitung":

Verschlafen deutsche Unternehmen die „leuchtende" Zukunft? Sie sollten lieber mit Dr. Spaarmann für die Zukunft forschen und realisieren.

In den USA und Japan arbeitet man bereits am Licht, auch als Antrieb für Autos.

„Licht – unser unverzichtbares Lebenselixier" – Sei auch als Antrieb für Autos möglich, schrieb Dr. Spaarmann. Doch noch sind wir nicht so weit.

Noch kosten der preiswerteste VW Polo rund 18.500,- und der preiswerteste VW Golf rund 20.500,- jeweils mit Erdgas – rund +2.500,-. Dafür gibt es aber noch kaum Tankstellen. Anders als für Autogas, das allerdings mit Benzin anfährt. Benzin kostet allerdings immer viel mehr als Autogas und Autogas hat fast jede Tankstelle.

Zu den Alternativtreibstoffen schrieb Dipl.-Ing. Martin Dankert aus Wittenburg:

Zur Alternative Autogas

Propan und Butan, waren früher eher störende Gase, die oft am Bohrloch einfach abgefackelt wurden. Bei der Erdgasförderung wird es als nasses Gas nicht gewünscht, bei der Erdölförderung ist es Bestandteil des geförderten Gemisches aus Kohlen-Wasserstoffen und in der Raffinerie entsteht es beim Krackprozess. In Zeiten wo Energie immer mehr kostet, sind die Flüssiggase wieder interessant geworden. Autogas gehört dazu und ist nicht neu.

Schon in den 20er Jahren des vorigen Jahrhunderts fuhren in den USA viele Fahrzeuge mit Gas. 1935 wurde in Hannover die erste Gastankstelle Deutschlands eröffnet. Bei jeder Ölkrise war es wieder im Gespräch. In den 1970 und 1980er Jahren fuhren in der DDR viele Taxis, vor allem in den Großstädten mit Propan/ Butan. Auch in der BRD existierten in den 80er Jahren eine Reihe von Tankstellen mit Gas. Doch erst als die Steuerbegünstigung für Autogas und Erdgas kam, wuchs das Interesse der Verbraucher, da es direkt am Preis an der Tankstelle spürbar war.

Jetzt, wo nicht nur die Beschaffung der Rohstoffe, Geld kostet, sondern auch der Umgang mit den Verbrennungsprodukten, kommt Autogas eine besondere Bedeutung zu.

Die Schadstoffbelastung durch Abgase kann wesendlich verringert werden. So führte die Hochschule für Technik und Wirtschaft des Saarlandes eine Studie durch, welche die Abgase im realen Fahrbetrieb von Benzin, Diesel und Autogas verglich. Danach wird allein die Partikelemission eines Opel Astra (LPG=Flüssiggas) gegenüber dem Benziner (trotz seiner PFI = Partikelfilter) um 50 bis 70% unterschritten. Die CO_2 Einsparung des Autogasfahrzeuges lag bei 13-14 % gegenüber dem Benziner. Gegenüber einem Astra Diesel hat der Autogas-Astra nur 1/50 des NOx (incl. NO2) Ausstoßes.

Laut KBA (Kraftfahrt-Bundesamt) und DVFG = Deutscher Verband für Flüssiggas) ist Autogas der Alternativkraftstoff mit der besten Tankstellen-Infrastruktur. Trotzdem halten sich die Automobilhersteller bei der Ausrüstung mit Autogas ziemlich zurück.. Viele wollen die teuren Tests nicht fahren, um dafür eine Garantie zu geben.

Aber mittelständische Unternehmen wie die Firma Cargas in Hessen www.cargas.de , Autogastechnik Triptis in Thüringen www.zawoli.de , Auto Becker im Ruhrgebiet www.auto-becker.net oder Alternative Kraftstoffe Dipl. Ing. Martin Dankert www.sparmartin.de nahe Hamburg in Wittenburg an der BAB > Berlin beschäftigen sich seit Jahren mit der Umrüstung von auch gebrauchten Serienfahrzeugen auf Autogas und übernehmen oft die Test der Gasanlagen für die Hersteller.

Eine Autogasnachrüstung kostet je nach Motorgröße und Motormanagement zwischen 1800,00 Euro (VW Golf SPI) und 3500,00 Euro (8 Zyl. Vortec). Ein Berufspendler der täglich von Schwerin nach Hamburg fährt, braucht dann ca. 10 Monate bis er seine Umrüstkosten eingefahren hat. Damit hat Autogas die kürzeste Amortisationsstrecke aller Alternativkraftstoffe.

Zur Alternative Erdgas

Hier ist die Schadstoffeinsparung rein chemisch besser, im Gesamtprozeß aber ähnlich wie bei Autogas, solange es nicht über 6000km von Russland kommen muss. Für Erdgasfahrer eignen sich am besten Fahrzeuge mit Werksausrüstung. (Bei VW kostet dies rund 2.500 bis 3.000,- €. Die Anzahl an Tankstellen für Erdgas ist derzeit nur 17 % gegenüber den Autogastankstellen. Umwelttechnisch stellt es eine gute Alternative dar.

Und nun die schon genannte Alternative Elektro:

Mit Elektrofahrzeugen können Schadstoffe aus den Stadtzentren herausgebracht werden. Es entstehen keine Abgase am Auto. **Nicht zu vergessen sind aber die Abgase bei der Stromherstellung, evtl. wieder CO_2.**

„Leider sehen die aktuellen und auch künftigen Abgasnormen nur eine isolierte Betrachtung dessen vor, was aus dem Auspuff herauskommt", kritisierten die Professoren Heinze und Altjohann der Hochschule für Technik und Wirtschaft. Entsprechend werben Autohersteller bei Elektrofahrzeugen mit 0 Gramm CO_2. Die Abgase entstehen aber an den Kraftwerken. So hat der ADAC in den beiden ersten Tests von Elektrofahrzeugen nach seinem neuen Standard für den Renault Fluence Z.E Expression 144,9 Gramm CO_2/km ermittelt und für den Volvo C30 electric sogar 159,2 Gramm. https://www.projekt-s1000plus.de/blog/endlich-ehrliche-betrachtung-der-co2-emissionen/

Ökologisch relevant ist hier auch der Herstellungsprozeß. Speicher aus seltenen Erden. Produziert unter menschenunwürdigen Zuständen. Eine gute Alternative sind Energiespeicher die die Umwelt nicht zerstören, mit Strom der sonst bei den Windkrafträdern nicht abgenommen werden kann, zu füttern. Dazu bedarf es aber noch einiger Entwicklung. Doch die Entwicklung sollte bei Elektrofahrzeugen sinnvoll sein.

Ein Beispiel negativer Entwicklung ist das auch auf der A1 in Schleswig-Holstein im Raum Lübeck gebaute **E-Highway**. Harald Klix berichtete darüber am Donnerstag, dem 9. Mai 2019 in der „Hamburger Abendblatt" Beilage des Landkreises „Stormarn" mit einem großen Foto: „Seit Dienstag in Betrieb: Auf der A5 bei Darmstadt fährt eine Scania-Zugmaschine mit ausgefahrenem Stromabnehmer auf der ersten deutschen Teststrecke mit Oberleitungen." Darunter wurde dann von der nun 19 Millionen teuren Stromautobahn bei Reinfeld (im Kreise Stormarn kurz vor Lübeck auf der A1 als Forschungsprojekt über nur 5 Kilometer auf der normalen Autobahn berichtet. Oberleitungen für E-Motoren von E-LKW waren im Juni für zunächst 1 Auto fertig. Nach und nach sollten es dann zunächst 5 Fahrzeuge werden. Mehr Fahrzeuge gibt es vorläufig noch überhaupt nicht.

In Schweden wurde schon einmal so etwas gebaut – und nach einiger Zeit wieder abgebaut. Es war unsinnig. Dann ist es auch hier unsinnig und kostet zusätzlich zum CO_2-Verbrauch bei der Herstellung später auch dasselbe bei der Elektro-Herstellung.

Hier merkte man zusätzlich etwas spät, dass bei den Oberleitungen kein Rettungshubschrauber mehr landen kann. Rettungshubschrauber müssen dann auf den Feldern daneben landen. Die Leitungen pfeifen zusätzlich bei Wind wie die Orgelpfeifen. Und da die LKW dort meistens aus den Nordländern, wie Dänemark, Norwegen, und Schweden kommen, gibt es die E-LKW von dort überhaupt nicht und sonst eigentlich auch nicht, wenn nicht in Deutschland der Staat - zusätzlich zu den 19 Million Kosten der Ministrecke (früher waren 14 Millionen geplant) – bei Speditionen helfen würde. Zuerst gibt es, wie gesagt, nur einen Strom-Lkw, aber nach und nach sollen es eben 5 werden. Ab September kann dann dieser eine LKW fahren. Die LKW können allerdings beim Fahren gleichzeitig Batterien für eine Weiterfahrt aufladen.

Der Steuerzahlerbund kritisierte (HA 13. 5. 19/dpa) ebenfalls die Fehlinvestition.

Bundesweit gibt es nach der großen Geldausgabe 3 Teststrecken, die gleichzeitig für die Wissenschaft, wie für die TU Dresden und die FH Kiel, genutzt werden sollen.

Die Alternative Wasserstoff:
Wasserstoff hat chemisch die besten Eigenschaften um als Kraftstoff verbrannt zu werden. Bei der Verbrennung entsteht fast ausschließlich Wasserdampf. Probleme bei der Speicherung und Herstellung machen den Einsatz für Otto Normalverbraucher derzeit noch nicht rentabel. Es ist aber vorläufig die umweltfreundlichste Energie. Die Regierungschefs der norddeutschen Länder Hamburg, Niedersachsen, Bremen, Schleswig-Holstein und Mecklenburg-Vorpommern beschlossen deshalb Anfang Mai 2019, diese Energieart bei sich und bundesweit voranzutreiben. „Der Aufbau einer grünen Wasserstoffwirtschaft hat nicht nur bedeutende ökologische (Energiewende, Klimaschutz, Luftreinhaltung, Lärmminderung), sondern auch ökonomische (Wertschöpfung, Standortsicherung, Unternehmensgewinne, Steuereinnahmen) und soziale Dimension (Arbeitsplätze)" hieß es in der Vereinbarung. (HA/dey 3. 5. 2019)

Die Alternative Biodiesel / Bioethanol:
Biodiesel sei hier der Vollständigkeit halber erwähnt. Mit der Beimischung in den mineralischen Diesel, ist der Biodiesel praktisch vom Markt verschwunden. Das gleiche gilt auch für Bioethanol, es ist jetzt zu verschiedenen Anteilen im Benzin.

Die Alternative Pflanzenöl:
Während 1999 bis 2005 viele Fahrzeuge mit Pflanzenöl fuhren, ging der Preisvorteil in den darauf folgenden Jahren stark zurück. Der Preis schwankte in den letzten 15 Jahren so stark, das er teilweise sogar über dem Preis für versteuertes Diesel gelegen hat. Mir ist derzeit keine öffentliche Pflanzenöltankstelle bekannt.

Soweit umweltfreundliche Benzin-Alternativen.

Kapitel 17:
Für den Zukunfts- + Gesundheitserhalt kämpfen.

„Keine Gewalt im Namen der Religionen im Namen Gottes",

(So betonte der Papst die Friedenpflicht der Religionen in Abu Dhabi.)

„Es ist Zeit zu handeln. – Nach der Konferenz von Kattowitz beginnt eine neue Ära im Klimaschutz" lautete die Überschrift zum Leitartikel des Hamburger Abendblattes vom Ressortleiter Wissen, Jürgen Polzin, am 17. 12. 2018. Er schrieb von der neuen Ära, der „Betriebsanleitung für den Schutz des Klimas". Die Erderwärmung sollte im besten Fall auf nur 1,5 Grad im Vergleich zum Beginn der Industrialisierung beschränkt werden. Die schlechte Nachricht dabei war, „dass die Welt von diesem Ziel meilenweit entfernt ist."

Nicht nur das im Vorkapitel genannte 5G, und die Mikrowellen überhaupt, würden die Bürger und die Umwelt krank machen, sondern zusätzlich sehr viel mehr an Umweltverbrauch der übrigen Kapitel. Dies alles ist aber meistens gesetzlich unzulässig, da es umweltunverträglich ist:

Also:
- **Möglichkeit 1: Aufforderung zur Umweltverträglichkeitsprüfung gemäß Gesetz über die Umweltverträglichkeitsprüfung (UVPG).**
- **Möglichkeit 2: Petition an den Bundestag mit Begründung – z. B. gegen 5G (Schädlich durch erhöh-**

244

ten Elektrosmog, Überwachung wie in China? abwählen? Wurde aber ohne Erfolg schon durchgeführt). Wurde aber schon gemacht.

- **Möglichkeit 3: Die im Bundestag vertretenen Parteien anschreiben.**
- **Möglichkeit 4: Jeden Bundestags- und Landtagsabgeordneten anschreiben (abwählen?). Außerdem den Brief von Dr. Spaarmann übersenden.**
- **Möglichkeit 5: Alle demonstrieren – Parteien, wie die ÖPD (Ökologische Partei Deutschlands) und Bündnis 90/Die Grünen, sowie alle Umweltverbände rufen dazu auf. An einem Tag sind dann Millionen beim Protest.**
- **Möglichkeit 6: Eventuell Anzeige wegen Körperverletzung.**

Dazu Schreiben an die Parteien zum Protest per Email:

CDU/CSU – fraktion@cducsu.de , **SPD** – buergerservice@spdfraktion.de, **Grüne** – info@gruene-bundestag.de , **AfD** – Buerger@afdbundestag.de   **Die LINKE** – fraktion@linksfraktion.de , **FDP** - fraktion@fdp.bundestag.de , **Ökologisch-Demokratische Partei** - info@oedp.de .

Ein Beispiel war dazu das bayrische **Volksbegehren zum Schutz der Artenvielfalt „Rettet die Bienen"**, an dem sich weit über 1 Million Menschen und 18,4 Prozent der Wahlberechtigten beteiligten In München wurde demonstriert. Und alle forderten: Von 2030 an sollen mindestens 30 Prozent der Anbauflächen in Bayern ökologisch bewirtschaftet werden – das Dreifache der heutigen Anbaufläche. Zusätzlich sollen 10 % der Wiesen in Blühwiesen umgewandelt werden, und staatliche Flächen sollen pestizidfrei bewirtschaftet werden. Das soll in Bayern Gesetz werden. Überall ist dies zu fordern, denn von bestäubenden Insekten sollen über drei Viertel der Nahrungspflanzen abhängen, darunter Äpfel, Erdbeeren, Kirschen, Pfirsiche.

Ebenso wichtig ist aber die im Vorkapitel beschriebene Verhinderung des Insekten- und Bienensterbens, auch durch die immer höher werdenden elektromagnetischen Felder. Leider ist dies meistens unbekannt – oder man will es nicht wissen. Hinzu kommt auch dabei zusätzlich noch der Kunstdünger: In den letzten 30 Jahren sind, wie schon berichtet, 75-80 % der Insekten verschwunden. Insekten reagieren auch besonders empfindlich auf Änderungen des elektromagnetischen Feldes. (Ulrich Warke: „Bienen, Vögel, Menschen – Die Zerstörung der Natur durch Elektrosmog. Heft 1. der „Kompetenzinitiative zum Schutz von Mensch, Umwelt und Demokratie.").

Noch schlimmer wird es dann nach Einführung von 5G. Im Vorkapitel schrieb Dr. Spaarmann die schlimmen Folgen der Mikrowellen bereits an den Bundestag. Am 4. 3. 2019 sendete T-Online kurz den Bericht von Florian Harms: „Das Lachen könnte einem im Halse stecken bleiben" über die völlige Abschaffung der Demokratie mit völliger Überwachung aller durch 5G mit einem Punktesystem. Nur wer viele Punkte sammelt, wird befördert oder kommt weiter. Und wo? In China. Dieses System will die Politik wohl auch hier.

Weitaus wichtiger als ein Mehr an Konsum im Lebensmittel- und digitalen Bereich wäre es, die Bewohnbarkeit der Erde zu erhalten. Um dies zu erreichen, muss die UNO, muss aber auch jedes Land und jeder Überlebenswillige tätig werden. Drei Hauptproblemlösungen ermöglichen noch den Erhalt der Erde für die Kinder und Enkelkinder:

    1. Die Erde besteht zu rund zweidrittel aus Ozeanen mit Zuflüssen. Dieser größte Teil der Erde ist in nur

wenigen Jahren eine Plastikmüllhalde einschließlich mit Plastik belasteter Meerestiere. Schon jetzt dürften viele Meerestiere nicht mehr gegessen werden. **Alles Plastik und Mikroplastik müsste aus Meeren und Flüssen entfernt, nicht mehr eingeleitet und Mikroplastik verboten werden. Weltweit.** Alle Meere und Flüsse müssten von Plastik gesäubert werden. Die Fischerei würde andernfalls irgendwann konkurs gehen. **Alle müssten handeln – aber sofort!**

2. Die Pole haben schon fast kein Eis als Schwerkraft mehr. Auch das Schwerkraft-Öl wollen viele noch an den Polen fördern. Zusätzlich schmelzen die vorher noch schweren Gletscher. Die Pole können deshalb schnell ihre Lage verändern, wie es auch bei der Sündflut im Alten Testament der Bibel beschrieben wird. Vieles wird dann überschwemmt. Die Klimaerwärmung und -änderung bringt bereits heute jährlich viele Milliarden Schäden. In den gemäßigten Zonen fällt der Winter fast aus. **Gleichzeitig wird für Milliarden Rindfleischnahrung verzehrt, deren Abschaffung gemäß Uni Hohenheim (gem. Kap. 8) mit zusätzlicher Aufforstung und Anpflanzung die Erwärmung fast verhindern könnte.** Nebenbei fördert Rindfleisch gemäß Nobelpreis Darmkrebs. **Alle müssten handeln – aber sofort: Verbot oder Steuern auf Rindfleisch.**

3. **Die „Unterwerfung" der westlichen Kultur unter den Mittelalter-Islam mit der Einheit von Staat und Religion könnte „2084" zum Ende der Welt führen.** In Sansal's Abrechnung (lt. „SPIEGEL") mit dem islamischen Extremismus, führt er den Leser gleich in die als „Zustimmung" bezeichnete Religion mit ihrem heiligen Buch. Im SPIEGEL-Bericht (21/2016) hieß es: „Der Mensch hat darin keine moralische Urteilskraft. Das Rationale ist das

Absurde." In dem beschriebenen Land der Gläubigen wird der Wahn Wahrheit, Pilgerströme durchqueren das Land, neunmal am Tag wird zum Gebet gerufen – und jeden Donnerstag werden Verbrecher und Abweichler vom Glauben im Stadium zur Erbauung der Massen hingerichtet. – Wenn Islam Unterwerfung heißt und der Koran über die Scharia auch Zustimmung heißen könnte, dann sieht man den Sinn, die Wahrheit und Vorausschau des Buches. Vorher gilt das genannte „Sarrazin-Buch" als Vorläufer. Allerdings gehen die nachwachsenden Asylanten weniger oder nicht mehr in die Moschee.

„Die Unterwerfung" der westlichen Kultur unter den Mittelalter-Islam wird auch in dem so genannten Theaterstück beschrieben. Dort stellen die Moslems mit nur 22 % Wählern (in Frankreich) den Staatspräsidenten. Aber, genau wie heute, wollen andere Parteien eine große Koalition, egal welche Zukunft dann droht. Kaum ist der neue Staatspräsident gewählt, wird der dortige Professor entlassen, aber als Moslem wieder eingestellt.

Ein Beispielbeweis zu Punkt 3 war bereits im September 2016 die Ernennung der früheren IS-Sklavin Murad zur UN-Botschafterin. - 2014 war sie in die damalige IS-Hochburg Mossul als Sexsklavin verschleppt worden, vergewaltigt und weiterverkauft, genau wie rund 3200 andere jesidische Frauen – im Alter bis 40. Ältere wurden, da Jesiden ja Abweichler vom Glauben sind zur Erbauung der IS-Kämpfer hingerichtet.

Die neue UN-Jesidin Nadia Murad sagte, sie hätte Angst davor, dass die IS-Kämpfer, wenn sie besiegt seien, „einfach ihre Bärte abrasieren und durch die Straßen der Städte gehen, als sei nichts gewesen." Es kam und kommt dann wie von der Jesidin vorausgesagt. Die IS-Kämpfer kamen in

Mengen nach Europa und die Türkei zurück. Und zum Jahreswechsel erfolgte in Istanbul ein Anschlag auf einen bekannten Nachtklub mit Dutzenden Toten. – Allerdings wurde dort auch Alkohol getrunken und das ist nach dem Koran ja unzulässig, genau wie die Drogen, die der Täter des IS-Berlin-LKW-Weihnachtsmarktterrors eine Woche zuvor selbst nahm. 2016 waren in der Türkei schon weit über 1000 Menschen bei Terroranschlägen getötet worden.

Wenn alle muslimischen Pilgerstätten, ob in Jerusalem oder in Mekka, früher jüdisch oder christlich waren, wenn der Islam im früher christlichen Europa und Nordafrika zur Mehrheit wird, dann ist das genannte „2084-Das Ende der Welt" absehbar. Die Winzer und Bierbrauer müssen im Islam-Staat sicher aufhören, während Drogen weiterhin verkauft werden, weil damit ja in Afghanistan viel Geld verdient wird. Demokratie und Pressefreiheit werden sodann, wie in vielen islamischen Ländern abgeschafft und die Todesstrafe wird wieder eingeführt.

Nur an die Umwelt wird dann noch weniger gedacht werden. Es sei denn, man wacht vorher auf, erlaubt nur die verfassungsgerechte Durchführung von Religionen, tritt – auch gegenüber den Flüchtlingen – sogar bekehrend für das Christentum ein, verteilt nicht überall in Afrika und im Nahen und Mittleren Osten Gelder. Und braucht nicht Jahre, um eine logische Entscheidung zu treffen.

Aber vielleicht ist man ja in Saudi-Arabien mit Mekka, der heiligen Stadt der Muslime, aufgewacht.

Am 3. 2. 2019 wurde Papst Franziskus von Kronprinz Scheich Mohammed bin Said Al Nahjan in Abu Dhabi zur großen Konferenz über den Frieden der Religionen empfangen. Der Papst betonte die Friedenpflicht der Religionen. „Keine Gewalt im Namen der Religionen im

Namen Gottes", Das war das Hauptthema. (5. 2. 2019, Andreas Englisch im Hamburger Abendblatt).
Und Ahmed al Tajib sagte am 4. 2. 2019 in Abu Dhabi beim Treffen mit dem Papst u. a.. : „Gott verbietet den Mord. Das hat er Moses offenbart. Aber auch im Koran steht ganz klar an mehreren Stellen, dass man nicht töten darf."

Logische Entscheidungen verlangen, dass die Meere noch gerettet werden, dass dort noch Fische leben können, dass das Wasser als Lebensgrundlage noch gerettet wird. Sodann ist notwendig, dass die Klimaerwärmung einschließlich Gewichtsverringerung der heutigen Pole - und damit Änderung der Polpositionen (in 50 Jahren liegt der Nordpol in Sibirien) - rückgängig gemacht wird. – Dagegen kämpfen!

Wenn der Winter in den gemäßigten Zonen bereits ausfällt und viele Gebiete, besonders in den USA, von Dürren und Waldbränden heimgesucht werden, dann verwundert es besonders, wenn die US-Umweltbehörde EPA unter Präsident Trump zunächst den Klimawandel-Skeptiker Scott Pruitt als neuen Chef erhielt (3. 3. 17 rtr auf T-Online). Wer noch zweifelt: 2018 war in Deutschland das wärmste Jahr seit Beginn der Aufzeichnungen – und mit 2000 Sonnenstunden das bisher sonnenreichste Jahr. Im Februar waren dann teilweise 15 Grad und man lag in der Sonne.

„Wir brauchen eine Denkwende",
sagte zu den menschlichen Handlungsfehlern Martin von Mackensen im Gespräch mit Doris Kleinau-Metzler (im Lebensmagazin a tempo März 2017). Er berichtete, wie er eigentlich bei Joseph Beuys Kunstgeschichte studieren wollte. Als er aber mit Beuys im Rahmen der damaligen „documenta" bei der Pflanzung von 7000 Bäumen in Kassel mithalf, sagte Boys zu ihm: „Du hast doch was mit Landwirt-

schaft. Mach das! Das ist viel wichtiger." Beuys wollte mit seiner Baumpflanzaktion „eine Denkwende in unserer Zivilisation erzielen." Auch aus dem Grund wurde Herr von Mackensen Landwirt und erzählte in dem Interview, wie immer erst nach über 20 Jahren die Schäden durch die moderne Landwirtschaft mit zuvor zugelassenen Mitteln sichtbar würden. Nur der Bio-Anbau, den er selbst auch betrieb, würde dies verhindern.

Dazu hieß es am 12. 2. 2019 (HA/ak) aus Berlin: „**Die Deutschen kaufen mehr Bio. Studie: Drei Viertel der Menschen entscheiden sich für nachhaltige Lebensmittel. Es planen mehr Menschen in Zukunft Bio-Lebensmittel zu kaufen.**" Und am 14. 2. 2019 schrieb Hanna Gersmann im „Hamburger Abendblatt": „Bio gewinnt an Boden. Deutschland ist der größte Markt in Europa. Immer mehr Bauern satteln auf nachhaltige Produktion um." Allerdings schrieb am 16./17. 2. dazu eine Leserin, dass man nach Dänemark blicken sollte. Sie schrieb: „Immer mehr Menschen wünschen sich gesunde Nahrung, artgerechte Tierhaltung und eine Landwirtschaft, die auf Artenvielfalt und Klimaschutz setzt." Und dann hieß es: „Es lohnt sich, einen Blick in unser Nachbarland Dänemark zu werfen. Die Regierung hat gezielt in Forschung, Produktinnovation und Förderung der Nachfrage nach Biolebensmitteln investiert. Inzwischen hat Dänemark den höchsten Marktanteil an Bioprodukten weltweit. Kopenhagen erreicht das 90-Prozent-Bio-Ziel in allen öffentlichen Kantinen, ohne eine Erhöhung der Essenspreise. So profitieren auch Kinder und Jugendliche in Schulen davon. Deswegen hat der nationale Bio-Aktionsplan aus Dänemark auch den Polit-Oskar der Hamburger Stiftung **World Future Council** erhalten." – **Also kaufen aus Sie bitte möglichst Bio-Nahrung und Säfte ein. Es ist gesünder und der „Zukunftserhalt statt Untergang" wird leichter noch möglich.**

- **„Selbst denken" ist bei jedem angesagt, um die Erde noch etwas zu erhalten.**

Im Kapitel 9 wurde dazu der Autor Professor Dr. Harald Welzer zitiert. Er ist Direktor der Stiftung FUTURZWEI: Wir haben eine Wirtschaft und eine daran gekoppelte Gesellschaft, die in keiner Hinsicht nachhaltig ist, weil sie prinzipiell darauf basiert, dass man aus immer mehr Ressourcen immer mehr herausholt, damit noch mehr Konsum möglich ist." Der Autor Welzer sagte natürlich noch viel mehr. Einen besonders wichtigen Satz möchte ich daraus aber noch wiedergeben: „Unser Problem ist nicht, dass wir nicht genug wissen, sondern dass wir nicht selbst denken – und handeln". (Noch mehr findet man dazu unter www.futurzwei.org).

- Der in allen Kapiteln zuvor beschriebene Umweltverbrauch zeigt es: „Wir brauchen eine Denkwende". Alle müssen handeln. Aber sofort. Andernfalls können die Kinder und Enkelkinder kaum noch leben. Bitte helfen Sie mit beim Erhalt der Zukunft. Es geht um den „Zukunftserhalt statt Untergang". Dies gehört vorrangig zur Bildung. Der zuvor genannte Professor Welzer wurde dazu im „alverde" Magazin vom April 2017 wie folgt zitiert: **„Man kann eigentlich nicht über Bildung im weitesten Sinne nachdenken, ohne eine Zukunftsvorstellung zu haben."**

Jeder muss beispielsweise auch im Kampf gegen Plastik tätig werden:

- **Länder, Orte, Kreuzfahrtschiffe, Produkte und Hotels ohne umweltgerechte Plastikentsorgung meiden und bekannt machen**

Beispiel Kreuzfahrtschiffe: In der Zeitschrift FOCUS (Nr. 6. 17) stand: „Vor 10 Jahren fuhren 150 Kreuzfahrtschiffe auf Meeren und Flüssen, heute sind es 448." – (das war aber 2017). Wenn Sie mal im Urlaub auf die schon genannte Insel Bali oder in viele andere Urlaubsorte fahren, werfen dort oft alle alles ins Meer und können oder wollen deshalb dort nicht mehr baden. Die Welt arbeitet an ihrer Vernichtung. Beschweren Sie sich dort und schreiben zur Weitergabe, dass sie überall von einem Besuch abraten müssen, wenn nicht Abfallkörbe und die Regierung für Änderung sorgen.

- **Dringend notwendig wäre eine Liste, zum Beispiel im Internet, als Umwelt-Test, derjenigen Länder, Orte, Kreuzfahrtschiffe, Produkte und Hotels in denen Plastik nicht umweltneutral entsorgt wird. Kapitel 5 zeigt bereits die Plastikentsorgung ins Meer der einzelnen Kontinente auf: Während es aus dem Rhein 473 Tonnen sind, sind es aus dem Jangtse in China immerhin 1,47 Millionen Tonnen.**

Dort müsste von einem Aufenthalt oder einer Benutzung zum Erhalt der Umwelt abgeraten werden. Jeder müsste seine Recherchen in eine Liste einbringen. Die EU und WHO, die G20 und nicht nur die UNO müssten ebenfalls dringend tätig werden. Doch es geschieht hier etwas:

- **„Neues Datenportal erklärt die Folgen von Müll in den Meeren,"**

wurde am 4. 4. 2017 im „Hamburger Abendblatt" aus Bremerhaven vom Alfred-Wegener-Institut am Helmholz-Zentrum für Polar- und Meeresforschung gemeldet: www.litterbase.awi.de/ . Und wieder bereitet der Plastikmüll die schlimmsten Folgen. Es können auch eigene Erkenntnisse und Beobachtungen per E-Mail dort hingegeben werden.

- **Jeder muss für die Plastikentsorgung und Meeresreinigung eintreten, kämpfen.**

- **Jeder muss für weniger Konsum und CO$_2$-Abgabe kämpfen. Kaum Urlaubsflüge.** (Erhalt der Atmosphäre und CO$_2$-Einsparung.)

- **Jeder sollte gegen das umwelt- und lebens- und freiheitsschädliche 5G kämpfen.**

- **Jeder sollte BIO-Ware konsumieren, um Umwelt und Gesundheit zu verbessern.**

- **Elektro- und Gasmotoren** (Autogas kostet nur ca. halb so viel wie Benzin), **doch besser zukünftig neue Wasserstoffautos, kleinere PKW, öffentliche Verkehrsmittel und Fahrräder sollten zur CO$_2$-Einsparung bevorzugt werden.** – (Elektro-Kfz siehe Kap. 16) **Und: Laufen und das Radfahren sind gesund.**

- **Die Politik, wie Abgeordnete, Parteien, EU, UNO, sind dazu zu zwingen – oder nicht zu wählen. – Auch durch Umweltverbände, wie Greenpeace, BUND (**www.bund.net **) oder einem anderen Verband, wie er im nächsten Kapitel genannt wird, kann dies gefordert werden. Evtl. dort eintreten. Evtl. sich auch bei Boyan Slat beteiligen.**

Am 23. 1. 2019 brachte Simone Humml im „Hamburger Abendblatt": „In fünf Schritten zur Weltrettung": - Ich ergänze dahinter etwas, denn die Schritte reichen nicht.

1. **Gesunde Ernährung** (besonders weniger oder kein Rindfleisch und Zucker). – (Kein Rindfleisch gem. Kap. 8)

2. **Kleine Betriebe fördern** (besonders die falsche Agrarpolitik der EU mit Förderung der Flächen wird von BUND etc. bemängelt.) – BIO-Essen und Anbau.

3. **Bessere Anpassung** (der Ernteerträge, Boden verbessern durch Bio-Abfälle.) – (BIO-Anbau, Wald und Baumpflanzung überall)

4. **Regional wirtschaften.** (Kurze Wege, kleinere KfZ, Wasserstoff-Energie, keine E-Kfz. – Z. B. kein Spargel aus Peru oder Weintrauben aus Südafrika.)

5. **Weniger konsumieren.** (Auch mit Flugzeugen, Kreuzfahrtschiffen etc., weniger Energieverbrauch – auch mit Mikrowellen.)

Am Freitag, dem 2. 6. 2017 hieß es dann: „US-Präsident kündigt den Weltklimavertrag von Paris. Große Endtäuschung im Rest der Welt. Das historische Abkommen soll die Erderwärmung in Grenzen halten (HA).“ Besonders in den USA wurde dagegen protestiert, „No FUTURE“ stand oft auch auf den Protestplakaten.

Nehmen Sie bitte an Petitionen und Demos zum Umwelterhalt teil. Wenden Sie sich auch an das Bundesministerium für Bildung und Forschung, Kapelle-Ufer 1, 10117 Berlin. www.bmbf.de. Zulässig ist die Umweltverschmutzung meisten nicht.

Und noch etwas:
Es gibt viele Verbände und 2 Parteien die besonders für die Umwelt kämpfen. Sie sind im Kapitel 19 aufgeführt. Machen Sie mit!

Viele bemühen sich um einen Zukunfterhalt. Die UNO-Klimakonferenz in Kattowitz lt. Kapitel 10 macht hier Hoffnung. Es geht um „Leben und Tod“. Vieles wurde bereits zur CO_2 Reduzierung in die Wege geleitet.

Ein Beispiel las sich bei T-Online am 17. 12. 2018 so: **Das Ruhrgebiet war einmal Kohle und Stahl und sonst nichts.** Damit ist es am Freitag endgültig vorbei, denn dann wird die letzte (Kohle-)Zeche feierlich geschlossen. Ein Blick zurück nach vorn in eine Region, die Deutschland reicher machte.

Am Freitag gehen 200 Jahre deutscher Industriegeschichte zu Ende und es ist ziemlich schade, dass es nur ein Teil der Deutschen bemerkt. Sie leben im Ruhrgebiet, sie zählen 5,1 Millionen Menschen und sie werden diesen Tag so begehen, wie es sich gehört: mit Musik und Reden, mit Tränen und Alkohol, mit Frank-Walter Steinmeier und Armin Laschet.

Die Feier findet in der Nähe von Bottrop statt, im modernsten Bergwerk der Welt, das Prosper-Haniel heißt.

Es werden noch viele Feiern stattfinden oder Änderungen des Lebenswandels eintreten müssen. So hieß es am 5. 12. 2018 (mab auf T-Online): **„Abschied vom Verbrennungsmotor. VW nennt Datum für Ausstieg aus Benzin und Diesel."** Allerdings wurde dazu erst das Jahr 2026 genannt. – Doch so viel Zeit haben wir wohl nicht mehr. Andere Hersteller liefern schon eher. Und gleich und für nur rund 2.500 € ist die Umrüstung auf billiges Autogas möglich.

**Retten Sie die Erde wegen der Zukunft der Kinder und der Bewohner der wärmeren Länder. Zusätzlich könnte eine Poländerung auch Sie hinwegfegen,
oder alle zusammen:**

Und sodann: „Stopp 5 G" (gem. Kap. 14+15) **Petition an den Bundestag erfolgte gemäß Kapitel 15 – zusätzlich Briefe an die Parteien oder Volksbegehren. Denn auch 5G tötet die Tiere – zusätzlich zu Menschen.**

Eine Million Tier- und Pflanzenarten sind nach einem umfassenden Bericht des in Paris vorgestellten Berichts vom Aussterben bedroht.

„Das Ausmaß des Artensterbens sei noch nie so groß gewesen, warnte der Biologe Josef Settele, einer der Hauptautoren des in Paris vom Weltbiodiversitätsrat (IP-BES) vorgestellten Berichts." So beschrieb es das „Hamburger Abendblatt" am 7. 5. 2019. Und der Vorsitzende Watson sagte: Wir erodieren global die eigentliche Basis unserer Volkswirtschaften, Lebensgrundlagen, Nahrungsmittelsicherheit und Lebensqualität."

Laura Réthi beschrieb dann auf einer ganzen Seite, genannt: **„Das große Sterben"** die Einzelheiten der Forschung: „Über drei Jahre hinweg haben 145 Forscher des Weltbiodiversitätsrates IP-BES, das Pedant zum Weltklimarat, das Wissen über den Zustand der Erde aus 15.000 Quellen zusammengetragen, analysiert und bewertet." Die Forscher machten dabei fünf sogenannte Haupttreiber, die das Sterben der Arten auslösen und beschleunigen, aus:

1. Die Nutzung von Land und Gewässern.
2. Die Jagd auf Tiere.
3. Der Wandel des Klimas.
4. Die Verschmutzung der Umwelt und
5. der Einfluss sogenannter invasiver Arten, die heimische Arten verdrängen.

Soweit die Forschung, doch vielleicht auch nicht so sehr gut: Die Digitalsender, CO_2, Fehlplanungen wie E-LKW und –Fahrzeuge, die laufend mehr werdenden und die Atmosphäre zerstörenden Flugzeuge mit CO_2-Abgabe sowie Glyphosat müssten die Nr. 4 ergänzen.

Kapitel 18:
Greta Thunberg + die scheiternde Umweltpolitik.

„Wichtig sei etwa, politisch aktiv zu werden, z. B. durch eine Mitgliedschaft in einer Umweltschutzorganisation. Für Umweltgesetze, wie das erneuerbare Energiegesetz brauche es öffentlichen Druck. Je mehr Mitglieder eine Organisation habe, desto größer sei ihr politischer Einfluss."

(Verena Müller am 28. 1. im „Hamburger Abendblatt" (vem) bei ihrem Bericht „Irgendwie umweltbewusst."

Am 15. 1. 2019 hießen die Überschriften im „Hamburger Abendblatt" (von Alene Paulina Schnell): **„Schule schwänzen für das Klima. Immer mehr Jugendliche auf der ganzen Welt eifern der Schwedin Greta Thunberg nach und streiken freitags."** – Als Ergebnis gibt es jetzt auch Schulstreiks für das Klima in Deutschland. Unter dem Motto „Fridays for Future" demonstrieren junge Menschen freitags in den Städten vor den Parlamenten, um für einen echten Klimaschutz zu kämpfen. Ein Beispiel (19./20. 2018 im HA): „Nach Schätzungen des BUND versammelten sich rund 1500 junge Menschen vor dem Rathaus." Das war am 18. 1. vor dem Hamburger Rathaus. „Sie forderten mehr Einsatz für den Klimaschutz und ein Mitspracherecht. Immerhin betreffe der Klimawandel vor allem ihre Zukunft."

Unter dem Motto **„FRIDAYS FOR FUTURE"** finden freitags auch in vielen deutschen Städten Demos statt. Am Freitag, dem 25. 1.2019 meldete die Tagesschau dass fast 10.000 Schüler in Berlin für den Erhalt der Umwelt demonstrierten. Und am Freitag, dem 1. Februar 2019 demonstrierten Schüler mit dem Hauptplakat **„WARUM für die Zu-**

kunft lernen, wenn ihr sie ZERSTÖRT" in einer schleswig-holsteinischen Kreisstadt. Am Freitag, dem 1. 3 2019 kam Greta Thunberg von Paris über Brüssel nach Hamburg zur Freitagsdemo (C. Kesseböhmer 2./3. HA). 10.000 Schüler und Studenten gingen nach Veranstalterangaben vor das Hamburger Rathaus. **„Wir lassen uns unsere Zukunft nicht stehlen. Wir werden weiterstreiken, bis die Politiker etwas unternehmen. Und wenn sie nichts machen, dann werden wir das tun."** Sagte sie auf Englisch. Die Teilnehmer/innen skandierten: **„Wir sind hier, wir sind laut, weil Ihr uns unsere Zukunft klaut."** Der bekannte **Klimaforscher Mojib Latif, sagte in seiner Rede: „Wenn von unten kein Druck kommt, wird von oben nichts passieren."** Und Luisa Neubauer sagte: „Als wir in Paris waren, hat Präsident Macron uns zu einem Gespräch eingeladen. Gerade im Vergleich dazu sind die Reaktionen aus der deutschen Politik eine Katastrophe." Die Mitorganisatorin Nele Brebeck sagte am Tag zuvor zu dem Schauspieler Liefers: **„Unser Haus brennt, und wir haben keine Zeit mehr, um über eine Lösung nachzudenken, wir brauchen sie jetzt."** (hpck/HA) www.fridaysforfuture.de Nachsehen und evtl. mitmachen.

Doch einige Leserbriefe und Regierungschefs meinten auch, dass die Kinder und Jugendlichen am Freitag die Schule besuchen sollten. Sie könnten ja auch am Samstag demonstrieren. Dazu zitierte der Redakteur Hartmuth Sandtner: Mojib Latif, Meteorologe, Klimaforscher und Präsident der Deutschen Gesellschaft Club of Rome, sagte bei seiner Ansprache auf der Demonstration (Fridays for Future vor dem Hamburger Rathaus): „Wenn von unten kein Druck kommt, wird von oben nichts passieren." – Gerade durch den Freitags-Auftritt zur Schulzeit kam der Druck von unten. – So konnte es auch am 14. 3. 2019 (HA/epd) heißen: „Auch Bischöfin Fehrs begrüßt Schüler-Demo für Klimaschutz."

Am 31. März 2019 wurde Greta Thunberg dann in Berlin die „Goldene Kamera" verliehen. Dabei richtete sie an die Anwesenden Berühmtheiten einen flammenden Appell für die Rettung des Weltklimas. "Wir stehen jetzt an einem Scheideweg unserer Geschichte", sagte die 16-Jährige bei der Preisverleihung. Die Schülerin rief die Prominenten auf, ihre Stimme zu erheben, da sie Einfluss auf Milliarden Menschen weltweit hätten. Am Freitag zuvor sprach Greta in Berlin bei „Fridays for Future" for den rund 10.000 versammelten und protestierenden Jugendlichen.

Und an jedem Freitag protestierten Schüler in vielen Städten und Ländern: „Wir sind hier, wir sind laut, weil Ihr uns die Zukunft klaut!" – Die Schüler/innen fordern auch: „Wir müssen die Erderwärmung auf 1,5 Grad C begrenzen, so wie es im Pariser Klimaabkommen vereinbart ist. Dafür muss Deutschland bis zum Jahr 2030 klimaneutral werden – nicht erst 2050, wie es die Bundesregierung plant."

Am 16. April 2019 sprach Greta Thunberg dann wenige Wochen vor der Europawahl im Umweltausschuss des Europaparlaments in Straßburg von der „Fridays for Future" Bewegung. Sie sprach auch über die Umweltverschmutzung und die Folgen des Klimawandels. „Unser Haus bricht auseinander", sagte sie mit Blick auf die Folgen für die Erde. Die politischen Anführer aber würden weitermachen wie bisher.
Am Ende ihrer Rede weinte sie. (HA/dpa/17. 4. 19)
Am Tag darauf war sie in Rom – und der Papst begrüßte und lobte sie. In Rom sprach sie später auch noch zum Parlament.

Das „HamburgerAbendblatt" brachte das Magazin „FRIDAYS FOR FUTURE" am 1. Mai 2019 heraus.

Kosten 7,- Euro. Auf Amazon und auf 040/333 66 999. Kaufen Sie!

Ja, es ist wohl schon zum weinen,
denn am 24. 3. 2019 zuvor schrieben die Herren Eichenberger und Stadelmann in der „FRANKFURTER ALLGEMEINEn SONNTAGSZEITUNG": „**SO WIRD DAS NIX MIT DEM KLIMA**" und brachten „Acht Gründe, warum die Klimapolitik scheitert:"

Die Untersuchung beginnt mit den riesigen Kosten des Klimawandels, die allein in den USA auf mehrere 100 Milliarden Dollar geschätzt wurden. Die Klimaziele der Politiker werden zwar immer ehrgeiziger, trotzdem steigen die Emissionen. Sie schreiben: „Zwar nützt es den Politikern, den Klimawandel und Katastrophenszenarien zu beschwören. Ihr internationaler Ansatz droht aber aus mindestens acht Gründen zu scheitern.

Und dann werden die 8 Gründe, weshalb Greta Thunberg weiter weinen wird, aufgezählt, die ich stark verkürzt wiedergeben will:

1. **Wir lassen gerne andere zahlen:** Nationale Politiker reden moralisch und setzen in Klimaabkommen hohe Ziele, ergreifen dann aber – wegen der Kosten - kaum wirksame Maßnahmen.

2. **Wir nehmen die Zukunft nicht ernst genug**: „Emissionsreduktionen bringen sofort hohe Kosten. Der Nutzen fällt erst Jahrzehnte später und schlecht sichtbar an. Politiker bevorzugen es genau umgekehrt."

3. **Wir sind nicht alle Opfer des Klimawandels**: Die Folgen und Verluste des Klimawandels sind geographisch ungleich verteilt. Viele heutige Verlierer sind die auf Wachstum angewiesenen Entwicklungsländer mit dann steigenden CO_2-Emissionen.

4. **Wir verlieren den Blick für die Schäden der Erwärmung**: Nutzen und Kosten der Klimapolitik werden von der Politik mit anderen Kosten, wie z. B. im Gesundheitsbereich, verglichen. Die Schäden werden dann im Vergleich als niedrig angesehen.

5. **Wir nehmen den Wandel auf die leichte Schulter**: Nur wenige glauben, der Klimawandel sei im Vergleich mit anderen Veränderungen besonders wichtig, wünschen sich allerdings oft tiefere Temperaturen zurück.

6. **Wir passen uns immer besser an die Hitze an**: Klimaanlagen und lokale Schutzmaßnahmen werden immer mehr installiert. „Möglichkeiten zur Anpassung schwächen aber den Willen, die Kosten eines globalen Klimaschutzes zu tragen." – Sie bringen sogar das geliebte Wirtschaftswachstum.

7. **Wir haben zu viel Energie**. Die heutige Klimapolitik zielt meistens auf die Reduzierung fossiler Energieträger. Sinkende Nachfrage bringt sinkende Preise – und dies bringt dann mehr Konsum.

8. **Wir lassen uns von Politikern einlullen**: In der Politik wird gegen den Klimawandel angeredet. „Denn er eignet sich hervorragend als Sündenbock. In Entwicklungsländern verwenden Politiker den Klimawandel teilweise als Erklärung für Armut, anstatt die wahren Ursachen, wie staatliche Ineffizienz, Demokratiedefizit oder Korruption anzugehen, für die sie oft mitverantwortlich sind." In reichen Ländern sehen Politiker „im Klimaschutz eine willkommene Begründung für Steuererhöhungen". – Zugleich entwickelt sich der Kampf gegen den Klimawandel für manche Branchen zum Geschäft. Und Zuletzt wurde folgendes empfohlen: „Die Politik muss sich wieder mehr auf nationale und lokale Umweltprobleme konzentrieren und diese zuerst lösen." (Dies gilt aber für alle Länder der Welt und

müsste dann von der UNO von allen verlangt werden.) – „Dabei sollte sie nicht auf Regulierungen und Subventionen setzen, sondern auf Kostenwahrheit: Die wahren Verursacher von Schäden sollten mit Hilfe von Lenkungsabgaben voll für die von ihnen verursachten Kosten bezahlen. Das gilt für Industrie, Gewerbe, Haushalte und den Staat. Dabei greift eine reine CO_2-Steuer zu kurz…"

Nein So wird das nichts mit dem Klima.
Dazu muss ich noch hinzufügen:
1. **Der Digital-Ausbau zu G5 und W-Lan in allen Schulen** kostet nach Aussagen der genannten Fachleute: Gesundheit, viel E-Energie und damit auch erhebliche Klimaerwärmung – und viele Milliarden, die beim Umweltschutz dann fehlen.
2. Alles wird nach Mitteilung der Ärzte und Wissenschaftler in den Vorkapiteln noch viel schlimmer durch die **d**igitale **D**iktatur, mit **D**emokratie-Abbau und **d**ümmer werdende Schüler. **(dDDd).** – Dies wird aber erst nach Jahren sichtbar. Derzeit wird von einigen Parteien und vielen Bürgern das Gegenteil angedacht. Die Welt ist nur noch aus dem Smartphone sichtbar. Digitalstress wird üblich.
3. **Deutschland – aber auch schon ein großer Teil der Welt** haben (nach Germanwatch und anderen Umweltorganisationen) **bereits am 3. 5. (2019) die noch ökologisch verkraftbaren Emissionen ausgestoßen. In Deutschland „seien insbesondere die Energieversorgung und der Verkehr durch ihren hohen CO_2-Ausstoß Schuld an der schlechten Umweltbilanz."** (HA 3. 5. 2019/dpa)
4. **Grundlage positiven Handelns ist die Gewaltenteilung mit Presse- und Meinungsfreiheit.** Ein Sozialismus, wie ihn vielleicht Kevin Kühnert als Jungsozialist einforderte brachte auch im früheren Ost-

block einschl. DDR, Venezuela und Kuba (dort wurden im Mai 2019 Lebensmittelmarken eingeführt) nur mehr Umweltverbrauch und weniger erfinderische Leistung, die zum Erdüberleben notwendig ist. Denken wir nur an das Wasserstoffauto.

5. **Alle müssen sich ändern**: Die **Kriegsgebiete** dürfen keine Waffen mehr erhalten – und müssen deshalb friedlich werden. Die USA dürfen ihnen keine Waffen mehr liefern und der USA-Streit mit China und dem Iran (mit Freund Saudi-Arabien) muss eingestellt werden.

6. **Wälder** dürfen nicht mehr abgeholzt werden. Das **Rindfleisch** zu verzehren muss wegen des hohen CO_2-Verbrauchs und der Abholzung der Wälder plus der in Brasilien heimatlos machenden Indios weltweit eingeschränkt oder verboten werden. Kühe für Milch müssen allerdings bleiben. Eine eventuelle **CO_2-Steuer** muss alle treffen, auch Flugzeuge, Überseeschiffe und Elektrofahrzeuge (für den Herstellungsanteil). **120 km Höchstgeschwindigkeit** auf Autobahnen ist notwendig. Es geht um den Erhalt der Bewohnbarkeit der Erde. Besonders der US-Trump ist gefordert. Er kümmert sich nicht um die Umwelt, sondern nur um die nächste Wahl. Selbst ein Weltkrieg ist durch ihn möglich. Genau wie der 2te Weltkrieg, der - aus den USA kommend - die Weltwirtschaftskrise bis nach Deutschland brachte. Alle waren arbeitslos. Und dann kam Hitler, der Wirtschaftswachstum durch Schulden versprach. Er wurde gewählt – und der Größenwahn führte, genau wie eventuell heute in den USA, zum Weltkrieg.

7. **Die Erdpolgewichte durch Eis und Öl müssen bleiben, sonst droht eine neue Sintflut (oder Sündflut durch die Umweltsünden).** (Also Erderwärmung zurück. Und kein Öl am Nordpol fördern.)

Kapitel 19:
Plastik aus dem Meer, Umweltverbände + -parteien.
Helfen Sie mit bei der Umweltrettung!

Zuerst: Machen Sie evtl. mit bei dem Plastik-Aufräumen in den Ozeanen. Und dazu nenne ich 2 Aufräumvereinigungen:

One Earth – One Ocean e.V., Büro München/Garching, Lichtenbergstr.8, D-85748 Garching, Telefon: (0) 89 54 84-23 61 - **Büro Kiel.** Wischhofstraße 1-3, Gebäude 1 (Fischmarkthalle, 1. D-24148 Kiel, Telefon: (0)431 128 43 622

Die öffentliche Hand kassiert zwar die Steuern von der Plastikherstellern aber das Ergebnis der Meeresverschmutzung kümmert sie nicht. Dazu schrieb dann www.oneearthoneocean.com :

Leider erhalten wir für unsere vielfältigen Projekte und Aktionen keinerlei finanzielle Unterstützung von Seiten der öffentlichen Hand, sondern müssen alles durch private Spendengelder und Sponsoren finanzieren. So hat unser Müllsammelschiff SeeKuh knapp eine halbe Million Euro gekostet. Deshalb freuen wir uns über jeden Kopf und jede Hand, die uns unterstützten möchte, selbst wenn es „nur" finanzieller Art ist. Ihre Spende ist steuerlich übrigens voll absetzbar!

Es geht auf der Website dabei zuerst um Plastikmüll

„Marine Littering", also die Verschmutzung der Weltmeere, Flüsse und Seen, gefährdet die darin lebenden Organismen und ist eine der größten Herausforderungen für unsere globale Gesellschaft. Geschätzte 150 Millionen Tonnen Plastik befinden sich bereits in unseren Weltmeeren, jedes Jahr gelangen mehr als 10 Millionen Tonnen hinzu.

Bis zu 80 Prozent des Meeresmülls haben ihren Ursprung an Land, etwa drei Viertel davon sind aus Plastik. Schreitet die Verschmutzung im derzeitigen Tempo weiter voran, werden die Meere in wenigen Jahren vollständig vermüllt sein. Aktuellen Studien der UN zufolge sollen bis zum Jahre 2050 mehr Plastikteile als Fische in unseren Meeren schwimmen. Schon heute bilden sich riesige Teppiche aus Plastikmüll auf den Weltmeeren, der größte davon, der Great Pacific Garbage Patch im Pazifik, hat bereits die Größe Zentraleuropas, d.h. Deutschland, Österreich, Schweiz, Polen, Luxemburg, Ungarn und Tschechien zusammen.

Vögel, Fische und andere Lebewesen fressen Kunststoffteile und verenden an ihrem mit Müll verstopften Magen oder durch innere Verletzungen. Für über 40 Prozent der Wale, ca. 36 Prozent der Seevögel und fast alle Arten von Fischen und Meeresschildkröten ist wissenschaftlich dokumentiert, dass sie Müll fressen. Andere Meerestiere verheddern oder strangulieren sich in alten Fischernetzen, Tauen oder Plastikfolien.

Eine noch ernsthaftere Gefahr für das Leben in den Meeren und auch die Gesundheit des Menschen erwächst durch die Zerkleinerung des Plastikmülls durch Brandung und Wellengang zu Mikroplastik. Über die schleichende Einwirkung auf die Nahrungskette bedrohen kleinste Plastikbestandteile und ihre Inhaltsstoffe (z.B. Weichmacher) Mensch und Tier. Die Auswirkungen auf die Gesundheit des Menschen sind noch gar nicht vollständig erforscht.

Der jährliche wirtschaftliche Schaden durch Plastikmüll im Meer wird von der UN auf 13 Milliarden US-Dollar geschätzt. Das berücksichtigt jedoch noch keine Folgeschäden (z.B. durch Plastik in der Nahrungskette etc.).

Neben gesundheitlichen Bedrohungen für Mensch und Tier hat der Müll auch ökonomische Folgen: Tourismus ist bedroht, da Strände verschmutzt sind, Fischer kämpfen mit

Plastikmüll in ihren Netzen, Müll verfängt sich in Schiffsschrauben, Kühlwassersystemen und Entsalzungsanlagen.

Die Zweite Gesellschaft heißt Ocean Cleanup und begann zuerst mit der Plastikräumung. „Ocean Cleanup" hat jetzt eine Flotte kleinerer Systeme, die an den Stellen der größten Mengen Plastik aus dem Meer holen. Allerdings sind Ende 2018 große Schwierigkeiten bei den Arbeiten aufgetreten. Trotzdem hieß dann: **am 13./14. Mai 2017 im „Hamburger Abendblatt" die Meldung von Boyan Slat aus Utrecht, dass das Projekt „"Ocean Cleanup" zwei Jahre früher, nämlich 2018, starten sollte. Technische Neuerungen und eine Geldspritze ermöglichten dies.**

- **„Die ‚Konzentration auf das Wesentliche' bedeutet auch: ‚Räumt endlich die Ozeane auf.' - „Das ist eine Zeitbombe. Wenn die Plastikstücke zerfallen und die Gifte in die Nahrungskette gelangen, wird die Menschheit ein echtes Problem bekommen."** So die DIE ZEIT zuvor am 12. 11. 2015 **Boyan Slat** zitierend - über dessen sich auf das Wesentliche konzentrierende Erfindung, das Meer wieder von Plastik zu reinigen. DER SPIEGEL berichtete bereits am 13. 10. 2014 über den Rettungswillen des damals noch 20-Jährigen und die Zeitschrift FOCUS brachte am 9. 7. 2016 einen großen Bericht über die Erfindung und Durchführung mit dem Hinweis: „1,1 Millionen Vögel und Fische sterben jedes Jahr durch Plastikabfälle und 13.000 Plastik-Partikel treiben auf jedem Quadratkilometer Meeresoberfläche." – Es ist also notwendig, die Welt noch zu retten. Und dazu werden nachfolgend dringend notwendige Möglichkeiten aufgezeigt:

- „Nur mal kurz die Welt retten" war die Haupt-überschrift in dem FOCUS-Bericht inmitten eines Meeresfotos und daneben wurde ganzseitig der „Öko-Star" Boyan Slat abgebildet. Der damals 21-jährige hatte sein Studium abgebrochen, weil er es für dringend erforderlich hielt, so schnell wie möglich den Plastikmüll aus den Meeren zu fischen.

Dafür spendeten ihm bis zur Zeit des Interviews bereits über 38.000 Menschen zwei Millionen Euro. Die niederländische Umweltministerin Dijkama wurde zitiert mit: „Er ist ein Held. Und die Welt braucht eine Armee von Boyans, um das Müllproblem zu lösen." Darüber wurde ein großes Foto mit Plastikmüll in Meereswellen gezeigt, in dem stand: „Jedes Jahr gelangen 4,8 bis 12,7 Millionen Tonnen neuer Plastik-müll in die Ozeane. Well und UV-Licht pulverisieren ihn zu Mikroplastik."

Auf einer kleinen Weltkarte war dann zu sehen, dass der Großteil des Plastikmülls an 5 Stellen der Ozeane durch die Strömung rotiert. Dies will Boyans zum Auffangen nutzen und dabei mit der größten Rotationsmenge zwischen Hawaii und Kalifornien 2020 mit seinem Auffangsystem beginnen. An einem Teil der entgegenlaufenden Drehung soll eine Barriere den Müll aufhalten. Sie geht in den ankommenden Plastikmüllbereich senkrecht 3 Meter herunter und lässt die Fische darunter durch. Am Schluss des Berichts ist ein Foto des FOCUS-Reporters Sebastian Schellschmidt zu sehen, wie er mit Boyan Slat „auf hoher See" den Prototyp seines Auffangsystems besieht: „The Ocean Cleanup." – Doch diesen Ausdruck benutzte die „Süddeutsche.de" bereits fast 2 Jahre zuvor am 20. 8. 2014. Nur hieß es darin „Forscher warnen vor Ozean-Filtern."

Und in diesem Bericht wurden dann auch die Bedenken einiger Meeresforscher zu Boyan Slats Auffangsystem vorgetragen. Zu den Bedenken gehörte eine fast Selbstverständlichkeit, nämlich dass dringend überall zuerst die Einleitung von Plastikmüll in die Gewässer unterbunden werden muss. Dazu wurde beschrieben, dass „allein in der Donau mehr Plastikteile schwimmen als Fischlarven. Die Kunststoffpartikel ließen sich womöglich einfangen, bevor sie sich im Meer verteilen. Erste Filteranlagen dazu gibt es bereits." – Das war 2014 – und schon damals wurde beschrieben, dass ein Gesetzesvorschlag der EU-Kommission vorsieht, „den Verbrauch von Einweg-Plastiktüten binnen fünf Jahren um 80 Prozent zu reduzieren. Das EU-Parlament will das Recycling von Kunststoffen vorantreiben." Trotzdem wird jedes Lebensmittel in Plastik eingepackt und diese Mengen fließen überall in der Welt noch meistens in Flüsse und von dort in die Meere. Der genannte Boyan Slat sah deshalb auch beim Tauchen im Mittelmeer mehr Plastik als Fische. Und vor allem deshalb wurde er angeregt, den Plastikmüll wieder aus dem Meer zu entfernen, um die Erde bewohnbar zu erhalten. Wenn innerhalb von 5 Jahren nur die Plastiktüten um 80 Prozent reduziert werden sollen, so bringt dies insgesamt keine Verminderung, sondern weiterhin eine erhebliche Vermehrung des Plastiks in den Ozeanen.

Wenn die in der „Süddeutschen" vorgestellten Forscher-Kritiken mit zwei Meeresforscherinnen aus den USA beginnen, die vor der Illusion warnen, „ein derart komplexes Problem habe eine einfache Lösung," dann wäre zu entgegnen, dass dies Problem überhaupt bearbeitet werden muss, um diese weltumspannenden Probleme lösen zu können.

Boyan Slat dankte deshalb auch zuerst den genannten Meeresforscherinnen Goldstein und Martini, deren Kritiken in eine neue Machbarkeitsstudie mit einfließen sollten. Die von der Süddeutschen Zeitung (www.süddeutsche.de/wissen/2.220/umweltschutz-ozeanforschung) genannten Kritiken tragen vielleicht zur dringend notwendigen Machbarkeit bei.

Die **Wikipedia Fördergesellschaft** hat ein Spendenkonto für Ocean Cleanup eingerichtet: DE33 1002 0500 0001 (IBAN) BFSW DE 33 BER (BIC).-

In Wirklichkeit müssten die Kosten der Plastikentsorgung von den Herstellern eingefordert werden. Sie müssten von diesen dann auf den Plastik-Herstellungspreis aufgeschlagen werden, denn Plastik ist nicht umweltverträglich. Es könnte also eventuell gemäß Kapitel 17 sogar verboten werden. Doch die ganze Welt will Plastik haben.

Weitere Kämpfer für die Umwelt sind Umweltverbände und Umweltparteien, die deshalb mit Anschriften und Telefon nachfolgend aufgeführt werden.

Machen Sie bitte mit – und spenden Sie auch unter Umständen. - Und: Alle anderen Parteien sollten auch Umweltparteien werden.

1. **World Future Council** wurde 2007 von Jakob Von Uexküll, dem Gründer des Alternativen Nobelpreises, in Hamburg gegründet. Von Uexküll trat Anfang 2019 zurück. WFC, Dorothenstr. 15, 22301 Hamburg, Tel.: 040/30 70 94020, info@worldfuturecouncil.org . www.worldfuturecouncil.org/de/ueber-uns - WFC verfolgt das Ziel, Kindern und Enkeln einen gesunden Planeten mit gerechten Gesellschaften zu hinterlassen.
2. **Deutscher Naturschutzring DNR,** Marienstr. 19-20, 10117 Berlin, Tel.: 030/678177570. info@dnr.de , www.dnr.de . DNR ist der Dachverband der deutschen Natur-, Tier und Umweltschutzorganisationen. „Kohleausstieg, Artenvielfalt, Anthropozän." – DNR gibt

„Umwelt aktuell" im oekom-Verlag" heraus und das Debattenmagazin „novum".

3. **WWF:** WWF-Deutschland, Reinhardtstr. 18, 10117 Berlin, info@wwf.de Tel.: 030/311777700, info@wwf.de , www.WWF.de . Einer der größten Kämpfer für den Umwelterhalt durch Klimaschutz. Ein Großteil der Deutschen würde für Klimaschutz und nachhaltige Produkte mehr bezahlen, heißt es bei WWF. Und überall sieht man Großbilder gegen Plastik – und die Prüfung nachhaltiger Produkte mit WWF.

4. **BUND e. V.:** (Bund für Umwelt und Naturschutz) Kaiserin-Augusta-Allee 5, 10553 Berlin, Tel.: 030/27586469. bund@bund.net . www.bund.net . Bund wird von rund 594.000 Menschen unterstützt. Bundesweit gibt es 2.000 ehrenamtliche BUND-Gruppen, die direkt in ihrer Region die dort wichtigen Themen anpacken, wie Pflege von Naturschutzflächen, Gegen Massentierhaltungsanlagen, ökologische Landwirtschaft, gesund Lebensmittel, für Klimaschutz, Ausbau regenativer Energien, Schutz bedrohter Arten, des Waldes und des Wassers.

5. **SDW – Schutzgemeinschaft Deutscher Wald:** Bundesverband SDW, Dechenstr. 8, 53115 Bonn – info@sdw.de . www.sdw.org . Der SDW hat auch Landesverbände wie z. B. Hamburg e.V., Am Inselpark 19, 21109 Hamburg, Tel.: 040/302156510. Die SDW engagiert sich seit 40 Jahren in Absprache mit den Behörden bei Pflege und Entwicklungsmaßnahmen im Naturschutz, auch bei Baumpflanzungen. Jeder kann mitmachen, auch bei Bachrenaturierung oder Erhalt von Offenlandschaften.

6. **Nabu** = Naturschutzbund Deutschland: Nabu Bundesgeschäftsstelle, Charitestr. 3, 10117 Berlin, Tel: 030/2849840, nabu@nabu.de , www.nabu.de - Nabu sagt, dass eine Veränderung der Politik und Wirtschaftsweise in den Industrieländern unerlässlich ist. Im

NABU-shop.de gibt es viele Angebote für Naturfreunde. Örtlich gibt es z. B. www.Hamburg-nabu.de, www.Schleswig-Holstein-nabu.de , oder www.Niedersachsen-nabu.de

7. **Germanwatch e. V.** : Büro Bonn: Dr. Werner-Schuster-Haus, Kaiserstr. 201, 53113 Bonn, , Tel.: 0228/60492-0, Büro Berlin: Stresemannstr. 72, 10963 Berlin. Tel.: (0)30 / 28 88356-0 E-Mail: info@germanwatch.org, www.germanwatch.org – Sie sagen: Wir sehen hin, analysieren und mischen uns ein. Dabei konzentrieren wir uns auf die Politik und Wirtschaft des "globalen Nordens" mit ihren weltweiten Auswirkungen. Gemeinsam mit unseren Mitgliedern und Förderern und mit anderen Akteuren der Zivilgesellschaft bilden wir eine starke Lobby für eine nachhaltige Entwicklung.

8. **Deutsche Umwelthilfe** – Bundesgeschäftsstelle Deutsche Umwelthilfe e. V. , Goebenstr. 3a, 30161 Hannover, Tel.: 0511/390805-0, www.duh.de , DUH kämpft gegen Lebensmittel Müll, Pestizide u. Schadstoffe i. d. Landwirtschaft, Plastik, Palmöl im Diesel und mehr.

9. **WeMove.EU:** WeMove Europe SCE mbH, Planufer 91, 10967 Berlin – info@wemove.de . www.wemove.de : Kämpft gegen grenzenloses Wirtschaftswachstum, für eine nachhaltige Landwirtschaft ohne Gifte, wie Glyphosat und Tierquälerei, aber auch gegen Plastikmüll. Veranstaltungen (wie z. B. die SCHNIPPEL DISKO) und Appelle werden durchgeführt. Z. B. wie: SCHREIBEN SIE IHREN ABGEORDNETEN beim EU-Parlament gegen Unkrautvernichtungsmittel, wie Glyphosat.

10. **GREENPEACE:** Greenpeace e. V. Deutschlandzentrale, Hongkongstr. 10, 20457 Hamburg, Tel.: 040/306180, Politische Vertretung Berlin, Marienstr. 19-20, 10117 Berlin. Umweltschutz zum anfassen ist ein Motto + Ausstellung in der Hamburger Hafencity. mail@greenpeace.de , www.greenpeace.de Greenpeace

betreibt seit rund 40 Jahren effektive Umwelt- und Naturschutzarbeit. Z. B. setzten sich vor der UNO-Klimaschutzkonferenz siehe Kapitel 10), von Greenpeace organisiert in Berlin rund 16.000 und in Köln rund 20.000 in großen Demos für den Kohleausstieg ein. „Wir sind im Endspiel um unsere Zukunft und die unserer Kinder." Die Sprecherin der Initiative **Campact** sagte:" Mit diesem Zuspruch zeigt sich, dass der Wunsch nach einem schnellen Kohleausstieg aus der Mitte der Gesellschaft kommt." – Bei **Greenpeace-energy**.gibt es Ökostrom und Windgas: www.greenpeace-energy.de in Hamburg: Tel.: 040/808110600.

11. **FUTURZWEI** Stiftung Zukunftsfähigkeit: Lehrter Str. 57, Haus 6, EG (Hofseite)57, 10557 Berlin, Tel.: 030/39717707, mai@futurzei.org, www.futurzwei.org – Futurzwei ist eine gemeinnützige Stiftung, die sich für eine zukunftsfähige und enkeltaugliche offene Gesellschaft einsetzt. Sie sagt: „Es gibt drei zentrale Zukunftsfragen: 1. Bremsen wir den Klimawandel, 2. Verhindern wir einen Atomkrieg – und 3. Entwickeln wir eine gesellschaftliche und politische Vorstellung darüber, wie wir mit künstlicher Intelligenz umgehen?" Zu letzterem hieß das Thema dann: „Künstliche Dummheit?"

12. **Deutsche Umwelthilfe (DUH):** Deutsche Umwelthilfe e. V. (DUH), Goebenstr. 3a, 30161 Hannover, Tel.: 0511/3908050. info@duh.de (Pressestelle), www.duh.de Pressestelle 030/2400 86722, Umwelt- und Verbraucherschutzorganisation. Die DHU engagiert sich für Klimaschutz, Erhaltung biologischer Vielfalt, Ressourcenschonung, saubere Luft, nachhaltige Mobilität und eine auf Effizienz und regenerativen Quellen basierende Energieversorgung, gegen Lebensmittel Müll, Pestizide u. Schadstoffe i. d. Landwirtschaft, Plastik, Palmöl im Diesel und mehr. Sodann gliedert sich die Umwelthilfe in 3 Regionalverbände: Nord in Hannover, Ost in Berlin und Süd in Radolfzell.

13. Campact: Campact e.V., Artilleriestr. 6, 27283 Verden/Aller, Tel.:04231/957440, Berlin: 030/12088512 info@campact.de , www.campact-online.de Campact ist eine Bürgerbewegung, in der über 2.000 Menschen besonders bei Kampagnen und Aktionen protestieren. Z. B. gegen Klimakiller oder die Erd-Erwärmung, oder gegen giftiges Glyphosat gegen Unkraut auf den Feldern. Compact wendet sich auch mit Online-Appellen direkt an die Verantwortlichen in den Parlamenten, Regierungen und Konzernen. – Auch z. B.: „Schreiben Sie Ihren Abgeordneten!" Im März 2019 hieß es von Campact: Kampagnen gegen Fracking, TTIP, Gentechnik und Steuerflucht sind z. T. unbeliebt. Evtl. wird (wie bei Attac durch BFH) deshalb die Gemeinnützigkeit z. T. entzogen.

14. OpenPetition: openPetition gemeinnützige GmbH, Haus der Demokratie, Greifswalder Str. 4, 10405 Berlin, Tel.: 030/20165520, verwaltung@hausderdemokratie.de . Open Petition ist die freie Plattform für Unterschriften, Initiativen, Petitionen – und zum debattieren und verändern. Da werden Demonstrationen und Petitionen, meistens zum Zukunftserhalt und Umweltschutz, organisiert.

15. PLANT FOR THE PLANET: Lindemannstr. 13, 82327 Tutzing, Tel.: 08808/9345, info@plant-for-the-planet.org , www.plant-for-the-planet.org „Wir pflanzen Bäume für eine bessere Zukunft. Hilf unseren Kindern, unsere Zukunft zu retten." Mitpflanzen oder spenden. Ende 2018 waren schon über 15.000.000.000 Bäume gepflanzt, um das Klima zu retten. Das ist notwendig, vor allem, weil Millionen Bäume aus Geschäftsgründen abgeholzt werden.

16. Robin Wood: Robin Wood e. V., Bremer Straße 3, 21073 Hamburg, Tel.: 040/3808920, info@robinwood.de, www.robinwood.de , Robin Wood ist eine gewaltfreie Aktionsgemeinschaft für Natur und Umwelt.

Und nun noch 2 Umweltparteien für die Wahlen:

- **Umweltpartei ÖDP:** Ökologisch-Demokratische Partei, Pommergasse 1, 97070 Würzburg, Tel.: 0931/404860, info@oedp.de , www.oedp.de/service/kontakt - im Norden in Berlin f. d. Presse: 030/42086700, Naturschutz und die Warnung: Vortrag am 15. 2. 2019: 5G Mobilfunk, Gefahren für Mensch, Natur und Insekten.
- **Bündnis90/Die Grünen:** Platz vor dem Neuen Tor 1, 1015 Berlin, Tel.: 030/28442-0, info@gruene.de , www.gruene.de : Plastikmüll: Rettet die Meere. Klimaschutz kennt keine Grenzen - Anfang 2019 bei über 15 % der Wähler (INSA).

Alle Umweltverbände und Umweltparteien sollten – zusammen mit ihren Mitgliedern – von den Regierungen – auch zusammen – überall die Umweltrettung einfordern, auch laufend Petitionen an den Bundestag richten und auch von Abgeordneten Umwelterhaltung anfordern (sonst werden Sie von den Millionen Mitgliedern oder Sympathisanten der Umweltverbände nicht mehr gewählt).

Ende